Die Frankfurter Universitätsaugenklinik
von ihren Anfängen bis zum Ende
der Amtszeit von Wilhelm Doden (1987)

BEITRÄGE ZUR GESCHICHTE, THEORIE UND ETHIK DER MEDIZIN

Begründet von Gert Preiser
Herausgegeben von Andreas Frewer

BAND 21

Klaus Albert Müller · Udo Hennighausen

DIE FRANKFURTER UNIVERSITÄTSAUGENKLINIK VON IHREN ANFÄNGEN BIS ZUM ENDE DER AMTSZEIT VON WILHELM DODEN (1987)

Zum 100-jährigen Bestehen der Universitätsaugenklinik in Frankfurt am Main (1914–2014)

WEIDMANN

Bibliografische Information der Deutschen Nationalbibliothek
Die Deutsche Nationalbibliothek verzeichnet diese Publikation in der Deutschen Nationalbibliografie; detaillierte bibliografische Daten sind im Internet über http://dnb.d-nb.de abrufbar.

www.weidmann-verlag.de
Printed in Poland
Gedruckt auf säurefreiem und alterungsbeständigem Papier
Satz und Covergestaltung: Michael Schmitz, Hildesheim
Herstellung: Azymut, Warschau
ISBN 978-3-615-00494-6

VORWORT

Die vorliegende Arbeit liefert anhand der mittlerweile über 100-jährigen Geschichte der Frankfurter Universitätsaugenklinik einen medizinhistorischen Beitrag zur Augenheilkunde in Frankfurt am Main. Sie beginnt mit der Vorgeschichte der Frankfurter Universitätsaugenklinik ausgehend von der einstigen Frankfurter Augenheilanstalt. Aus der Frankfurter Augenheilanstalt, gegründet 1845, erwuchs 1910 unter der Leitung von Otto SCHNAUDIGEL die Städtische Augenklinik. Mit Gründung der Frankfurter Universität im Jahre 1914 wurde die Städtische Augenklinik zur Universitätsaugenklinik und SCHNAUDIGEL erster Ordinarius für Augenheilkunde in Frankfurt am Main. In zeitlicher Abfolge wird die Geschichte der Universitätsaugenklinik während ihrer Anfangsjahre, der Weimarer Republik, des Nationalsozialismus, den Kriegsjahren und der Nachkriegszeit bis zum Ende der Amtszeit von Rudolf THIEL behandelt. Es folgt das Ringen um die Neubesetzung des Lehrstuhls sowie die nachfolgenden Jahre unter der Leitung von Wilhelm DODEN.

In die Amtszeit DODENs fällt zugleich das Ende der alten Struktur der traditionellen Ordinarienuniversität. Zudem beginnt mit ihr aber auch die Zeit des neugestalteten Klinikums. So bot sich die Ära DODEN – als historischer Epochenabschnitt – für einen natürlichen Schlusspunkt dieser Arbeit an.

Die anschließenden Jahre der Klinikleitung unter Christian OHRLOFF, und insbesondere jene des jüngsten Zeitabschnitts unter Thomas KOHNEN, sind nur noch in kursorisch zusammenfassender Weise dargestellt und als Nachtrag zur eigentlichen Arbeit zu sehen, was zugleich dem Umstand Rechnung trägt, dass „Lebensläufe oft erst stimmig und gültig beschreibbar sind, wenn sie nicht nur als abgeschlossen, sondern auch aus einer gewissen zeitlichen Distanz betrachtet werden können.“[1]

Der Verfasser stützt sich hierbei in erster Linie auf das Quellenmaterial, das er, beginnend vor über dreißig Jahren, mit dem ursprünglichen Ziel einer Dissertation zusammengetragen hat. Details aus diesem umfangreichen Fundus wurden bereits im Jahre 2014 auf der Jahrestagung der Vereinigung Rhein-Mainischer Augenärzte in Frankfurt am Main vorgetragen und sind zusammenfassend als kurze Festschriftbroschüre zum 100-jährigen Bestehen der Frankfurter Universitätsaugenklinik erschienen. Mit der jetzt vorliegenden Arbeit soll nun einer ausführlicheren Darstellung der Geschichte der Frankfurter Augenklinik von ihren

1 https://frankfurter-personenlexikon.de/node/6236.

allerersten Anfängen bis zum Ende des Direktorats von Wilhelm DODEN Rechnung getragen werden.

Da eine historische Arbeit sich immer nur auf das vorhandene Quellenmaterial stützen kann und die Auswahl des Materials zudem von der persönlichen Gewichtung des Autors abhängt, vermag die vorliegende Ausarbeitung keinen Anspruch auf Vollständigkeit zu erheben.

Der Umstand, dass mit Beginn der Amtszeit von Wilhelm DODEN die jeweiligen ärztlichen Mitarbeiter der Klinik – im Unterschied zu den Jahren zuvor – weder in den Vorlesungsverzeichnissen der Universität noch in den jährlichen Verwaltungs- bzw. Jahresberichten des Klinikums umfassend dokumentiert sind, erklärt, weshalb von 1967 an auch keine weitere chronologische Auflistung des ärztlichen Personals im Anhang der Arbeit mehr vorliegt.

Als Grundstock für die Arbeit dienten in erster Linie die fortlaufenden Jahresberichte der Frankfurter Augenheilanstalt, die Magistrats- und Personalakten des *Frankfurter Instituts für Stadtgeschichte* (ehemals Stadtarchiv), die Vorlesungsverzeichnisse der hiesigen Universität, die Verwaltungs- bzw. Jahresberichte der Augenklinik sowie die Akten des *Frankfurter Universitätsarchivs*, einschließlich die des *Dekanatarchivs der Universitätsmedizin der Goethe-Universität Frankfurt im Dr. Senckenbergischen Institut für Geschichte und Ethik der Medizin.*

Einen weiteren Fundus boten die wissenschaftlichen Veröffentlichungen der Forschenden und Lehrenden. Neben den gedruckten Quellen, wie insbesondere Fachzeitschriften, wurden persönliche Auskünfte von Zeitzeugen sowie verschiedene in Privatbesitz befindliche Aufzeichnungen und Fotografien berücksichtigt.

Als unerwartet erschwerend erwies sich indes der so lange Zeitraum zwischen Beginn und Fertigstellung der Arbeit. Zum einen aufgrund des damit zwangsläufig verbundenen Ablebens etlicher Zeitzeugen, und zum anderen war wegen der zwischenzeitlichen Neuarchivierung sowohl des Universitätsarchivs als auch des hiesigen Dekanatarchivs eine nochmalige Recherche der ursprünglichen Quellenangaben erforderlich.

Dank zu sagen, gilt es allen, die bei diesem Projekt zur Seite gestanden und geholfen haben. Insbesondere und zuallererst Herrn Prof. Dr. Preiser, dem mittlerweile verstorbenen früheren Leiter des *Senckenbergischen Instituts für Geschichte der Medizin*, der mir auch einst die Anregung zu dieser Arbeit gab. Ein spezieller Dank geht zudem an Herrn Prof. Dr. Otto-Ernst Schnaudigel, dem Enkel des ersten Ordinarius für Augenheilkunde an der Frankfurter Universitätsaugenklinik und selbst langjähriger Oberarzt am hiesigen Zentrum der Augenheilkunde, der mich von Beginn an mit Schrift- und Bildmaterial, insbesondere des Zeitabschnitts seines Großvaters betreffend, großzügig unterstützte. Ein ebenso ausdrücklicher Dank an den derzeitigen kommissarischen Leiter des besagten *Senckenbergischen Instituts*, Herrn Prof. Dr. Michael Sachs, für seine wertvollen Hinweise und Ratschläge. Nicht zuletzt aber auch ein ganz besonderer Dank an Herrn Dr. Udo Hennighausen, dem später hinzugekommenen Co-Autor und Kollegen, ohne dessen fortwährende Ermutigung sowie nachhaltige fachliche und moralische Unterstützung, die vorliegende Schrift wohl nie zum Abschluss gekommen wäre.

Alsfeld, im Juni 2025 *Klaus Albert Müller*

Inhalt

1 EINLEITUNG

Zur Geschichte der Augenheilkunde in Frankfurt am Main bis zur Mitte des 19. Jahrhunderts

Die Entwicklung der Augenheilkunde in Frankfurt am Main bis zur Eröffnung der Frankfurter Augenheilanstalt Mitte des 19. Jahrhunderts bietet im Vergleich zur Ophthalmologiegeschichte anderer deutscher Universitätsstädte eine Reihe von Besonderheiten.

Frankfurt am Main, das nach dem ersten Messprivileg im Jahre 1240 bald zu einer der bedeutendsten Messe- und Handelsstädte aufstieg, stand von jeher in dem Ruf, in erster Linie eine Stadt des Handels und der Geldgeschäfte zu sein, ein Ruf, der, wenn auch nicht ganz unbegründet, in dieser Form jedoch zu allgemein gehalten ist. So waren gerade durch die unbestrittene Wirtschaftskraft dieser Stadt zugleich die Voraussetzungen dafür gegeben, dass sich über all die Jahre hinweg immer wieder Bürger und Bürgerinnen fanden, die der Allgemeinheit in Form von privaten Stiftungen ein großes Maß an Wohlfahrt, Kultur und Bildung zukommen ließen.[1] Diese in vielerlei Hinsicht einzigartige Tradition führte unter anderem 1845 zur Gründung der Frankfurter Augenheilanstalt und 1914 schließlich zur Errichtung einer „Stiftungsuniversität".

Die seit Anfang des 14. Jahrhunderts alljährlich im Frühjahr und Herbst stattfindenden Frankfurter Messen boten bis ins 19. Jahrhundert hinein ein ideales Betätigungsfeld der umherreisenden „Oculisten". Manch einer dieser, meist marktschreierisch und stets öffentlich agierenden ‚Augenärzte' hat sich einen unvergesslichen Namen in der Geschichte der Augenheilkunde gemacht, und einige dieser Namen sind eng mit der Geschichte der Stadt Frankfurt am Main verbunden.[2] Zu den herausragendsten unter den vielen bis heute bekannt gebliebenen Oculisten, die in Frankfurt am Main wirkten, zählen der „Doktor" Johann Andreas EISENBART (1663–1727), der „Ritter" John TAYLOR (1708–1772) und der Arzt und Goethefreund Johann Heinrich JUNG, genannt JUNG-STILLING (1740–1817), der sich von den beiden erstgenannten nicht nur durch die von ihm bereits ausgeübte Technik der Ausziehung (Extraktion) der getrübten Augenlinse

---

[1] Eine umfassende Darstellung und Würdigung der Stiftungen in Frankfurt am Main gibt die Arbeit von Bruno MÜLLER: Stiftungen für Frankfurt am Main. Frankfurt a. Main 1958.

[2] Über das Wirken der Oculisten in Frankfurt in der Reihenfolge ihres Auftretens; vgl. HELM, S. 26 ff.

beim Grauen Star, sondern auch durch sein vergleichsweise bescheidenes Auftreten geradezu wohltuend abhob.[3]

Durch die Medizinalordnung der ehemals freien Reichsstadt Frankfurt aus dem späten 16. Jahrhundert, die bis ins frühe 19. Jahrhundert nahezu unverändert gültig blieb, waren die Oculisten zusammen mit den Bruch- und Steinschneidern in dem sozial anerkannten Stand der „Schnitt- und Augenärzte“ zusammengefasst. Ihnen oblag zu dieser Zeit die alleinige Behandlung der Augenleiden, wenngleich auch formal den akademisch gebildeten Ärzten die letzte Autorität in allen Behandlungsfragen zuerkannt war. Erst mit der Medizinalordnung von 1810 wird der Berufsstand der Oculisten nicht mehr erwähnt.[4]

In seiner Geschichte der Augenheilkunde schreibt Julius HIRSCHBERG[5] über die Stadt Frankfurt am Main im späten 18. Jahrhundert: „mit der Augenheilkunde war es noch um 1775 so schlecht bestellt, dass der Staroperateur von auswärts hergeholt werden musste.“[6] Eine Tatsache, die sofort verständlich wird, wenn man bedenkt, dass Frankfurt vor 1914 nie eine wissenschaftliche Hochschule besaß, welche – im Gegensatz zu anderen älteren Universitätsstädten – die Augenheilkunde in Forschung und Lehre hätte vertreten können,[7] wenn auch vorerst meist nur im Rahmen der Chirurgie.

---

3 Seine im Jahre 1775 an einem reichen Frankfurter Bürger ausgeführte beidseitige Linsenextraktion, welche leider erfolglos blieb, fand in Goethes „Dichtung und Wahrheit“ eine bleibende Beschreibung, die uns noch heute eine Vorstellung von jener Dramatik vermittelt, unter der damals Erfolg oder Misserfolg einer Staroperation stand. GOETHE, Dichtung und Wahrheit, 4. Teil, 16. Buch.

4 Es ist das wesentliche Verdienst der HELMschen Dissertationsschrift (s. Literaturverzeichnis), insbesondere die standespolitischen Zusammenhänge in ihrer geschichtlichen Entwicklung präzise herausgearbeitet zu haben.

5 Julius HIRSCHBERG (1843–1925) war ein bedeutender Ophthalmologe und Schüler von Albrecht von GRAEFE (s. Anm. 12) in Berlin, er verfasste neben zahlreichen Arbeiten aus dem gesamten Bereich seines Fachs vor allem die große Geschichte der Augenheilkunde, der er sich ab 1907 fast ausschließlich widmete und die bis heute als die grundlegendste und umfangreichste Arbeit ihrer Art gilt.

6 HIRSCHBERG, 14/2, S. 393.

7 Mit Ausnahme der nur ein Jahr bestandenen DALBERGschen *Medizinisch-Chirurgischen Spezialschule*. Der bildungsbegeisterte Großherzog von Frankfurt und Fürstprimas des Rheinischen Bundes (1806–1813) Carl von DALBERG schuf 1812 eine Hochschule, in der nach französischem Vorbild einzelne Fakultäten als Spezialhochschulen in verschiedenen Städten untergebracht waren. Frankfurt am Main, wo durch das Senckenberg'sche Medizininstitut bereits ein guter Grundstock gelegt war, wurde hierbei Sitz der besagten großherzoglichen Schule, in der neun Frankfurter Ärzte als Professoren wirkten und der Arzt Christian BAYRHOFF als Privatdozent die Augenheilkunde las. Aber schon nach wenigen Monaten fand diese Schule ihr Ende durch den Sturz der sogenannten Franzosenzeit im Herbst 1813. Erst Mitte des 19. Jahrhunderts, der Reformzeit der Augenheilkunde, begann die allmähliche Loslösung der Augenheilkunde

Erst mit Beginn des 19. Jahrhunderts fanden sich in Frankfurt zunehmend ansässige Ärzte, die sich aus starkem persönlichem Interesse diesem Fach in wissenschaftlicher Erforschung und praktischer Ausübung annahmen. Einer der ersten war der Frankfurter Arzt und Augenarzt Detmar Wilhelm SOEMMERRING (1793–1871), der seit 1819 in Frankfurt am Main wirkte. Als Sohn des weit über die Grenzen Frankfurts bekannt gewordenen Gelehrten und Arztes Samuel Thomas SOEMMERRING[8] behandelte und operierte er als praktischer Arzt auch Augenkranke. Aufgrund seiner anatomischen Studien an den Augen verstorbener staroperierter Patienten erbrachte er bereits 1828 den Nachweis einer teilweisen kapsulären Regeneration der Augenlinse nach Staroperationen.[9] Auch gilt er als Erstbeschreiber eines lebenden Cysticerus im menschlichen Auge.[10]

Der erste, ausschließlich als Augenarzt tätige Mediziner in Frankfurt soll Philipp Jacob STEFFAN (1838–1913) gewesen sein.[11] Nach dem Medizinstudium in Erlangen ließ er sich 1861 in seiner Vaterstadt Frankfurt am Main als Augenarzt nieder, wo er alsbald auch eine private Augenklinik eröffnete. Neben der Kliniktätigkeit war STEFFAN aber auch wissenschaftlich tätig, wobei sein Hauptinteresse der Verbesserung der Operationstechnik bei der Kataraktextraktion galt. Hierbei geriet er in Opposition zu keinem Geringeren als Albrecht von GRAEFE[12] in Berlin, weil er dessen „modifizierte Linearextraktion" angriff. Die Geschichte soll STEFFAN schließlich recht gegeben haben,[13] und HIRSCHBERG würdigt

---

von der Chirurgie, wobei die sogenannte Wiener Schule eine Vorreiterrolle übernahm und mit Josef BEER (1763–1821) 1812 das erste Extraordinariat für Augenheilkunde eingerichtet wurde.

8 Samuel Thomas SOEMMERRING (1755–1830) war ab 1784 Professor der Anatomie und Physiologie in Mainz, siedelte dann 1797 nach Frankfurt am Main über, um sich als praktischer Arzt niederzulassen. Seine 1801 in Frankfurt erschienenen „Abbildungen des menschlichen Auges" galten bis zur Mitte des 19. Jahrhunderts als die genauesten Darstellungen auf diesem Gebiet. 1804 wurde er nach München als Mitglied der Akademie der Wissenschaften berufen und kehrte 1820 nach Frankfurt zurück, wo er im März 1830 berühmt und hochbetagt starb.

9 HIRSCHBERG, 14/2, S. 394–398.

10 Ebenda, S. 311.

11 KALLMORGEN, S. 422.

12 Albrecht von GRAEFE (1828–1870) gilt als Begründer der modernen Ophthalmologie. Er promovierte1847 in Berlin und wurde 1848 von Karl Ferdinand ARLT in Prag für die Augenheilkunde gewonnen, danach lernte er bei Eduard JAEGER in Wien. 1852 in Berlin habilitiert, wurde er dort 1857 zum a.o. Professor und 1866 zum ordentlichen Professor ernannt. Zusammen mit Hermann v. HELMHOLTZ (Königsberg) und Franz Cornelius DONDERS (Utrecht) leitete er die sogenannte Reform der Augenheilkunde ein. Hierbei etablierte er unter vielem anderen den Augenspiegel in der augenärztlichen Praxis und arbeitete an der Verbesserung der Starextraktion sowie der Schieloperation. Auch gilt er als Wegbereiter der Iridektomie zur operativen Behandlung des Glaukoms.

13 HIRSCHBERG, 15/1, S. 279.

den frühen Frankfurter Augenarzt darüber hinaus als einen „von den nicht allzu zahlreichen Fachgenossen, die, fern von den Förderungen des Universitätslebens, nicht nur eine gedeihliche praktische Tätigkeit entfaltet, sondern auch zur Fortbildung unserer Wissenschaft und Kunst namhafte Beiträge geliefert und ein dauerndes Andenken in der Geschichte unseres Faches sich gesichert haben."[14]

Allmählich waren auch noch weitere Bürger Frankfurts auf das sich neu entwickelnde Fach aufmerksam geworden. Mit Hilfe ihrer finanziellen Unterstützung und dem Zusammenschluss mehrerer hiesiger Frankfurter Ärzte gelang es, zunächst die Frankfurter Armenklinik 1834 ins Leben zu rufen, in der von Anfang an die Behandlung von Augenerkrankungen einen bedeutenden Anteil ausmachte. Im Jahr 1845 wurde dann mit Gründung der Frankfurter Augenheilanstalt die erste Einrichtung in dieser Stadt geschaffen, in der ausschließlich Augenkranke Behandlung fanden. Damit „begann auch für Frankfurt die rasche Entwicklung der Augenheilkunde zu dem selbstständigen Fach, wie wir es heute kennen".[15]

14 Ebenda, S. 280.
15 HELM, S. 128.

2 VON DER FRANKFURTER AUGENHEILANSTALT ZUR UNIVERSITÄTSAUGENKLINIK

Die Gründungsgeschichte der Frankfurter Universitätsaugenklinik beschreibt keine geradlinig verlaufende Entwicklung, bei der die einstige Frankfurter Augenheilanstalt über die Städtische Augenklinik gleichsam zwangsläufig in die Universitätsaugenklinik mündet. Hierbei fokussiert sich vieles auf die Person Otto SCHNAUDIGEL, die – in einer Art historischen Klammer – alle drei klinischen Institutionen in ihrem zeitlichen Verlauf verbindet.

2.1 Die Frankfurter Augenheilanstalt – ihre Gründung (1845) und ihre weitere Entwicklung bis 1900

Im Frühjahr des Jahres 1845 erging ein schriftlicher Aufruf an die Frankfurter Bürger mit der Bitte um Unterstützung beim Aufbau einer Heilanstalt für mittellose Augenkranke. In diesem Schreiben, in dem zunächst auf die „segensreiche Wirksamkeit" der vielen bereits existierenden privaten Augenheilanstalten des In- und Auslandes verwiesen wurde, hieß es:

> Durch vicle frcundlichc Zusichcrungcn von Gcldbciträgcn crmutigt, bcabsichtigen die Unterzeichneten, eine solche Anstalt in Frankfurt in der Weise zu errichten, dass sie einerseits allen Augenkranken ohne Ausnahme freie Behandlung und, soweit ihre Mittel reichen, auch freie Arznei gewähren [...] andererseits in einem Krankenhause den Patienten, deren Augenleiden es erfordert, die nötige Pflege zu Teil werden lassen.[1]

Die Unterzeichner des Aufrufs waren die beiden Frankfurter Armenärzte Ludwig APPIA[2] und Wilhelm STRICKER[3] sowie der Chirurg vom Frankfurter Bürger-

---

[1] Hierzu wie im Folgenden nach „Jahresbericht der Augenheilanstalt zu Frankfurt am Main". Bd. 1–54, 1845–1913, ISGFfm.

[2] Ludwig APPIA (1818–1898) studierte in Bonn und Heidelberg; verzog 1849 nach Genf und war hier später auch maßgeblich beim Zustandekommen der Genfer Konvention zur Verbesserung der Militärkrankenpflege beteiligt; vgl. KALLMORGEN, S. 209.

[3] Wilhelm Friedrich Karl STRICKER (1816–1891) kann aufgrund seiner medizinhistorischen Studien als Begründer der Medizingeschichte Frankfurts angesehen werden; vgl. ARTELT, S. 279. Über STRICKER als Augenarzt; vgl. HIRSCHBERG, 14/2, S. 398–400.

hospital Gustav PASSAVANT[4]. Die Absicht zeigte bald Erfolg. Durch die großzügige Hilfe der Frankfurter Bürgerschaft konnte bereits im Juli 1845 die Frankfurter Augenheilanstalt ihre ambulante Tätigkeit in einem von der Direktion der Frankfurter Blindenanstalt[5] unentgeltlich und provisorisch zur Verfügung gestellten Zimmer an der Stadtallee beginnen. Noch im Herbst desselben Jahres war es dann so weit, dass auch für die stationäre Behandlung passende Räumlichkeiten zur Verfügung standen. Und als Ende Oktober 1845 der erste stationäre Patient die Klinik – bestehend aus einer angemieteten 4-Zimmerwohnung im ersten Stock eines Hofgebäudes im Straßburger Hof in der Allerheiligenstraße – bezog, da war die Frankfurter Augenheilanstalt endgültig Wirklichkeit geworden und damit die erste Einrichtung in dieser Stadt geschaffen, die ausschließlich der Behandlung von Augenkranken diente – sechs Jahre vor Eröffnung der GRAEFEschen Augenklinik in Berlin.[6]

Am 30. April 1846 wurde die Augenheilanstalt als selbstständige Stiftung vom engeren Rat der Stadt Frankfurt anerkannt und ebenso wie die öffentlichen milden Stiftungen der Aufsicht des Staates unterstellt.[7] Den Statuten der Anstalt entsprechend galt es, „insbesondere unbemittelten Augenleidenden ohne Rücksicht auf Konfession oder Staatszugehörigkeit bei sachgemäßer ärztlicher Behandlung und Verpflegung die Möglichkeit einer unentgeltlichen Hilfe und Heilung zu gewähren“.[8] Die Unterhaltung der Klinik erfolgte aus den ihr jährlich zufließenden Beiträgen, einzelnen Schenkungen und Vermächtnissen.

Der erste „Jahresbericht über die Wirksamkeit der Augenheilanstalt“ gibt über die räumlichen Verhältnisse der Klinik detaillierte Auskunft:

> Sechs Fenster gehen nach Westen und haben ein gutes, durch eine davorstehende Akazie etwas gedämpftes Licht, eins nach Norden, mit vorzüglich zu

---

[4] Gustav Philipp PASSAVANT (1815–1893) studierte in Jena, Bonn und Berlin. Als Chirurg am Frankfurter Bürgerhospital war er vor allem in der plastischen Chirurgie tätig und soll einer der ersten in Deutschland gewesen sein, der die Trachotomie bei Kindern ausführte; vgl. KALLMORGEN, S. 369.

[5] 1837 wurde die *Frankfurter Blindenanstalt* als Schule und Erziehungsinstitut für Blinde durch die Polytechnische Gesellschaft Frankfurt am Main gegründet und 1940 in eine Stiftung des privaten Rechts überführt. Seit 2007 trägt sie den Namen *Frankfurter Stiftung für Blinde und Sehbehinderte* und dient als solche dem unveränderten Ziel, blinde und sehbehinderte Menschen durch Ausbildung und berufliche Integration aktiv am gesellschaftlichen Leben zu beteiligen.

[6] Im Jahr 1851, dem Jahr der epochalen Erfindung des HELMHOLTZschen Augenspiegels, eröffnete Albrecht von GRAEFE seine erste private Augenheilanstalt in Berlin; vgl. KÜCHLE, S. 44.

[7] Stiftungsabteilung III/ 42–79, ISGFfm.

[8] Ebenda.

> Operationen passender Beleuchtung. Die Wohnung besteht aus vier Zimmern, von denen je zwei zu beiden Seiten der Treppe liegen, Küche usw. im ersten Stock, und einem für jetzt noch nicht benutzten Zimmer im zweiten Stock. Die Zahl unserer Betten beschränkt sich bis jetzt auf sechs; sie haben hölzerne Gestelle und dreiteilige Matratzen, die wir neu haben anfertigen lassen, teils, um vor Ungeziefer sicher zu sein, teils weil ein gutes Lager bei Augenpatienten, welche oft mehrere Tage ganz ruhig liegen müssen, für den glücklichen Erfolg der Kur von Wichtigkeit ist.

Für die Krankenpflege und die Reinhaltung der Wohnung war eine „geschulte Wärterin“ eingestellt, die auch selbst in der Klinik wohnte. Die Verköstigung der Patienten erfolgte aus einer nahegelegenen Speisegaststätte. Über die ärztliche Versorgung erfährt man:

> Jeden Morgen um 11 Uhr findet ein ärztlicher Besuch statt, wobei das Befinden des Kranken in die für jeden einzelnen Patienten geführte Krankengeschichte vermerkt und die Kost und Arznei für den Tag bestimmt wird. Erfordert es die Wichtigkeit des Falles, so wird der Besuch am Vormittag wiederholt.“

Die regelmäßig veröffentlichten Jahresberichte, in denen die jährlich behandelten Augenkrankheiten einzeln aufgeführt und über die Einnahmen und Ausgaben der Anstalt genauestens Rechenschaft abgelegt wurden, geben uns noch heute ein gutes Bild über die einstige Tätigkeit der Klinik. Die Zahl der in der Anstalt Hilfesuchenden mehrte sich von Jahr zu Jahr, wobei zunehmend auch außerhalb Frankfurts beheimatete Augenkranke Aufnahme und Behandlung fanden. Waren es im ersten Jahr insgesamt nur 35 Patienten, die zur stationären Aufnahme kamen und an denen unter anderem neun erfolgreiche Staroperationen vorgenommen wurden, so verzeichnet der zweite Jahresbericht bereits 41 stationäre Patienten und 19 Staroperationen, von denen „17 mit der Nadel und 2 mit dem Messer“[9] ausgeführt wurden.

Der dritte Jahresbericht verkündet für das zurückliegende Jahr 1848 die Einführung des Chloroforms bei allen schmerzhaften Augenoperationen. Das neuartige Mittel wird hierbei als „doppelt schätzenswert“ gepriesen, da es „dem Kranken alle Schmerzen erspart und zugleich das schnellere und glücklichere Vollenden der Operation begünstigt.“

---

9 Obschon bereits 1745 die erste Starausziehung (Extractio lentis) durch Jacques DAVIEL erfolgte, so dauerte es doch noch mehr als hundert Jahre, bis die Linsenextraktion – nach vorheriger Eröffnung des Augapfels mit dem Messer oder der Schere – den endgültigen Sieg über den Starstich mittels Nadel (Depressio bzw. Reklinatio lentis) davontrug.

Im fünften Bestehensjahr der Heilanstalt belief sich die Zahl der jährlich versorgten Patienten bereits auf über 300, bei einem stationären Anteil von rund 25 Prozent. Durch den ständig steigenden Zustrom der Kranken machte sich jedoch allmählich ein zunehmender Raummangel bemerkbar, sodass die Auswahl der aufzunehmenden Patienten bei der nur begrenzt vorhandenen Bettenkapazität mit immer größerer Strenge zu erfolgen hatte, wollte man doch der ursprünglichen Absicht, in erster Linie den Mittellosen Hilfe zu leisten, weiterhin gerecht werden.

Von sämtlichen in den ersten Jahren behandelten Augenerkrankungen stellten die Bindehautentzündungen und die Entzündungen der Lider den größten Anteil. Aus dem Bericht über die Jahre 1855/56 erfahren wir zudem, dass die damals am häufigsten ausgeführten Operationen die „Pupillenbildungen bei Leukom und hinterer Synechie, die Operation des grauen Stars, die der Tränenfistel, besonders aber das Ausziehen fremder Körper, die teils unter den Lidern, teils in der Hornhaut (Stahlsplitter) saßen, sowie Schieloperationen" waren.

Zunehmend findet sich daneben aber auch die sogenannte „militärische Augenentzündung" (Trachom) in den Jahresberichten der Augenheilanstalt aufgeführt. Diese Erkrankung, die seinerzeit durch die in der Umgebung Frankfurts einquartierten, fremden Truppen eingeschleppt wurde,[10] nahm in den folgenden Jahren dann zum Teil noch besorgniserregende Ausmaße an. Hatte der Jahresbericht für das Jahr 1851 nur über einen einzigen derartigen Fall berichtet, so zählte man zehn Jahre später bereits mehr als 200. Wenngleich auch die endgültige Klärung der ursächlichen Zusammenhänge dieser Erkrankung erst mit dem zwanzigsten Jahrhundert gelang,[11] so lehrt doch der 17. Jahresbericht von 1862 hierzu schon:

> Was die Ansteckungsfähigkeit dieser Krankheit betrifft, so ist die Fortpflanzung derselben durch örtliche Übertragung des von dem kranken Auge abgesonderten Schleims oder der Tränen mit Schleim vermischt in Tausenden von Fällen nachgewiesen worden. Diese örtliche Übertragung kann auf mannigfachste Art stattfinden. [...] Wenn auch die spontane Entstehung der Krankheit nicht in Abrede gestellt werden soll, so gehört doch die Annahme der Ansteckungsfähigkeit durch sogenannte Miasmen in der Luft in das Reich der Hypothesen und lässt sich durch nichts beweisen.

---

[10] Ursprünglich in Ägypten beheimatet, soll das Trachom von Napoleons Armeen nach dem ägyptischen Feldzug (1798–1801) in Europa eingeschleppt worden sein. Nach der berühmten Völkerschlacht von Leipzig 1813 befand sich Napoleons Heer auf seinem Rückzug auch in Frankfurt am Main.

[11] Erst 1907 gelang Ludwig von HALBERSTAEDER und dem Parasitologen Stanislav von PROWAZEK die Entdeckung der Chlamydozoen als Erreger des Trachoms.

Der Jahresbericht für das Jahr 1870 verzeichnet schließlich nur noch drei Trachomfälle.

Längst schon waren die Räumlichkeiten der Heilanstalt zu klein geworden, und auch ein 1854 erfolgter Umzug der Klinik in den so genannten „Mohrengarten" auf der großen Gallusstraße vermochte hinsichtlich der räumlichen Beschränkungen keine dauerhafte Verbesserung zu bringen, wenngleich auch das neue Quartier offenbar mancherlei Vorteile anderer Art bot, die, wie es hieß, „nicht ohne günstigen Einfluss auf die Heilung mancher schwierigerer Augenübel blieben."[12]

Im Jahr 1872 sollte es der Augenheilanstalt schließlich vergönnt sein, eine eigene, nach ihren Bedürfnissen erbaute Klinik zu beziehen. Hierzu kam es, weil das bis dahin bezogene Quartier im Zuge eines Straßendurchbruchs, welcher den Rossmarkt mit dem Bahnhof verbinden sollte, abgerissen werden musste. Nach monatelangen Verhandlungen konnte im Juni 1871 in einem sogenannten Überlassungsvertrag zwischen dem Vorstand der Heilanstalt und der Stadtkämmerei der Stadt Frankfurt eine Vereinbarung getroffen werden, wonach die Augenheilanstalt sich verpflichtete, auf ihre Kosten und nach ihren Plänen ein Haus auf einem von der Stadt ihr unentgeltlich überlassenen Grundstück in der Allerheiligengasse zu errichten. Im Falle einer späteren Auflösung der Anstalt sollte das Grundstück dann, samt dem darauf erstellten Gebäude, Eigentum der Stadtgemeinde Frankfurt werden und das der Stadt auf diese Weise zufallende Vermögen, gemäß den Statuten der Stiftung, auch weiterhin ausschließlich „milden Zwecken" zugutekommen.[13]

Nur durch ein städtischerseits großzügig zur Verfügung gestelltes Hypothekendarlehen und der sich wieder einmal bewährenden freigiebigen Gesinnung vieler Frankfurter Bürger war es sodann möglich, noch im Sommer 1871 mit dem Bau der neuen Unterkunft zu beginnen. Im Januar 1872 konnte im Beisein der städtischen Behörden sowie einer beachtlichen Anzahl von Freunden und Gönnern der Augenheilanstalt die Einweihung des Neubaus im sogenannten Custodiengarten des ehemaligen Bartholomäusstiftes, gegenüber der Allerheiligenschule, stattfinden.

Aus dem entsprechenden Jahresbericht der Frankfurter Augenheilanstalt lässt sich in diesem Zusammenhang durchaus der Eindruck gewinnen, als handele es sich mit dem Einzug in das neue Gebäude um eine Art zweite Gründungsgeschichte; zumindest doch um ein Ereignis, das in seiner Bedeutung der eigentlichen

[12] Jahresbericht der Frankfurter Augenheilanstalt über das Jahr 1854, S. 1.
[13] Mag.-Akte R 1475, ISGFfm.

Gründung der Heilanstalt, 27 Jahre zuvor, kaum nachsteht. Endlich war es doch möglich, der allgemein gestiegenen Nachfrage nach stationärer augenärztlicher Versorgung ausreichend Rechnung zu tragen.

Das neue Quartier besaß im Erdgeschoss ein großes Konsultationszimmer für die tägliche ambulante Sprechstunde sowie einen Warteraum, mehrere Wirtschaftsräume und eine Küche, über die die Verköstigung des Hauses erfolgte. Die beiden oberen Stockwerke enthielten neben einem Raum für die „Wärterin" zunächst neun Krankenzimmer mit insgesamt 21 Betten, später dann zwölf Zimmer mit 30 Betten, worunter sich auch ein Kinderzimmer und einige zusätzliche Räume befanden, die es gestatteten „auch solche Patienten aufzunehmen, welche an größere Bequemlichkeit gewohnt waren und welche für dieselbe gern eine entsprechende Entschädigung zu zahlen bereit waren."[14]

Zur Pflege der Kranken war schon ab dem Berichtsjahr 1870 eine Krankenwärterin namens Christine, eine Diakonieschwester der Frankfurter Diakonissenanstalt, übernommen worden. Über zehn Jahre blieb sie als „eine allen Anforderungen entsprechende Pflegerin" der Heilanstalt erhalten, der aufgrund ihrer „Kenntnis und Gewandtheit in der Krankenpflege ein nicht unbedeutender Anteil der glücklichen Erfolge zu verdanken war".[15] Immer häufiger bedurfte es jedoch noch einer zweiten Pflegekraft, die, zunächst nur als Aushilfe gedacht, bald schon – insbesondere wegen der stetig steigenden Zahl an stationär zu behandelnden Kindern – zum festen Personalbestand der Klinik zählte.

Bereits innerhalb des ersten Jahres nach Eröffnung dieser neuen Klinik hatte sich die Zahl der jährlich zu behandelnden Patienten im Vergleich zu den Vorjahren nahezu verdoppelt, eine Tendenz, die in den nächsten Jahren noch weiter zunahm.[16] Insgesamt konnten bis zum Jahr 1900, dem Jahr des Eintritts von Otto SCHNAUDIGEL, fast zehntausend Augenkranke einer Behandlung zugeführt werden, wobei der stationäre Anteil durchschnittlich zwei Drittel betrug, und die jährliche Gesamtfrequenz sich mittlerweile auf mehr als zweitausend Patienten belief.

---

14 PASSAVANT, S. 378.

15 Ebenda, S. 379.

16 Ein wesentlicher Grund hierfür lag in der seit 1883 eingeführten *Bismarck'schen Sozialgesetzgebung*, nach der von Beginn einer Krankheit an freie ärztliche Behandlung, Arznei sowie Brillen und andere Heilmittel gewährt wurden. Da dies gleichfalls für jede stationär-operative Versorgung galt, wird verständlich, weshalb gerade in dem Zeitraum zwischen 1885 und 1900 so viele neue Augenkliniken entstanden; vgl. HAUGWITZ (1991), S. 53.

Hinsichtlich des ärztlichen Personals haben sich seit Gründung der Augenheilanstalt bis zur Jahrhundertwende folgende Veränderungen ergeben: Ludwig APPIA, einer der Begründer der Anstalt, war 1850 nach Genf übergesiedelt. Von den beiden anderen Mitbegründern Wilhelm STRICKER und Gustav PASSAVANT hatte sich der erstere ebenfalls 1850 von den Geschäften der Anstalt zurückgezogen, während PASSAVANT bis 1877 an der Klinik tätig blieb. Nachdem PASSAVANT zunächst zwei Jahre lang allein die Anstalt führte, kam 1852 Wilhelm de NEUFVILLE[17] hinzu, an dessen Stelle 1855 dann Carl METTENHEIMER[18] trat, der bis zu seiner Übersiedlung nach Schwerin im Jahr 1860 an der Klinik wirkte. Ihm folgte Fritz OHLENSCHLAGER[19], zu dem sich 1864 noch Moritz SCHMIDT[20] und Alexander SPIESS[21] gesellten. 1870 trat Gustav KRÜGER[22] als behandelnder Arzt hinzu, der von 1877 an, als PASSAVANT aus der Heilanstalt ausschied, bis zum Eintritt von Otto SCHNAUDIGEL die Behandlung der Kranken vorerst allein übernahm.

Nach insgesamt mehr als drei Jahrzehnten der Augenheilanstalt in ihrem eigenen Klinikgebäude in der Allerheiligengasse sollte sich aber auch dieses Quartier allmählich als zu beengt und darüber hinaus in vielerlei Hinsicht als zunehmend unbrauchbar erweisen. Damit trat die Frankfurter Augenheilanstalt in eine neue, vielleicht die schwierigste Phase ihrer langjährigen Geschichte – stellte sich doch jetzt immer drängender die Frage, ob, und wenn überhaupt in welcher Form, diese Institution künftig erhalten werden könne.

17 Wilhelm Karl de NEUFVILLE (1823–1885) studierte Medizin in Heidelberg und praktizierte seit 1846 in Frankfurt am Main; vgl. KALLMORGEN, S. 362.

18 Carl Friedrich METTENHEIMER (1824–1898), Studium der Medizin in Göttingen, später als Leibarzt des Großherzogs in Schwerin für seine Verdienste in den erblichen Adelsstand erhoben; vgl. KALLMORGEN, S. 353.

19 Fritz OHLENSCHLAGER (1831–1895) studierte in Genf und Göttingen, nach ärztlicher Niederlassung in Frankfurt am Main 1858 war er bis 1872 an der Frankfurter Augenheilanstalt tätig; vgl. KALLMORGEN, S. 364.

20 Johann Moritz SCHMIDT (1838–1907) studierte Medizin in Göttingen und Berlin, danach bei DONDERS in Utrecht, sein Interesse galt neben der Ophthalmologie auch der Laryngologie; vgl. KALLMORGEN, S. 403.

21 Alexander SPIESS (1833–1904) war seit 1859 als praktischer Arzt in Frankfurt am Main niedergelassen und als erster sogenannter „Stadtarzt" mit der öffentlichen Gesundheitspflege Frankfurts betraut; vgl. KALLMORGEN, S. 419.

22 Gustav KRÜGER (1841–1917) war seit 1869 als niedergelassener Augenarzt in Frankfurt am Main tätig; vgl. KALLMORGEN, S. 331.

2.2 Otto SCHNAUDIGEL als leitender Mitarbeiter der Frankfurter Augenheilanstalt (1900–1910) und die Errichtung der Städtischen Augenklinik (1910)

> In Frankfurt bestand eine 1845 gegründete Augenheilanstalt mit dreißig Betten, die von milden Stiftungen lebte und ein ganz schönes Vermögen hatte und alle umsonst behandelte [...] und so verfiel der Vorstand auf den Gedanken, mich als Direktor anzustellen, natürlich ohne Gehalt.[23]

Mit diesen Worten beschreibt Otto Franz August SCHNAUDIGEL etliche Jahre später seinen Eintritt in die Frankfurter Augenheilanstalt zum 1. Juli 1900. Niemand vermochte damals zu ahnen, welch bedeutende Rolle diesem erst 30-jährigen Augenarzt schon bald darauf bei der neu zu erbauenden Städtischen Augenklinik zukommen würde. Wer war Otto SCHNAUDIGEL, der schließlich mit Eröffnung der Universität im Jahre 1914 erster Ordinarius für Augenheilkunde in Frankfurt am Main wurde und insgesamt über dreißig Jahre lang die Ophthalmologie in dieser Stadt prägte?

Geboren wurde SCHNAUDIGEL am 12. November 1869 als zweiter Sohn des Sattelmeisters Karl Schnaudigel in Speyer in der Pfalz.[24] Nach Absolvierung der Volksschule von 1876 bis 1881 und der Lateinschule in den Jahren 1881 bis 1883, besuchte er dort das humanistische Gymnasium, das er im Herbst 1889 mit der Reifeprüfung abschloss. Noch zum Wintersemester desselben Jahres begann er mit dem Studium der Medizin an der Heidelberger Universität. Danach wechselte er an die Universität Rostock. Nach dort bestandenem Physikum im Jahr 1891 verbrachte er die folgenden klinischen Semester an der Universität München. Sein im Juli 1894 in München mit Auszeichnung bestandenes Staatsexamen sowie seine mit summa cum laude erfolgte Promotion wurde durch die Verleihung des großen bayerischen Staatsstipendiums und der damit verbundenen Maßgabe, ein Semester an einer ausländischen Universität zu verbringen, gewürdigt. SCHNAUDIGEL entschied sich in der Folge für Paris, wo ihn insbesondere die Klinik und die Person des französischen Augenarztes Eduard MEYER[25], ein Schüler von Albrecht von GRAEFE, anzog. Im Frühjahr 1895, von seinem fünfmonatigen Parisaufenthalt zurückgekehrt, bekleidete er zunächst für ein Jahr die

[23] SCHNAUDIGEL, Otto: „Ein reiches Leben“ (Autobiographie), Typoskript, Bl. 182.

[24] Hierzu wie im Folgenden nach SCHNAUDIGEL, Otto-Ernst (1994), S. 191–196.

[25] Eduard MEYER (1838–1902) studierte und promovierte in Berlin, anschließend ließ er sich 1863 nach einer mehrjährigen Assistentenzeit bei Albrecht von Graefe in Berlin in Paris nieder, wo er auch selbst bald eine private Augenklinik betrieb.

Stellung eines Assistenten bei dem Karlsruher Augenarzt Theodor GELPKE[26], dem damaligen Leiter der Augenabteilung des Vinzentiuskrankenhauses in Karlsruhe. Danach führte ihn sein Weg wieder nach Heidelberg. Hier war er von April 1896 bis Ende Oktober 1898 zunächst als Assistent und später als Oberarzt an der Universitäts-Augenklinik in Heidelberg unter Theodor LEBER[27] tätig. Ende November 1898 schließlich eröffnete SCHNAUDIGEL eine ophthalmologische Praxis in Frankfurt am Main, wobei man ihm allerdings, als mittlerweile einundzwanzigster niedergelassener Augenarzt in dieser Stadt, keine rosige Zukunft prophezeite.[28]

Zum Zeitpunkt des Eintritts von SCHNAUDIGEL in die Frankfurter Augenheilanstalt führten der Vorstand der Stiftung und die städtische Behörde erste Verhandlungen über den Eintausch eines anderen für die Augenheilanstalt geeigneten Anwesens gegen das Gebäude in der Allerheiligengasse. Die Gründe, die zum Verlassen der bis dahin dienenden Räumlichkeiten zwangen, waren mehrere: Zum einen war abzusehen, dass im Zuge der geplanten Verlängerung der damaligen Braubachstraße das Grundstück in der Allerheiligengasse in naher Zukunft von der Stadt dringend benötigt werden würde, und zum anderen bestanden in der Heilanstalt selbst Gegebenheiten, die einer baldigen Veränderung bedurften.

Hatte die Anstalt bei der Einweihung des Hauses dreißig Jahre zuvor noch frei und relativ ruhig gelegen, so war mittlerweile die Hinterfront der Klinik durch einen angrenzenden Industriebetrieb völlig verdunkelt worden. Der tägliche Lärm dieses Betriebes sowie der einer naheliegenden Schlosserei stellte vor allem für die frisch operierten Patienten eine große Belastung dar. Doch damit nicht genug. Der Jahresbericht der Augenheilanstalt für das Jahr 1900 spricht noch mehr an, wenn er hierzu gleichsam bedauernd vermerkt, dass „die Ansprüche, wie sie durch die Umwälzung auf hygienischem und medizinischem Gebiet an moderne Heilstätten gestellt werden müssen, sich allgemein erhöht haben".

---

26 Theodor GELPKE (1859–1906), geboren am 12.03.1859 in Hannover und Studium der Medizin in Göttingen, Kiel und Freiburg, war ab 1882 als Augenarzt in Karlsruhe tätig und seit 1886 dort leitender Chefarzt der Augenabteilungen des Vinzentius- und des Diakonissenhauses. Mit Otto SCHNAUDIGEL hat ihn zeitlebens eine enge Freundschaft verbunden, so war er doch auch zu GELPKEs zweiter Eheschließung im Oktober 1896 als Trauzeuge benannt. GELPKE verstarb am 25.03.1906 an einer Herzlähmung infolge einer Erkältungskrankheit im Alter von nur 47 Jahren; vgl. Bad. Presse, No 143 vom 26. Nov. 1906 sowie Karlsruher Zeitung, No 109 vom 29. Nov. 1906.

27 Theodor LEBER (1840–1917), gleichfalls Schüler Albrecht von GRAEFEs, 1869 in Berlin für Augenheilkunde habilitiert, von 1873 bis 1890 ordentlicher Professor der Augenheilkunde in Göttingen und seit 1890 Ordinarius in Heidelberg, arbeitete vor allem über die Blutgefäße und den Flüssigkeitswechsel des Auges.

28 SCHNAUDIGEL, Otto (Autobiographie), wie Anm. 23, Bl. 181.

In der von SCHNAUDIGEL uns hinterlassenen späteren Beschreibung der Frankfurter Augenheilanstalt nehmen die damaligen Verhältnisse dann konkretere Formen an:

> Dreißig Jahre lang war keiner der tausenden von Patienten und Patientinnen gebadet worden, denn eine Badewanne war nicht da. [...] Alle aufgenommenen Kranken wurden mit Speck und Dreck in die alten Betten mit blaukarierten Bezügen verpackt und auf einer ebenfalls mit blaugewürfeltem Kattun bespannten Pritsche mitten in den Wohn- und Schlafräumen operiert. Mein Kollege hat sehr schön operiert, aber es sind mir die Haare zu Berge gestiegen, wenn ich sah, dass der Mann das Operationsmesser im Mund hatte, unter dem buschigen, stets nach Bier duftenden Schnurbart. Ich schweige über die Infektionen. Ich habe einen Sterilisationsapparat für Instrumente und Verbandstoffe angeschafft und der uralten Schwester Elisabeth verboten, irgendetwas mit ihren Händen anzugreifen. Sie war darob sehr verdrießlich, noch mehr darüber, dass ich ihr eine junge Kraft zur Seite stellte, die einen richtigen Kurs durchgemacht hatte. [...] Die nach hinten hinausgehenden Patientenzimmer waren stockfinster, weil sich zum Greifen nahe die Hinterwand eines großen Hauses in der Langestraße befand. [...] Ein ganzes Menschenalter mit den Errungenschaften der Anti- und der Asepsis waren an diesem Institut spurlos vorübergegangen. Schwester Elisabeth hatte einen kleinen Holzkasten, den ein tapezierkundiger Patient ausgeklebt hatte. Darin lagen die Watte, die gefürchteten 7 Meter langen Flanellbinden und die Wattetupfer. Vor der Operation zupfte die Schwester mit der grotesken Hornbrille ein Pfötchen Watte ab, leckte zart die Handflächen und drehte die Wattepille zurecht, die ja, um zusammen zu halten, der Feuchtigkeit bedurften.[29]

Und etwas weiter heißt es:

> ...bei aller Kollegialität musste ich denn doch dem Vorsitzenden und den übrigen Vorstandsmitgliedern klar machen, dass ich die Kabinettsfrage stellen müsse, wenn nicht bald der verwanzte Kasten verlassen würde.[30]

Offenbar blieben SCHNAUDIGELs Worte nicht ohne Wirkung, wenngleich auch ein zu diesem Zweck vom Magistrat der Stadt im Mai 1901 eingebrachter Antrag, der die Verlegung der Augenheilanstalt in ein anderes Gebäude in der Seilerstraße vorsah und zu dem sich der Vorstand der Augenheilanstalt schon bereit erklärt hatte, in der Sitzung der Stadtverordnetenversammlung noch desselben Monats keine Zustimmung mehr fand. Im Verlauf dieser Sitzung vom 23. Mai 1901 wurde unter anderem aber auch zum ersten Mal die Frage aufgeworfen „ob

[29] Ebenda, S. 185.
[30] Ebenda, S. 186.

nicht, eventuell durch eine Vereinbarung mit der Augenheilanstalt, eine Abteilung für Augenkranke im Städtischen Krankenhaus [Sachsenhausen] errichtet werden sollte."[31]

Während einer zweiten, im Juli desselben Jahres anberaumten Sitzung der Stadtverordneten kam der erwähnte Magistratsantrag dann endgültig zu Fall. Gleichzeitig aber beschloss man, mit dem Vorstand der Augenheilanstalt in Verbindung zu bleiben, um eine, wie es hieß, „den heutigen Verhältnissen entsprechende Fürsorge für die Augenkranken zu schaffen."[32]

Der Grund für die Ablehnung des Magistratsentwurfs lag in der immer mehr um sich greifenden Überzeugung, dass eine bloße Verlegung der Augenheilanstalt keine dauerhafte Lösung der Angelegenheiten darstelle und dass letztlich nur ein Neubau nach den modernsten Gesichtspunkten eine befriedigende Lösung bringen könne. Dem kam entgegen, dass der Plan, in Frankfurt eine „medizinische Akademie" zu errichten, was zugleich eine erhebliche bauliche Erweiterung des *Städtischen Krankenhauses Sachsenhausen* bedeutete, immer konkretere Formen annahm. Doch so sehr sich damit auch eine Einbeziehung der alten Frankfurter Augenheilanstalt in ein solch großangelegtes Projekt als langfristig beste Möglichkeit aufgetan haben mag, – die unmittelbar anstehenden Verhältnisse in der Heilanstalt verlangten zunächst nach einer kurzfristigeren Lösung, zumal die hygienischen Zustände mittlerweile „die Aufmerksamkeit der Sanitätspolizei erregten".[33]

Den „Mitteilungen aus den Protokollen der Stadtverordnetenversammlung der Stadt Frankfurt am Main" über den Zeitraum 1900 bis 1905 lässt sich entnehmen, dass es zumindest an Bemühungen um Lösungsvorschläge für die Frankfurter Augenheilanstalt nicht gefehlt hat. Allein im Jahre 1902 hatten die Stadtverordneten diesbezüglich viermal getagt. In der Hauptsache ging es dabei um einen Vorschlag, der die Errichtung einer „Baracke" auf dem Gelände des Städtischen Krankenhauses vorsah. Damit sollte zumindest vorübergehend, insbesondere für die behandlungsbedürftigen augenkranken Kinder, die einer Operation nicht oder nicht mehr bedurften, eine bessere Unterkunft geschaffen werden.

Nach einem noch im Juni 1902 zwischen der Stiftung der Augenheilanstalt und dem Magistrat der Stadt Frankfurt ausgehandelten Vertrag hätte die Behandlung der im Bereich des Städtischen Krankenhauses unterzubringenden Patienten auch

---

[31] Mitteilungen aus den Protokollen der StvV. der Stadt Frankfurt a.M, Bd. 34., 1901, S. 323, ISGFfm.

[32] Ebenda, S. 395.

[33] Jahresbericht der Frankfurter Augenheilanstalt über das Jahr 1902, S. 4.

weiterhin durch die Ärzte der Augenheilanstalt erfolgen sollen, wofür der Stiftung städtischerseits eine jährliche Vergütung von 1 000 Mark zu zahlen gewesen wäre.[34]

Im Anschluss einer teilweise sehr kontrovers verlaufenen Debatte während der Stadtverordnetenversammlung vom 21. Oktober 1902, in der man übereinstimmend der Meinung war, dass langfristig „eine Übernahme der Augenheilanstalt in städtische Verwaltung zu prüfen sei", beschloss man schließlich, auf die „Baracken-Lösung" zu verzichten und die ganze Angelegenheit an den sogenannten „gemischten Ausschuss zur Vorbereitung über die Ausgestaltung der medizinischen Anstalten Frankfurts" zu überweisen. Dieser Ausschuss, der zwei Monate zuvor von den Stadtverordneten eingesetzt worden war, diente der Prüfung und Vorbereitung der inzwischen akut gewordenen Frage nach einer Erweiterung des Städtischen Krankenhauses Sachsenhausen sowie der geplanten Errichtung einer „Akademie für praktische Medizin".[35]

Während die Augenheilanstalt ihrerseits die Zahl ihrer stationären Patienten erheblich senkte, um wenigstens „einigermaßen den berechtigten Forderungen der Sanitätsbehörde nachkommen zu können"[36], konnte im Juli 1904 erstmalig ein fertig ausgearbeiteter Entwurf über die künftige Ausgestaltung der medizinischen Anstalten Frankfurts vorgelegt werden.

Damit war auch für die Augenheilanstalt eine Lösung ihrer brennenden Fragen in greifbare Nähe gerückt. Nach mittlerweile dreijährigen Verhandlungen, die der Vorstand der Stiftung mit den städtischen Behörden führte, hatte man sich schließlich auf eine Vereinbarung verständigt, wonach die Frankfurter Augenheilanstalt ihr derzeitiges Gebäude in der Allerheiligengasse 19a der Stadt überlässt

---

[34] StvV.-Nr. 1816, ISGFfm.

[35] Hierzu ist anzumerken, dass das *Städtische Krankenhaus Sachenhausen*, das bereits im Jahre 1884 mit zunächst 165 Betten eröffnet wurde, im Laufe der Jahre durch Neubauten auf über 700 Betten angewachsen war. Eine weitere Vergrößerung, wie sie schon seit Jahren vorgesehen war, hatte sich mittlerweile als unumgänglich erwiesen. Neben der längst für notwendig befundenen Schaffung von städtischen Spezialkliniken für die Behandlung von Augen-, Ohren-, Hals- und Nasenkrankheiten und dem weiteren Ausbau bereits bestehender Abteilungen bedurfte es vor allem der Errichtung einer Frauenklinik und einer Kinderklinik. Gleichzeitig plante man, unter Einbeziehung der vorhandenen wissenschaftlich-medizinischen Institute, wie dem *Senckenbergischen pathologisch-anatomischen Institut* und dem *Institut für experimentelle Therapie*, eine der Förderung der medizinischen Wissenschaft und der Fortbildung der Ärzte dienende „Unterrichtsanstalt" zu schaffen, die den Namen *Akademie für praktische Medizin* erhalten sollte. Am 16. Dezember 1902 stimmte die Stadtverordnungsversammlung grundsätzlich der geplanten Krankenhauserweiterung und der Errichtung der medizinischen Akademie zu und beauftragte den oben genannten Ausschuss mit der weiteren Ausarbeitung dieses Projekts.

[36] Jahresbericht der Frankfurter Augenheilanstalt über das Jahr 1905, S. 2.

und sich künftig an anderer Stelle auf den alleinigen Betrieb einer Poliklinik beschränkt – und, im Gegenzug hierzu, die Stadt auf ihre Kosten eine stationäre Augenklinik betreiben wird.[37] Für den poliklinischen Betrieb sollten der Augenheilanstalt die in naher Zukunft frei werdenden Räumlichkeiten der städtischen Entbindungsanstalt in der Heiligkreuzgasse zur Verfügung stehen.

Nahezu zeitgleich hatte sich die Freiherr Carl von ROTHSCHILDsche *Stiftung Carolinum*[38] in Verhandlungen mit der Stadt Frankfurt dazu bereiterklärt – anstelle ihres seitherigen zahnärztlichen Institutes in der Bürgerstraße in der Frankfurter Innenstadt, auf einem von der Stadt ihr kostenlos und in unbegrenzter Erbbaupacht überlassenem Grundstück auf dem Gelände der städtischen Krankenanstalten –, auf ihre Kosten ein neues Gebäude zu errichten. Dieser Neubau sollte außer dem im Erdgeschoss des Hauses vorgesehenen zahnärztlichen Institut und neben der in den Obergeschossen geplanten städtischen Ohrenklinik und der städtischen Klinik für Nasen- und Halskrankheiten dann auch die künftige städtische Augenklinik in einem Seitengebäude beherbergen.[39]

---

37 Mag.-Akte R 1475, ISGFfm.

38 Zum Andenken an ihren Vater, den Freiherrn Carl von ROTHSCHILD, hatte dessen Tochter Hannah Louise von ROTHSCHILD 1890 eine mildtätige Stiftung in Gestalt einer kleinen Klinik (*Heilanstalt Carolinum*) in der Frankfurter Innenstadt errichtet, in der mittellosen Bürgern unentgeltlich vornehmlich zahnärztliche Beratung und Behandlung zukam.

39 Im Zusammenhang mit der Planung zur Errichtung einer Universität verpflichtete sich damals auch die Carl von *Rothschild'sche Stiftung Carolinum* auf ihre Kosten auf dem Gelände des Städtischen Krankenhauses einen neuen Gebäudekomplex zu erstellen. Mit Fertigstellung dieses zwischen 1908 und 1910 errichteten Neubaus wurde das ursprüngliche zahnärztliche Institut in der Innenstadt aufgelöst. Damit verbunden war die Stiftung zugleich die Verpflichtung eingegangen, ihr neues zahnärztliches Institut *Carolinum* der späteren Universität kostenlos zu Lehrzwecken zur Verfügung zu stellen, während umgekehrt die Universität ihrerseits gewisse finanzielle Verpflichtungen übernahm. Als „jüdische Gründung" kämpfte das *Carolinum* in der Nazi-Zeit mit erheblichen Repressalien und hat trotz allem als einzige jüdische Stiftung in Frankfurt den Nationalsozialismus überdauert. Der Wiederaufbau des *Carolinums* nach dem Zweiten Weltkrieg erfolgte im Wesentlichen aus eigenen Mitteln der Stiftung. Auch nach Übernahme der Frankfurter Universität durch das Land Hessen im Jahr 1967 blieb das *Carolinum* als selbständige Einrichtung mit besonderer Rechtsnatur unter der Trägerschaft der *Stiftung Carolinum* als zahnärztliches Institut der Universität erhalten. Durch Förderung des Landes Hessen erfolgte 1978 der Umzug aus dem ursprünglichen Stiftungsgebäude in einen vom Land Hessen errichteten Neubau der Zahnklinik (*Zentrum für Zahn-, Mund- und Kieferheilkunde*) im Westteil des Klinikgeländes. 1981 kam es zwischen dem Land Hessen und der Stiftung zu einer Neuregelung der Trägerschaft des *Carolinums*, bei der der Stiftung auch weiterhin weitestgehende Selbstverwaltung eingeräumt wurde. Zudem wurden der Stiftung zum künftigen Betrieb des zahnärztlichen Instituts die Neugebäude des Zentrums mietfrei zur Verfügung gestellt und im Gegenzug die Erbbaurechte des ehemaligen Stiftungsgebäudes im Städtischen Krankenhaus (Augen- und HNO-Klinik) auf das Land Hessen übertragen. Nach intensiven Verhandlungen zwischen der *Stiftung Carolinum*, der Universität sowie dem Land Hessen ist 2012 die Frank-

Obgleich ein endgültiger Vertrag mit der Frankfurter Augenheilanstalt noch ausstand, da auch über das Gesamtprojekt der städtischen Krankenhauserweiterung noch kein abschließender Beschluss gefasst worden war, die geplante Verlängerung der Braubachstraße und damit ein Abriss des Hauses in der Allerheiligengasse jedoch nicht länger aufgeschoben werden konnte, erfolgte im Januar 1905 zunächst ein vorübergehender Umzug der Augenheilanstalt in die Weißfrauenstraße, in ein ehemaliges Pfarrhaus, das hierzu von der Stadt neu hergerichtet und von der Stiftung entsprechend ausgestattet wurde. Hierzu erinnerte sich SCHNAUDIGEL später: „Da es ein Provisorium sein sollte, man rechnete mit der zu errichtenden Akademie in wenigen Jahren, wurde es sparsam gemacht, aber es konnte sich als Klinik sehen lassen“.[40]

Die Anzahl der Betten musste zwar angesichts der beengten Raumverhältnisse auf 21 beschränkt bleiben, dafür war aber insbesondere für die augenkranken Kinder, die zuvor nur in den aller nötigsten Fällen aufgenommen werden konnten, durch Herrichtung eines „großen freundlichen Saales“ weitgehend gesorgt worden. Welche Bedeutung eine angemessene Unterkunft und Pflege bei der zur damaligen Zeit wohl am häufigsten diagnostizierten Augenerkrankung bei Kindern – der sogenannten Skrophulose[41] – zukam, lässt sich aus dem sechzigsten Jahresbericht der Augenheilanstalt entnehmen, in dem es heißt:

> Die skrophulösen Hornhautentzündungen der Kinder sieht man täglich in den Sprechstunden der Poliklinik; ihre Heilung verschleppt sich trotz der geschenkten Medikamente, weil die Eltern die Handfertigkeit in ihrer Anwendung nicht besitzen, und vor allem, weil die Kinder nicht die nötige Beaufsichtigung und Pflege haben und weil sie nicht genug zu essen haben.

Das Jahr 1905 sollte aber in noch weiterer Hinsicht bedeutsam werden. So fand das einst so begrüßte Projekt einer „Akademie für praktische Medizin“ in der Stadtverordnetenversammlung am 18. April keine Zustimmung mehr. Gleichzeitig jedoch konnte die geplante Krankenhauserweiterung endgültig beschlossen und in Angriff genommen werden. Noch im November desselben Jahres kam es zur Unterzeichnung eines grundlegenden Vertrages zwischen der Augenheilanstalt und dem Magistrat der Stadt Frankfurt.[42] Fast bedeutsamer als dieser Vertrag selbst scheint indes jene zusätzliche Vereinbarung gewesen zu sein, wonach sowohl die neu zu errichtende städtische Augenklinik als auch die künftig von der

furter Goethe-Universität an die Stelle der Stiftung getreten und damit das *Carolinum* in die Trägerschaft der Universität übergegangen.

40 SCHNAUDIGEL, Otto (Autobiographie), wie Anm. 23, Bl. 186.

41 Siehe Kap. 3.1, Anm. 11.

42 Mag.-Akte R 1475, ISGFfm.

Augenheilanstalt weiter zu betreibende Poliklinik unter eine gemeinsame Leitung von zwei „koordinierenden Oberärzten“ gestellt werden sollte. Als einer dieser Oberärzte war von Anfang an der damalige ärztliche Leiter der Frankfurter Augenheilanstalt Otto SCHNAUDIGEL vorgesehen. Der andere war ein Jahr später gefunden. Es sollte der zu diesem Zeitpunkt bereits als konsiliarischer Augenarzt am Städtischen Krankenhaus tätige und spätere Sanitätsrat Richard SOLM[43] sein, der 1906 als mitbehandelnder Arzt in die Augenheilanstalt eintrat.

Zwischenzeitlich konnten auch die Verhandlungen zwischen der Stadt und der *Stiftung Carolinum* zu einem erfolgreichen Abschluss gebracht werden. Hierbei war unter anderem vertraglich festgelegt worden, dass die von der Stiftung aufzubringenden Baukosten für das Hauptgebäude, einschließlich des der Augenklinik im Nordwestflügel zugedachten Seitengebäudes, einen Gesamtbetrag von 660 000,– Mark nicht zu überschreiten hatten. Für die Räumlichkeiten, die das *Carolinum* der städtischen Augen-, Ohren- und Nasenklinik zur Verfügung stellte, wurde dem *Carolinum* eine jährliche Mieteinnahme von 2 500,– Mark zugesagt. Fernerhin hatte sich die Stadt dazu bereit erklärt, die bauliche Unterhaltung wie auch die künftig anfallenden Betriebskosten des gesamten Gebäudekomplexes zu übernehmen. Von Januar 1918 an sollte die Stadt zudem berechtigt sein, das der künftigen Augenklinik dienende Seitengebäude gegen Erstattung der aufgewendeten Baukosten von der *Stiftung Carolinum* zu erwerben[44] – ein Recht, von dem die Stadt allerdings auf Jahre hinaus keinen Gebrauch machte.

Die sodann zwischen 1908 bis 1910 erfolgte Errichtung des carolinischen Gebäudekomplexes, einschließlich des der Augenklinik zugedachten Seitengebäudes, stand unter der Leitung des städtischen Hochbauamtes, wobei offensichtlich auch die Vorstellungen und Wünsche des designierten Direktors SCHNAUDIGEL hinsichtlich ‚seiner‘ künftigen Klinik weitgehend Berücksichtigung fanden.[45]

Als die Stadtverordneten im Frühjahr 1909 über die Schaffung einer Direktorenstelle für die im Bau befindliche Augenklinik endgültig Beschluss zu fassen hat-

---

43 Richard SOLM (1862–1937) studierte Medizin in Würzburg und Jena; er war Assistent bei Alexander PAGENSTECHER in Wiesbaden, der seit 1856 die dortige Augenheilanstalt leitete. 1896 erfolgte SOLMs Niederlassung als Augenarzt in Frankfurt am Main. Noch vor seinem Eintritt in die Frankfurter Augenheilanstalt im Jahr 1903 soll er selbst schon eine eigene kleine private Augenklinik mit sechs Betten in der Mainzer Landstraße in Frankfurt betrieben haben; vgl. KALLMORGEN, S. 417.

44 Mag.-Akte V 485, ISGFfm.

45 SCHNAUDIGEL schreibt später rückblickend: „Kein Mensch hatte auch nur den geringsten Zweifel, dass ich der Direktor der Klinik werden müsse, und so sind auch die Pläne unter meiner eifrigen Mitwirkung entstanden.“; SCHNAUDIGEL, Otto (Autobiografie), wie Anm. 23, Bl. 229.

ten, erwies sich jedoch das aus dem Jahre 1905 stammende Abkommen über die künftige Leitung der Klinik für die Mehrzahl der Abgeordneten mit einem Male als nicht mehr annehmbar, zumal, wie es hieß, die damalige Vereinbarung „lediglich auf Rücksicht auf einen Arzt, der bisher in den städtischen Kliniken tätig war, zustande gekommen sei“.[46] Die zuvor im Einvernehmen mit dem Magistrat und den beiden Ärzten SCHNAUDIGEL und SOLM getroffene Regelung, wonach jeweils auf die Dauer von drei Jahren der eine Arzt die verantwortliche Leitung der Städtischen Augenklinik und der andere die verantwortliche Leitung der von der Frankfurter Augenheilanstalt zu betreibenden Poliklinik übernehmen sollte, wurde jetzt von den Stadtverordneten als „organisatorische Unmöglichkeit“ empfunden und nach wiederholter Beratung im Oktober 1909 ein für alle Mal abgelehnt.

Am 24. Dezembers 1909 erging vom Magistrat der Stadt Frankfurt an den Vorstand der Augenheilanstalt folgendes Schreiben:

> Nachdem die Stadtverordnetenversammlung die Schaffung der Stelle eines Direktors für die städtische Augenklinik nur unter der Bedingung bewilligt hat, dass die Stelle einem Augenarzt übertragen wird, dem nicht eine Verpflichtung auferlegt wird, mit einem anderen Augenarzt in der Leitung der Augenklinik zu alternieren, sind die zur Auslegung des grundlegenden Vertrages vom 27. November 1905 wegen der Leitung der Klinik und Poliklinik getroffenen Vereinbarungen nicht aufrecht zu erhalten. Wir beabsichtigen nun die Stelle des Direktors der Augenklinik des Städtischen Krankenhauses allein Herrn Dr. Schnaudigel zu übertragen unter der Voraussetzung, dass die Leitung der von der Frankfurter Augenheilanstalt zu unterhaltenden Poliklinik Herrn Dr. Solm übertragen wird.[47]

Drei Wochen später erklärte sich der Vorstand der Augenheilanstalt auch mit dieser neuen Regelung einverstanden. Am 25. Januar 1910 stimmten die Stadtverordneten der Anstellung von SCHNAUDIGEL als Direktor der Städtischen Augenklinik zu. Der kurz darauf unterzeichnete Dienstvertrag SCHNAUDIGELs versprach ihm ein vierteljährlich vorauszahlbares Jahresgehalt von 3 000,- Mark „steigend alle drei Jahre um fünfhundert Mark bis auf fünftausend Mark“. Darüber hinaus gestattete man dem designierten Direktor neben seiner Kliniktätigkeit auch, Privatpraxis zu betreiben. Der Betrieb einer Privatklinik jedoch, oder die Beteiligung an einer solchen, war ausdrücklich untersagt worden.[48]

---

[46] Mitteilungen aus den Protokollen der StvV. der Stadt Frankfurt a.M., Bd. 42, 1909, S. 559, ISGFfm.

[47] Mag.-Akte R 1475, ISGFfm.

[48] Mag.-Akte V 299/V, ISGFfm.

Spätestens jetzt war die Trennung zwischen der Frankfurter Augenheilanstalt und der künftigen Städtischen Augenklinik faktisch vollzogen und deren getrennte Weiterentwicklung nicht mehr aufzuhalten, wenngleich auch SCHNAUDIGEL später hierzu rückblickend beteuerte: „...Mein Plan war immer der, die alte Frankfurter Augenheilanstalt in die neue städtische Augenklinik aufgehen zu lassen und ihr Geld der neuen Klinik nutzbar zu machen.“[49]

Im Mai 1910 schied SCHNAUDIGEL nach insgesamt zehnjähriger Tätigkeit aus der Augenheilanstalt aus. Am 1. Juni 1910 eröffnete die neue Städtische Augenklinik. Nur wenige Tage später wurde SCHNAUDIGEL in seinem Amt mittels Handschlags durch den damaligen Frankfurter Oberbürgermeister Franz ADICKES eidesstattlich verpflichtet.

Noch im selben Monat übersiedelte die Frankfurter Augenheilanstalt von der Weißfrauenstraße in die ihr zugedachten Räumlichkeiten in der Heiligkreuzgasse 17. Hier waren ihr von Seiten der Stadt als Gegenleistung für das frühere Anwesen in der Allerheiligengasse sechs Räume im ersten Stock der ehemaligen städtischen Entbindungsanstalt zum Betrieb einer Poliklinik zugewiesen worden. Dem darüber hinaus bestehenden Wunsch des Stiftungsvorstandes, neben der Poliklinik auch fernerhin eine stationäre Abteilung betreiben zu können, konnte gleichfalls schon bald Rechnung getragen werden: Nur wenige Monate später erwarb die Augenheilanstalt hierzu, gegen entsprechende Mietzahlung, zusätzlich den zweiten Stock des besagten Gebäudes.[50]

Somit bestand die Frankfurter Augenheilanstalt, unter der Leitung von SOLM, als unabhängige Einrichtung neben der neuen Städtischen Augenklinik fort. Während des Ersten Weltkrieges diente sie als Lazarett. Aufgrund der späterhin erfolgten allgemeinen Geldentwertung war sie 1920 gezwungen, sich dem finanzkräftigeren Hospital zum Heiligen Geist anzuschließen. Auf diese Weise existierte sie – ihrem ursprünglichen Auftrag gerecht geblieben – als eigenständige Abteilung bis zu ihrer endgültigen Auflösung im Jahre 1942 weiter. Der letzte Eintrag der Augenheilanstalt in den Akten der Stiftungsabteilung der Stadt Frankfurt am Main trägt das Datum 15. April 1944 – fast genau einhundert Jahre nach deren Gründung.

---

[49] SCHNAUDIGEL, Otto (Autobiographie); wie Anm. 23, Bl. 229.

[50] Mag.-Akte R 1475, ISGFfm.

2.3 Die Städtische Augenklinik bis zur Eröffnung der Universität (1910–1914)

Das Anfang 1910 fertig gestellte Gebäude der *Stiftung Carolinum* mit der neuen Städtischen Augenklinik lag nahe dem früheren Haupteingang des Städtischen Krankenhauses an der Ecke Gartenstraße/Eschenbachstraße. Dieser in seinen Grundzügen bis heute erhaltene Eckbau war entsprechend den anderen in den Jahren 1907 bis 1910 auf dem Gelände der Städtischen Krankenanstalten Sachsenhausens errichteten Bauten – in Anlehnung an den „Frankfurter Barock" – als mehrgeschossig mit hohem, teilweise ausgebautem Mansardendachgeschoss in Putzbauweise mit Architekturgliedern aus rotem Sandstein und Schieferbedachung erstellt worden. Die Baukosten für das der Augenklinik dienende Seitengebäude beliefen sich auf 240 000,– Mark. Hinzu kamen die von der Stadt Frankfurt zu tragenden Ausgaben für Mobiliar und Instrumente von weiteren 76 000,– Mark.[51]

Am 1. Juni 1910 eröffnete die neue Augenklinik. Im *Kellergeschoss* befanden sich neben einer Anzahl von Lager- und Abstellräumen das Laboratorium, eine Dunkelkammer, ein Zeichensaal und ein speziell für Tierstallungen hergerichteter Raum. Im *Erdgeschoss* lagen die Aufnahmeräume, eine Kinderabteilung und der Hörsaal[52]. Für die Aufnahme und die Poliklinik dienten ein Warteraum sowie das direkt von diesem zugängliche Ordinationszimmer, das Augenspiegelzimmer und ein Behandlungszimmer. Das Direktorenzimmer lag zwischen der Aufnahmeabteilung und der Kinderabteilung. Von dem Augenspiegelzimmer führte eine Nebentreppe zu den Kellerräumen. An der Ecke zur Gartenstraße war ein besonderes Pförtnerzimmer angelegt, von dem die Einfahrt und der Zugang zur Gartenstraße überwacht werden konnte. Der an der Südostseite des Gebäudes gelegene Eingang diente als Zugang zu den Krankenabteilungen. Die anfänglich im Erdgeschoss untergebrachte Kinderabteilung bestand aus einem Krankensaal für zehn Betten mit den erforderlichen Nebenräumen und einem geräumigen, gleichzeitig

---

[51] Mag.-Akte V 312/IV, ISGFfm. (Zum Vergleich: Die Herstellungskosten der ein Jahr zuvor mit insgesamt 123 Betten neu eröffneten Gießener Universitäts-Augenklinik betrugen rund 700 000 Mark).

[52] Hierzu ist anzumerken, dass die Augenklinik über den ihr räumlich zwar zugehörigen Hörsaal nicht frei verfügen konnte, da in einem sogenannten „Nebenvertrag" zwischen der Stadt Frankfurt und der *Stiftung Carolinum* aus dem Jahr 1906 festgelegt worden war, dass dieser kleinere zweite Hörsaal des carolinischen Gebäudekomplexes, gegen eine städtischerseits jährliche Vergütung an die *Stiftung Carolinum,* von allen neben dem zahnärztlichen Institut hier untergebrachten Kliniken (Augen-, Ohren- und Hals-Nasenklinik) gleichermaßen benutzt werden durfte; vgl. Mag.-Akte V 485, ISGFfm.

als Spielzimmer dienenden Tagesraum. Über einen dem Tagesraum vorgelagerten Balkon konnten die Kinder unmittelbar in das für sie bestimmte Gartenabteil gelangen. Zusätzlich bot das Erdgeschoss noch je einen Raum für die Ober- und die Abteilungsschwester. Der gemeinsame Hörsaal markierte die Grenze zu dem gleichfalls im Erdgeschoss des Hauptgebäudes untergebrachten zahnärztlichen Institut *Carolinum*. Im *1. Obergeschoss* lag die Frauenabteilung, bestehend aus vier Einzelzimmern und einem Aufenthaltsraum für Patienten erster Klasse, zwei Zimmern für Kranke zweiter Klasse und zwei Sälen für Kranke dritter Klasse. Dazu kamen die üblichen Nebenräume und ein Schwesternzimmer. Außerdem befand sich dort der Operationssaal mit einem Vorbereitungs- und einem Sterilisationsraum. Das *2. Obergeschoss* bildete mit drei Zimmern für Patienten erster Klasse und weiteren sieben Zimmern für Patienten zweiter und dritter Klasse und zwei Tagesräumen die Männerabteilung. Neben einem Schwesternzimmer waren hier auch Räumlichkeiten für die Assistenzärzte hergerichtet worden. Das *3. Obergeschoss* verfügte zunächst nur über zwei Räume, die noch dem Dienstpersonal zugutekamen. Auf den vollständigen Ausbau dieses Stockwerkes, in dem ursprünglich ebenfalls Krankenzimmer, insbesondere solche für infektiöse Augenkranke sowie weitere Räume für Assistenzärzte und Dienstpersonal vorgesehen waren, hatte man, als die Kosten den festgesetzten Höchstbetrag zu überschreiten drohten, vorerst verzichten müssen.[53]

Für die mit insgesamt 66 Betten ausgestattete Augenklinik waren bereits 1907 durch Magistratsbeschluss auch zwei Assistenzarztstellen geschaffen worden. Doch erst im Oktober 1910 – drei Monate nach Eröffnung der Klinik – war es möglich, zumindest eine dieser beiden Stellen zu besetzen. Da jedoch nach den damals geltenden Bestimmungen bei jeder vorzunehmenden Narkose mindestens zwei Ärzte anwesend zu sein hatten und die Assistenzärzte der umliegenden Kliniken hierfür nicht zusätzlich in Anspruch genommen werden konnten, musste bis zur Besetzung einer der freien Assistenzstellen zu jeder in der Augenklinik anfallenden Narkose ein auswärtiger Arzt aus der Stadt hinzugezogen und entsprechend vergütet werden.[54]

Eine erstmals im März 1910 erfolgte Stellenausschreibung für einen ärztlichen Mitarbeiter an der neuen Städtischen Augenklinik war ohne Erfolg geblieben, und

[53] Ein Verzicht, der seinerzeit nicht schwergefallen sein dürfte, da aufgrund des im Jahre 1907 neu eröffneten Marienkrankenhauses mit seiner „40 Betten großen und vorzüglich ausgestatteten Augenabteilung", es nach damaliger Ansicht des Magistrats auch gar nicht mehr erforderlich erschien „die städtische Augenklinik in dem ursprünglich vorgesehenen Umfange auszubauen". So jedenfalls der Magistrat der Stadt Frankfurt in einem Schreiben an den Vorstand der *Stiftung Carolinum* vom 19. Februar 1908; vgl. Mag.-Akte V 312/III, ISGFfm.

[54] Mag.-Akte V 299/V, ISGFfm.

auch nach wiederholter Ausschreibung waren bis August noch keine Bewerbungen eingegangen. Erst Ende desselben Monats konnte die Verwaltung des Städtischen Krankenhauses dem Magistrat der Stadt die Unterlagen eines Bewerbers weiterreichen. In dem dazu begleitenden Schreiben hieß es:

> Im Einvernehmen mit dem Herrn Direktor der genannten Klinik schlagen wir vor, eine dieser Stellen Herrn Franz ROMEICK aus Leipzig zu übertragen. Er ist der einzige Bewerber, der sich auf das zweimalige Ausschreiben gemeldet hat.[55]

Zum 1. Oktober 1910 trat ROMEICK[56] als erster Assistenzarzt unter SCHNAUDIGEL seinen Dienst an. Die Anstellung erfolgte mit einem monatlich vorauszahlbaren Jahresgehalt von 1.200 Mark neben völlig freier Station (Wohnung, Heizung, Licht, Verköstigung und Wäsche) bei vierteljährlicher Kündigungsfrist, jedoch mit der Verpflichtung einer mindestens einjährigen Dienstzeit.[57]

Noch im gleichen Jahr, am 1. November 1910, nahmen die Städtische Ohrenklinik und die Städtische Hals-Nasenklinik ihren Betrieb auf.[58] Das im Erdgeschoss des carolinischen Hauptgebäudes untergebrachte zahnärztliche Institut *Carolinum* hatte bereits im Januar 1910 eröffnet. Die Zahl der in der Augenklinik jährlich stationär behandelten Patienten stieg bereits in den ersten vier Jahren bis zur Eröffnung der Universität von knapp 300 auf fast 700.[59] Auch die Anzahl der Betten erhöhte sich bis 1914 auf 73.

Als ein in klinisch-wissenschaftlicher Hinsicht regional bedeutsames, wenngleich auch die Frankfurter Augenklinik nur mittelbar betreffendes Ereignis muss die

1910–1914

---

55 Ebenda.

56 Franz ROMEICK (1983–1952), Sohn des Reichsgerichtsrat Karl Romeick, in Stuttgart geboren, studierte Medizin in Tübingen, Kiel, Marburg und Leipzig. Vor seiner Assistentenzeit an der hiesigen Augenklinik, vom 1.10.10 bis 30.9.11, war er bereits für ein Jahr als Assistent unter Hubert SATTLER an der Universitäts-Augenklinik in Leipzig tätig. Nach seinem Ausscheiden aus der Frankfurter Augenklinik ging er nach Magdeburg, um sich dort als Augenarzt niederzulassen. Später leitete er die Städtische Augenklinik in Magdeburg, bis er 1952 im Alter von 69 Jahren starb; vgl. Pers.-Akte 26.380, ISGFfm. Nach Aussage seines als namhafter Architekt in Frankfurt am Main wirkenden Sohnes, Helmut Romeick, soll Franz ROMEICK ein anerkannter Operateur gewesen sein, der stets die Praxis einer akademischen Laufbahn vorgezogen habe und aus diesem Grunde auch ein mehrmals an ihn ergangenes Angebot, sich in Halle zu habilitieren, abgelehnt habe.

57 Mag.-Akte V 299/V, ISGFfm.

58 Im Jahr 1929 wurden die beiden bis dahin getrennt arbeitenden Kliniken zu einer gemeinsamen Städtischen Hals-Nasen-Ohrenklinik unter der Leitung von Otto VOSS vereinigt.

59 Siehe hierzu „Übersicht über die Zahl der in den Frankfurter Krankenanstalten verpflegten Personen". In: Jahresbericht des Ärztlichen Vereins zu Frankfurt am Main (1910–1914).

Anfang 1913 erfolgte Gründung der bis heute existierenden augenärztlichen Fachgesellschaft der *Vereinigung Rhein-Mainischer Augenärzte* Erwähnung finden.[60] So geben die über all die Jahre hinweg von den Vereinsmitgliedern aus Klinik und Praxis gewonnenen und eingebrachten Erfahrungen einen unermesslichen Schatz regionaler Medizingeschichte. Insbesondere die fortlaufend veröffentlichten Sitzungsberichte dieser fachärztlichen Vereinigung eröffnen uns heute einen hervorragenden Blick auf mittlerweile über hundert Jahre lokaler Ophthalmologiegeschichte mit ihren jeweiligen Forschungsschwerpunkten und wechselnden Theorienbildungen – wenn auch regional begrenzt, so doch eingebettet und wechselwirkend mit der Entwicklung der Augenheilkunde im Ganzen.

Am 19. Februar 1913 fand hierzu die erste konstituierende Sitzung der besagten Fachgesellschaft statt – anfänglich noch unter dem Namen „Vereinigung der Hessischen und Hessisch-Nassauischen Augenärzte". Nicht weniger als sechzig Augenärzte aus Frankfurt, Gießen, Marburg, Darmstadt, Mainz, Wiesbaden und der näheren Umgebung hatten sich zu diesem Anlass erstmalig in der nahegelegenen Gießener Universitätsaugenklinik eingefunden. Dem Beispiel anderer örtlicher augenärztlicher Vereinigungen folgend, vereinbarte man zum Zwecke der gegenseitigen Belehrung und Förderung von nun an regelmäßig, zweimal im Jahr abwechselnd in einer der oben genannten Städte zusammenzukommen. In den Vorstand der neugegründeten Vereinigung wurden neben den beiden Ordinarien Adolf VOSSIUS[61] (Gießen) und Alfred BIELSCHOWSKY[62] (Marburg) auch

---

60 Hierzu wie im Folgenden nach den Sitzungsberichten der Rhein-Mainischen Augenärzte, die in fortlaufender Reihenfolge in den *Klinischen Monatsblättern für Augenheilkunde* wiedergegeben sind. Eine ausführliche Darstellung der Geschichte der ersten 50 Jahre der Vereinigung gibt die 1997 erschienene Dissertation von Thilo HELD [s. Literaturverzeichnis].

61 Adolf VOSSIUS (1855–1925) studierte in Königsberg und Gießen, anschließend von 1879 bis 1881 Assistent bei Arthur v. HIPPEL in Gießen, danach an der Universitätsaugenklinik in Königsberg, wo er sich 1882 für das Fach Augenheilkunde habilitiert; von 1890 bis 1923 war er Ordinarius in Gießen. Dank seines Engagements gelang die Errichtung der damaligen neuen Augenklinik in Gießen. Er galt als vorzüglicher Lehrer. Seine wissenschaftlichen Arbeiten betrafen neben klinischen Beobachtungen vor allem pathologisch-anatomische Fragestellungen.

62 Alfred BIELSCHOWSKY (1871–1940), als Sohn jüdischer Eltern in Namslau (Schlesien) geboren, studierte Medizin in Breslau, Heidelberg und Berlin, wo er auch 1893 promovierte. Seine anschließende Facharztausbildung erfolgte an der Universität Leipzig unter Hubert SATTLER. Hier konnte er sich 1900 mit dem Thema „Untersuchungen über das Sehen Schielender" für das Fach Augenheilkunde habilitieren und 1906 seine Ernennung zum außerplanmäßigen Professor entgegennehmen. 1912 erhielt er den Ruf auf den Lehrstuhl für Augenheilkunde in Marburg. Er galt seinerzeit als einer der führenden Wissenschaftler auf dem Gebiet der Strabologie. In diese Zeit (1917) fällt auch die von ihm mitbegründete und bis heute existierende Marburger Blindenstudienanstalt. Von 1923 bis 1934 war er Ordinarius und Direktor der Augenklinik der Universität Breslau. Auf eigenen Wunsch wurde er im Oktober 1934 vorzeitig emeritiert. Hintergrund waren antisemitische Proteste gegen ihn. Die politischen Verhältnisse zwangen ihn schließlich

Otto SCHNAUDIGEL (Frankfurt) gewählt, zu denen als Schriftführer noch der niedergelassene Augenarzt Arthur OLLENDORFF[63] (Darmstadt) hinzukam.

Auf der zweiten Sitzung im Oktober 1913 in Frankfurt stellte SCHNAUDIGEL unter anderem einen 25-jährigen Patienten vor, an dem er zehn Wochen zuvor eine lamelläre Keratoplastik unter Erhalt der Deszemetmembran der Hornhaut durchgeführt hatte. Obgleich in diesem konkreten Fall die bisweilen so gefürchtete Vaskularisation der Hornhaut mittlerweile eingetreten war, so wurde doch das Ergebnis allgemein als „sehr zufriedenstellend" befunden. Während dieser Tagung entbrannte zudem eine interessante Diskussion zwischen SCHNAUDIGEL und VOSSIUS über die richtige Vorgehensweise bezüglich der Behandlung der „Augenlues" mit dem seinerzeit entwickelten Arsenpräparat *Salvarsan*, wobei SCHNAUDIGEL aufgrund seiner reichhaltigen Erfahrungen mit diesem Präparat (s.a. Kap. 3.1 sowie Kap. 3.3) nachdrücklich die Ansicht vertrat, dass man die Behandlung nicht schon bei geringen Verlaufsschwankungen vorschnell unterbrechen sollte, sondern mit „kleinen Dosen beginnen, langsam steigern und die richtigen Intervalle beobachten" müsse.[64]

Im gleichen Jahr 1913 und damit noch vor Eröffnung der Frankfurter Universität veröffentlichte SCHNAUDIGEL auch seine wohl bedeutendste wissenschaftliche

1935, seine Lehr- und Forschungstätigkeiten in den Vereinigten Staaten von Amerika fortzusetzen.

63 Arthur OLLENDORFF (1875–1924), in Neumark in Schlesien geboren, übernahm Anfang 1911 als niedergelassener Augenarzt eine bereits bestehende augenärztliche Praxis in Darmstadt, welche bis heute an gleicher Stelle in der Frankfurter Straße 42 unter neuer Leitung betrieben wird. Die Angaben zur Person Arthur Ollendorffs beruhen auf intensiven Recherchen von Udo HENNIGHAUSEN; vgl. DER AUGENSPIEGEL April 2014, S. 11.

64 Klin. Mbl. Augenhk. 52 (1914), S. 145ff. Zur weiteren Entwicklung der Vereinigung ist zudem zusammenfassend festzuhalten, dass man sich nach der vorerst letzten Sitzung vor dem Ersten Weltkrieg, im Mai 1914, nach einer über fünfjährigen Pause erst wieder im Oktober 1921 in Gießen traf. Den Vorstand bildeten weiterhin die drei Ordinarien aus Frankfurt, Marburg und Gießen. Entgegen der ursprünglichen Regelung einer zweimal im Jahr stattfindenden Tagung wurde von nun an zugunsten einer nur noch einmal jährlichen Zusammenkunft entschieden. Auf der 14. Tagung im Oktober 1933 in Frankfurt erfuhr die Vereinigung mit dem Beitritt von Kollegen aus dem Heidelberger Raum nicht nur eine erhebliche Erweiterung, sondern auch ihre dann bis ins Jahr 2013 gültige Namensänderung in *Vereinigung Rhein-Mainischer Augenärzte*. Nach der Lehrstuhlübernahme der Frankfurter Universitätsaugenklinik durch Rudolf THIEL im Jahr 1935 führte dieser für mehr als dreißig Jahre den alleinigen Vorsitz der Vereinigung. Während dieser Zeit fanden auch die jährlichen Sitzungen fast ausschließlich in Frankfurt statt. Erst nach THIELs Tod im Jahr 1967 wechselte der Tagungsort der Vereinigung wieder zwischen Gießen, Marburg, Mainz, Homburg/Saar und Frankfurt am Main. Im November 2013, während der 86. Tagung und zugleich im Jahr ihres 100-jähringen Bestehens, erfolgte schließlich die Überführung der Vereinigung in einen eingetragenen Verein unter dem neuen Namen *Verein Rhein-Mainischer Augenärzte e.V.*

Arbeit über „Die vitale Färbung mit Trypanblau am Auge“, worüber noch zu berichten sein wird (s. Kap. 3.3).

2.3.1 Zur Errichtung der Medizinischen Fakultät

Die frühesten Bestrebungen, in Frankfurt eine Universität zu errichten, reichen bis ins Mittelalter zurück, entscheidend hierfür sollte aber erst das frühe 20. Jahrhundert werden.[65] So war es vor allem der Frankfurter Oberbürgermeister Franz ADICKES[66], dem es in jahrelangen Bemühungen schließlich gelang, die in dieser Stadt so zahlreich vorhandenen wissenschaftlichen Institute und privaten Stiftungen, die unverbunden nebeneinander existierten, zu einer Universität zusammenzufassen. Den medizinischen Einrichtungen fiel hierbei traditionellerweise eine gewichtige Rolle zu. Hatte auch die Errichtung einer „Akademie für praktische Medizin“, die ADICKES von Anfang an nur als Vorstufe für eine medizinische Fakultät vorschwebte, im Jahre 1905 an dem erbitterten Widerstand der hiesigen Ärzteschaft scheitern müssen,[67] so konnte doch schon seinerzeit der Ausbau der Institute und der Kliniken mit Hörsälen gesichert werden. Vor allem die unter ADICKES betriebene Erweiterung der „städtischen Krankenanstalten Sachsenhausen“ sowie die auf Grundlage privater Stiftungen ergänzend hinzugekommenen Forschungseinrichtungen waren es, die dem Universitätsgedanken einen starken Auftrieb gaben. In einer im Februar 1911 vorgelegten „Denkschrift über die Begründung einer Stiftungsuniversität in Frankfurt am Main“ konnte der damalige Oberbürgermeister erstmals in detaillierter Form die Notwendigkeit des Zusammenschlusses der städtischen Kliniken und wissenschaftlichen Institute zu einer Stiftungsuniversität und die damit verbundene Finanzierung darlegen. Nur wenige Wochen später unterbreitete der Magistrat den Stadtverordneten eine Vorlage, welche bezweckte, das Städtische Krankenhaus mit all seinen Einrichtungen der geplanten Universität zur Verfügung zu stellen. Ende Juni 1911

[65] Über die Vorgeschichte und die Gründung der Frankfurter Universität ist schon viel geschrieben worden. Es soll hier genügen, lediglich skizzenhaft die wichtigsten Punkte aufzuzeigen. Erschöpfende Auskunft geben insbesondere die beiden Arbeiten WACHSMUTH (1929) und KLUKE (1972).

[66] Franz ADICKES (1846–1915) studierte in Heidelberg, München und Göttingen Rechtswissenschaft. In seiner Amtszeit als Frankfurter Oberbürgermeister (1890–1912) vollzog Frankfurt den Aufstieg zur Großstadt. Mit seinem Namen sind nicht nur die Stadterweiterung und Modernisierung der städtischen Infrastruktur, sondern zugleich auch die Reform des Sozial- und Bildungswesens verbunden. Höhepunkt seines Wirkens war die Gründung der Frankfurter Universität, für deren Einrichtung Bürger der Stadt rund 20 Millionen Mark an privaten Mitteln aufbrachten.

[67] KLUKE, S. 57.

stimmten die Stadtverordneten diesem Vorhaben zu. Die anschließend mit dem zuständigen preußischen Kultusministerium geführten Verhandlungen gestalteten sich als äußerst schwierig, galt es doch bei der in Aussicht genommenen ersten deutschen Stiftungsuniversität neben den Forderungen des Staates zugleich auch dem Selbstständigkeitsanspruch der Stifter Rechnung zu tragen.

Mit dem am 28. September 1912 zwischen allen beteiligten Parteien zustande gekommenen sogenannten Stiftungs- beziehungsweise Universitätsgründungsvertrag war dann der Kompromiss gefunden. In der beispielsweise so schwierigen wie bedeutsamen Frage hinsichtlich der Handhabe von künftigen Berufungsverfahren hatte man sich in der Weise geeinigt, dass die von den Fakultäten aufzustellenden Vorschlagslisten zur Besetzung der Lehrstühle künftig nicht, wie an anderen Hochschulen üblich, direkt bei einer staatlichen Stelle eingereicht werden, sondern nur mehr indirekt über das sogenannte „Kuratorium" – jenem besonderen Verwaltungs- und Entscheidungsausschuss der künftigen Universität, in welchem die Stifter selbst vertreten waren.

Als am 10. Juni 1914 die Errichtung einer Universität in Frankfurt am Main durch königlichen Erlass genehmigt wurde, unterschied sie sich von allen übrigen preußischen Hochschulen nicht nur dadurch, dass zu ihrer Begründung und Erhaltung keinerlei staatliche Mittel in Anspruch genommen wurden, sondern auch darin, dass sie als erste deutsche Universität eine von der Philosophischen Fakultät getrennte Naturwissenschaftliche Fakultät sowie eine Fakultät der Wirtschaft- und Sozialwissenschaft besaß. Damit begann die wechselvolle Geschichte der Frankfurter Universität, auf deren weiteren Verlauf erschöpfend einzugehen, den gesteckten Rahmen dieser Arbeit jedoch bei weitem überschreiten würde.[68]

68 An dieser Stelle sei nochmals auf die ausführlichen Werke der beiden Historiker KLUKE und HAMMERSTEIN verwiesen. Nur mehr übersichtsmäßig soll hier jedoch erwähnt werden, dass schon bald nach Eröffnung der Universität das ursprüngliche Stiftungsvermögen, durch Krieg und Inflation bedingt, weitestgehend aufgebraucht war, sodass die erhöhten Lasten vom Kuratorium nicht mehr allein getragen waren konnten. In dieser Folge kam es 1923 zu einem neuen Universitätsvertrag, wonach der Preußische Staat und die Stadt Frankfurt sich das jeweilige Defizit künftig zu teilen hatten. Zwischen 1928 und 1932 erlebte die Frankfurter Universität sodann ihre erste große Blütezeit, vor allem hinsichtlich Ausbau und Besetzung ihrer Lehrstühle. Diese fand jedoch schon 1933 mit der Machtergreifung der Nationalsozialisten ein jähes Ende, nachdem sich die Universität ein Jahr zuvor und 100 Jahre nach dem Tode des Dichters den Namen *Johann Wolfgang Goethe-Universität* gegeben hatte. Nicht nur ein Drittel aller Dozenten musste alsbald aus rassistischen und/oder politischen Gründen den Lehrkörper verlassen, auch zahlreiche Studenten wurden zwangsexmatrikuliert und waren gezwungen, ihr Studium abzubrechen. Eine 1934 in Berlin bereits beschlossene komplette Schließung der in den Augen der neuen Machthaber „jüdisch-marxistischen" Frankfurter Universität konnte nur unter größter Anstrengung seitens der Universitäts- und Stadtverwaltung verhindert werden (s.a. Kap.

Ihr maßgeblicher Gründer Franz ADICKES, der bereits 1913 sein Amt als Oberbürgermeister wegen Erkrankung niederlegen musste, starb am 5. Februar 1915.

Schon ab Herbst 1913 liefen die ersten Berufungsverhandlungen mit dem preußischen Kultusministerium, von wo aus die formelle Einstellung zu erfolgen hatte. Von den insgesamt 15 ordentlichen Lehrstühlen der im Wesentlichen aus den medizinischen Einrichtungen der Stadt hervorgegangenen Medizinischen Fakultät musste lediglich der anatomische einem auswärtigen Wissenschaftler angeboten werden. Alle anderen Lehrstühle konnten von den bereits im Dienste der Stadt tätigen Direktoren übernommen werden.[69]

Insofern handelte es sich bei den 15 Gründungsordinarien der Medizinischen Fakultät mehrheitlich um sogenannte Hausberufungen – und in etwa der Hälfte der Fälle ohne vorherige Habilitation.[70]

Für das Fach Augenheilkunde fiel die Berufung erwartungsgemäß auf den leitenden Direktor der bis dahin Städtischen Augenklinik, Otto SCHNAUDIGEL. Seine Bestallungsurkunde, ausgestellt vom Preußischen König und Deutschen Kaiser Wilhelm II., trägt das Datum 14. August 1914. Zwei Wochen später, am 29. August 1914, erfolgte durch Erlass des preußischen Unterrichtsministers die offizielle Ernennung SCHNAUDIGELs zum Direktor der Universitätsaugenklinik und zugleich ersten Ordinarius für Augenheilkunde in Frankfurt am Main.

3.1). Nach Ende des Krieges stand die Frankfurter Universität erneut vor ihrer Schließung. Viele der Dozenten wurden von der amerikanischen Besatzungsmacht wegen Zugehörigkeit zur NSDAP aus ihrem Amt entfernt (s.a. Kap. 4.2). Im Zuge des allmählichen Wiederaufbaus der Universität übernahm 1953 das Land Hessen die finanziellen Verpflichtungen des ehemals Preußischen Staates. Zum 1. Januar 1967 wurde die Universität schließlich in die alleinige Verantwortung und Verwaltung des Landes Hessen übernommen und damit die Stadt Frankfurt weitgehend aus ihrer finanziellen Verpflichtung entlassen. Nur wenige Jahre später trat 1970, im Rahmen der damaligen Universitätsreform und der hessischen Hochschulgesetzgebung, landesweit die sogenannte Gruppenuniversität an die Stelle der seitherigen Ordinarienuniversität. Hierbei wurden als organisatorische Neuerung die Fakultäten durch sogenannte Fachbereiche abgelöst und darüber hinaus, wie auch im Fall des Fachbereichs Humanmedizin, die jeweiligen Kliniken in Abteilungen gegliedert und zu übergeordneten Zentren zusammengefasst. Allein im medizinischen Fachbereich und dem Universitätsklinikum arbeiten und forschen heute weit über 5 000 Mitarbeiter in insgesamt 21 Zentren. Mit über 40 000 Studierenden zählt die Frankfurter *Goethe-Universität* mittlerweile bundesweit zur drittgrößten Universität neben München und Köln. Seit 2008 ist sie erneut eine Stiftungsuniversität in Form einer „Stiftungshochschule öffentlichen Rechts", was ihr – ganz im Geiste ihrer Gründungsväter – wieder ein erhebliches Maß an Autonomie gewährt.

69 KLUKE, S. 154.

70 BENZENHÖFER (2013), S. 38–61.

3 DIE FRANKFURTER UNIVERSITÄTS-AUGENKLINIK UNTER DER LEITUNG VON OTTO SCHNAUDIGEL (1914–1935)

Nahezu zeitgleich mit Ausbruch des Ersten Weltkrieges 1914 beginnt die universitäre Geschichte der vormals Städtischen Augenklinik. In seiner damit neuen Funktion als erster Ordinarius für Augenheilkunde in Frankfurt am Main prägte Otto SCHNAUDIGEL weiterhin die Entwicklung der Augenheilkunde in dieser Stadt. Seine Amtszeit reicht bis zu seiner Emeritierung 1935 in die Anfangsjahre der nationalsozialistischen Epoche der Klinikgeschichte hinein.

3.1 Aufnahme und Ausbau des Universitätsbetriebes

Als zum Wintersemester 1914/15 die königliche Universität Frankfurt am Main ihren Unterrichtsbetrieb aufnahm, war inzwischen der Krieg ausgebrochen. Auf die für den 18. Oktober in Aussicht genommene festliche Einweihung, zu der der preußische König (und deutsche Kaiser) Wilhelm II. sein persönliches Erscheinen zunächst zugesagt hatte, musste verzichtet werden. Stattdessen erfolgte die Eröffnung an dem vorgesehenen Tag in einer der Kriegssituation angemessenen Weise, ohne jede Feierlichkeit.

Die ersten 44 Studenten wurden am 20. Oktober 1914 in der Aula vom Rektor der neuen Universität, Richard WACHSMUTH, persönlich mit Handschlag immatrikuliert. Insgesamt betrug die Zahl der für das erste Semester eingeschriebenen Studenten 618, wovon 145 allein auf die Medizinische Fakultät entfielen.[1]

Die Umstände, unter denen die Universität mit ihrer Tätigkeit beginnen musste, waren denkbar ungünstig. Viele der Erstimmatrikulierten und zahlreiche Lehr-

[1] Der in fünf Fakultäten organisierte Lehrbetrieb war zunächst für 1 800 Studenten, davon maximal 300 in der Medizin, vorgesehen. Eine Planzahl, die schon drei Jahre später deutlich überschritten wurde. In diesem Zusammenhang weist KLUKE allerdings darauf hin, dass die Zahl der tatsächlich anwesenden Studenten erheblich niedriger gewesen sein dürfte, da ja auch zum Kriegsdienst eingezogene Studenten weiterhin an der Universität eingeschrieben blieben, und sogar im Feld stehende sowie in Gefangenschaft befindliche deutsche Studenten auf Antrag hin immatrikuliert wurden; vgl. KLUKE, S. 179.

kräfte, vor allem Mediziner, waren zum Heeresdienst eingezogen.[2] Noch am 4. Oktober meldete die Medizinische Fakultät, dass mangels Professoren, Dozenten und Assistenten „zunächst in Anatomie, Physiologie, Pharmakologie, Chirurgie, Geburtshilfe, Kinderheilkunde und Zahnmedizin kein oder doch kein voller Unterricht stattfinden könne", dass aber zumindest ein teilweiser „durch Vertretungen gesicherter Betrieb in Pathologie, Innere Medizin, Hygiene und Augenheilkunde" möglich sei.[3]

Von dem an der ehemals Städtischen jetzt Universitätsaugenklinik tätigen ärztlichen Personal waren die beiden planmäßigen Assistenzärzte Heinrich GEBB (s.a. Kap. 3.2.1) und Hugo FLAMM[4] im Felde. Neben dem leitenden Direktor und dem Pflegepersonal standen daher zunächst nur der Arzt Wilhelm KALBFLEISCH[5], die Laborantin Paula WALLUF (s.a. Kap. 3.2.4) und der Laboratoriumsdiener Anton BRASTER zur Verfügung. Hinzu kam, dass die Zahl der täglich zu versorgenden Patienten und Patientinnen, insbesondere angesichts der zusätzlich anfallenden Kriegsverletzten, stetig zunahm. Hierzu erinnerte sich SCHNAUDIGEL später:

> Dann kamen die ersten Verwundeten, alles noch schlecht organisiert; schwere Augenverletzungen kamen in Privathäuser, die Augenklinik lag voll von Fußschüssen, Kopfverletzungen und Granatsplitterwunden. Ein Glück, dass ich mich früher fleißig der Chirurgie gewidmet hatte. Die Gattin saß am Schreibtisch, ich operierte und diktierte, alle Assistenten waren eingezogen.[6]

---

2 Die ersten offiziellen Verlautbarungen hierzu fielen allerdings noch sehr verklärt aus. Im Jahresbericht des *Frankfurter Ärztlichen Vereins* von 1914 hieß es: „Das einschneidendste Ereignis des Jahres 1914, der Ausbruch des großen, unserem Vaterlande aufgedrungenen Krieges, betraf begreiflicherweise ganz besonders das ärztliche Leben. Mit Begeisterung zogen in den ersten Augusttagen etwa 75 Kollegen – ältere, wie jüngere – ins Feld, um als Militärärzte, oder freiwillige Ärzte in der Front oder der Etappe den Sanitätsdienst zu übernehmen. Die hier zurückbleibenden ehemaligen Sanitätsoffiziere traten den Dienst in den zahlreichen Reservelazaretten als Chefärzte oder als ordinierende Ärzte an."

3 EULNER (1962), S. 149.

4 Hugo FLAMM, am 13.8.84 in Koblenz geboren, studierte in München, Kiel und Bonn. Am 1. Juli 1914 wurde er als Assistenzarzt an der Frankfurter Universitätsaugenklinik mit einer Jahresvergütung von 1200 Mark und der Verpflichtung, die Stelle für mindestens ein Jahr zu bekleiden, eingestellt; vgl. Pers.-Akte 26.380, ISGFfm.

5 Willy KALBFLEISCH, am 23.3.1887 in Friedberg/Hessen geboren, approbierte und promovierte 1912 in München. Zum 13.1.1915 wurde er seitens der Heeresleitung an das Reservelazarett der Frankfurter Augenklinik abkommandiert, wo er bis zu seinem endgültigen Ausscheiden zum 1.4.1919 verblieb; vgl. Pers.-Akte 25.183, ISGFfm.

6 SCHNAUDIGEL, Otto: „Ein reiches Leben" (Autobiographie), Typoskript, Bl. 239.

Die Anzahl der in der Augenklinik stationär aufgenommenen Patienten und Patientinnen (ohne Militärpersonen) belief sich während der folgenden vier Kriegsjahre auf über 1 100 jährlich. Erst nach Ende des Krieges sank die Zahl auf etwa 600 ab und blieb bis zur Übernahme der Klinik durch Rudolf THIEL im Jahre 1935 weitgehend konstant.

Der bereits seit März 1913 unter SCHNAUDIGEL tätige Assistenzarzt KALBFLEISCH hatte ursprünglich zum 30. Juni 1914 gekündigt, war dann aber an der Klinik verblieben, als der für ihn vorgesehene Nachfolger FLAMM seinen Kriegsdienst antreten musste. Zur weiteren Unterstützung wurde ab November 1914 der in Frankfurt niedergelassene Nervenarzt Wilhelm BRILL zum Dienst in der Augenklinik verpflichtet. Ein Jahr später kam auch Heinrich GEBB wieder an die Klinik. Unmittelbar nach dem Krieg, von 1918 bis 1921, verfügte die Augenklinik kurzzeitig über drei besetzte Assistentenstellen. Neben dem mittlerweile von der Front zurückgekehrten FLAMM waren während dieser Zeit zunächst Delia KALTWASSER und Günther BECKERT tätig. Ihnen folgten Max MÜLLER und Eduard GRAFE, von denen der erstere 1921 die Leitung der Augenabteilung des *Marienkrankenhauses* in Frankfurt am Main übernahm. Mit Ausscheiden von FLAMM Anfang des Jahres 1920 musste dann eine der beiden Assistentenstellen aus Ersparnisgründen für längere Zeit unbesetzt bleiben. Erst zum April 1928 konnte, bei gleichzeitigem Wegfall zweier sogenannter Volontärarztstellen, wieder eine dritte Assistentenstelle geschaffen werden, welche jedoch fünf Jahre später erneut in eine unbezahlte Volontärarztstelle umgewandelt wurde.[7]

In den Jahren 1914 bis 1918 trat zweifellos die Militärbehandlung in den Vordergrund der klinischen Tätigkeit. Für die Dauer des Krieges diente das Städtische Krankenhaus Sachsenhausen mit rund sechshundert Betten als Reservelazarett, wobei SCHNAUDIGEL offiziell als konsultierender Augenarzt des XVII. Armee-Korps eingesetzt war. Die einzelnen Militärkrankenstationen waren mit den betreffenden Krankenabteilungen der einzelnen Kliniken in der Weise vereinigt worden, dass jede Klinik auf ihren Abteilungen besondere Krankensäle und Einzelzimmer für verwundete und kranke Soldaten eingerichtet hatte. Die Augenklinik stellte hierzu 37 Betten zur Verfügung, was etwa der Hälfte ihres damaligen Bestandes entsprach.[8]

Hinsichtlich der während der Kriegsjahre in der Frankfurter Universitätsaugenklinik versorgten Militärangehörigen gibt eine im Jahre 1919 erschienene Disser-

---

7 Mag.-Akte V 299/VIII, ISGFfm.

8 Bericht des Magistrats über die Verwaltung und den Stand der Gemeindeangelegenheiten der Stadt Frankfurt am Main über die Jahre 1915 bis 1918, ISGFfm.

tation näher Auskunft.[9] Danach haben von Anfang August 1914 bis Mitte Februar 1919 nicht weniger als 15 927 Soldaten die Hilfe der Klinik in Anspruch genommen. An zusätzlich augenärztlich untersuchten, aber nicht kranken Militärpersonen wurden 1 386 gezählt. Der Anteil der Augenverletzten machte annähernd die Hälfte der 1 210 stationär versorgten Soldaten aus. In der Mehrzahl der Fälle handelte es sich dabei um Artilleriegeschossverletzungen. Von den insgesamt 525 augenverletzten Soldaten waren in 62 Fällen beide Augen betroffen. In 206 Fällen hatte jeweils ein Auge erblinden müssen, und in 19 Fällen kam selbst für beide Augen jede Hilfe zu spät.

Über die Versorgung und Folgen der meist einseitigen Perforationsverletzungen erfahren wir darüber hinaus:

> Von den 262 Perforationsverletzungen eines Auges sind 95 Fälle in die Klinik eingeliefert worden als Einäugige, die im Felde schon exenteriert oder enucleiert worden sind zur Beschaffung einer Augenprothese oder zur Vornahme einer Lidplastik. Von den übrigen 165 Fällen waren 17 Fälle Steckschüsse, bei denen ein Eisensplitter noch im Bulbus vorhanden war, der in 2 Fällen durch Inzision, in 6 Fällen durch Extraktion mit dem Riesenmagneten entfernt wurde. In 25 Fällen sehen wir als Folgezustand der Verletzung eine traumatische Cataract, die in drei Fällen discidiert wurde, in zwei Fällen nebenbei eine Irisablösung dabei aufweist, in einem Fall eine Luxatio lentis. In 96 Fällen sehen wir die typische traumatische Iridocyklitis mit frischen Glaskörperblutungen oder älteren Glaskörpertrübungen, dabei in 3 frischen Verletzungen auch Haemophthalmus externus, in 5 Fällen Irisablösung, in einem Fall ein Hypopyon, in einem Fall Chorioidealruptur, in einem Fall Ablatio retinae nebenher. In 27 Fällen ist der Bulbus vollkommen zertrümmert, in einem Fall hat sich im Glaskörper ein Abszess gebildet. Vier Perforationsverletzungen der Cornea sind dabei ohne Iridocyklitis verlaufen. Von den 226 perforierenden Verletzungen mussten in der Klinik 29 Augen exenteriert und 35 Augen enucleiert werden.[10]

Eine andere, nicht weniger interessante Statistik betrifft die in den Jahren 1912 bis 1933 in der Frankfurter Augenklinik behandelten, ursächlich auf Tuberkulose zurückgeführten Augenerkrankungen bei Kindern – namentlich der Skrophulo-

9 CAHN, S. 9.

10 Ebenda, S. 10. Die Häufigkeit der Augenverletzungen war durch die Einführung der neuen Kampfgase, Schusswaffen und Handgranaten deutschlandweit von weniger als 1% aller Verletzten im Deutsch-Französischen Krieg 1870/71 auf knapp 10% im Ersten Weltkrieg angestiegen. Insgesamt erblindeten im Ersten Weltkrieg 3200 Deutsche vollständig; vgl. HELD, S. 25; sowie ROHRBACH (2012), S. 264.

se[11]. Aus einem von SCHNAUDIGEL 1934 gehaltenen Vortrag auf der 15. Versammlung der Rhein-Mainischen Augenärzte ist zu erfahren, dass die Frankfurter Universitätsaugenklinik anfänglich eine geschlossene Kinderabteilung besaß, in der neben den an Skrophulose erkrankten Kindern auch all die anderen Kinder mit vermeintlich tuberkulös bedingten chronisch-entzündlichen Augenerkrankungen behandelt wurden. Hierbei konnte SCHNAUDIGEL einen deutlichen Zusammenhang zwischen dem Verlauf der Patientenzahlen und dem jeweiligen Zeitgeschehen aufzeigen. Auffallend war in diesem Zusammenhang vor allem „das Ansteigen der Zahlen während des Krieges, der Kulminationspunkt 1919 und mit der Besserung der Ernährung und der hygienischen Verhältnisse der steile Abfall 1921, das Pendeln und Wiederansteigen der Kurve bei der beginnenden Arbeitslosigkeit und schließlich das Absacken seit 1933 unter die Zahlen der Vorkriegszeit."[12]

Gemäß dem zum Wintersemester 1914/15 herausgegebenen ersten Vorlesungsverzeichnis der Frankfurter Universität hatte der Vorlesungsbetrieb zum 27. Oktober 1914 zu beginnen. Die Augenheilkunde war anfangs, außer durch einen „Spiegelkurs" und einem Kolleg über die „Funktionsprüfung des Auges", vor allem durch eine dreimal wöchentlich angesetzte einstündige Hauptvorlesung „Augenklinik" vertreten.[13] Über den Beginn und offensichtlichen Erfolg seiner Vorlesungstätigkeit schreibt SCHNAUDIGEL später:

> Nun begann das erste Semester der Universität, das erste Kolleg, der erste Kurs [...] und gleich in der ersten Vorlesung habe ich frei und lebendig

1914–1935

[11] Die Kinderabteilungen von Augenkliniken waren zu jener Zeit vor allem von Patienten mit zwei Erkrankungen belegt: der *skrophulösen Augenentzündung* und der konnatal luischen *Keratitis parenchymatosa*. Bei beiden, heute so gut wie nicht mehr anzutreffenden Erkrankungen handelte es sich nach damaliger Auffassung in erster Linie um lokal-allergische Antigen-Antikörper-Reaktionen am Auge. Im Falle der *Keratokonjunktivitis skrophulosa* um eine tuberkulotoxisch-hyperergische Entzündungsreaktion von Horn- und Bindehaut, im Falle der *Keratitis parenchymatosa* um eine gleichfalls spezifische hyperergisch-allergische Reaktion der Hornhaut mit interstitieller Eintrübung als Folge einer fetalen Sensibilisierung (allergischen Umstimmung) des Organismus durch das luesspezifische Treponema pallidum. Beiden Erkrankungen gemeinsam war die Häufung ihres Auftretens im Kindes- und Jugendalter sowie deren Begünstigung infolge mangelhafter Ernährung und schlechten hygienischen Verhältnissen. Die Dauer der meist stationären Behandlung betrug oft mehrere Wochen bis Monate mit einer insgesamt hohen Rezidivrate und bestand neben einer spezifischen Serumtherapie (Tuberkulinkuren) vornehmlich in der Gabe von hohen Dosen Fischtran, Schmierseifenkuren, parenteralen Eiweißinjektionen, Eisen-Arsen-Präparaten, Fieberbehandlungen und Höhensonne.

[12] SCHNAUDIGEL, Otto: Statistisches über die skrophulösen Ophthalmien. In: Klin. Mbl. Augenhk. 93 (1934), S. 817. Siehe hierzu auch Kap. 3.3.

[13] Hierzu wie im Folgenden nach den amtlichen Vorlesungsverzeichnissen der Frankfurter Universität.

> über den Zusammenhang der Augenkrankheiten mit Allgemeinleiden gesprochen, dass ein mächtiges Beifallsgetrampel am Schluss durch den Saal rauschte. Es war mir immer eine Freude, ein richtiger Studentenvater zu sein.[14]

Zum Wintersemester 1916 trat Heinrich GEBB (s.a. Kap. 3.2.1) unterstützend hinzu. Neben dem Augenspiegelkurs, den er sogleich übernahm, hielt GEBB zwei Jahre lang eine für alle medizinischen Fächer angesetzte Vorlesung über die „Hygiene des Auges". Als zusätzliche freiwillige Veranstaltung wurde ab diesem Semester auch das „Arbeiten im Laboratorium der Klinik" unter der gemeinsamen Leitung von SCHNAUDIGEL und GEBB angeboten. Vier Jahre später, zum Wintersemester 1920, wurden die beiden bis dahin getrennt laufenden Veranstaltungen „Funktionsprüfung des Auges" und „Einführung in die Augenheilkunde" zu einer einzigen Vorlesung über die „Einführung in die Augenheilkunde und Refraktionslehre" zusammengefasst. Auch diese zweite Hauptvorlesung wurde ebenso wie die schon erwähnte „Augenklinik" bis zum Frühjahr 1935 im Wesentlichen von SCHNAUDIGEL selbst gelesen. Nach dem Ausscheiden von GEBB Anfang 1923 war SCHNAUDIGEL zunächst wieder allein in seinem Fach lehrtätig. Erst zum Sommersemester 1926 taucht im Vorlesungsverzeichnis der Name eines weiteren Dozenten für Augenheilkunde auf – Josef IGERSHEIMER (s.a. Kap. 3.2.2). Ihm folgte 1932 Ernst Ludwig METZGER (s.a. Kap. 3.2.3) der damalige Oberarzt der Klinik.

Über die Anzahl der an den einzelnen Lehrveranstaltungen teilnehmenden Studenten lässt sich heute so gut wie nichts mehr sagen, lediglich in einer kurzen Aktennotiz findet sich der Hinweis, dass im Zwischensemester 1919 offenbar mehr als 110 Studenten den Augenspiegelkurs besuchten.[15]

Ein bedeutender klinisch-wissenschaftlicher Schwerpunkt während des Ordinariats von SCHNAUDIGEL lag zweifellos in der Verbesserung der Luestherapie. Da der Frankfurter Augenklinik zugleich die augenärztliche Kontrolle sämtlicher an Lues erkrankten Patienten und Patientinnen, die in der benachbarten Städtischen Hautklinik behandelt wurden, unterstellt war, verfügte SCHNAUDIGEL stets über ein großes klinisches Anschauungsmaterial. Hierbei führte er in enger Zusammenarbeit mit Paul EHRLICH[16], dem Leiter des gleichfalls am Klinikum

---

[14] SCHNAUDIGEL, Otto (Autobiographie), wie Anm. 6, Bl. 241/242.

[15] UAF Abt. 50 Nr. 2096.

[16] Paul EHRLICH (1854–1915), Mitbegründer der frühen Immunologie und Chemotherapie; studierte Medizin in Breslau, Straßburg sowie Leipzig und von 1879 bis 1888 an der Charité in Berlin. Im Jahr 1899 wurde er als Direktor des für ihn neu geschaffenen *Instituts für experimentelle Therapie* nach Frankfurt am Main berufen; 1908 erhielt er den Nobelpreis für seine Arbei-

ansässigen Instituts für experimentelle Therapie, die von EHRLICH entwickelte Chemotherapie mittels des Arsenpräparats *Salvarsan* bei luetischen Augenerkrankungen durch (s.a. Kap. 3.3).

Als eine weitere Therapieform, insbesondere bei der Keratitis parenchymatosa[17], der nach damaliger Auffassung klassischen Manifestationsform der kongenitalen Lues am menschlichen Auge, bei der die Anwendung von Salvarsan meist erfolglos blieb, empfahl SCHNAUDIGEL nachdrücklich die intravenöse Jodnatrium-Therapie, womit er in den allermeisten Fällen bei einer durchschnittlichen Behandlungszeit von zwei Monaten gleichfalls „gute Erfolge" erzielte.[18] Aber auch bei noch ganz anderen Krankheitsbildern kam die besagte intravenöse Jodnatriuminjektion „zur generellen Förderung resorptiver Prozesse" unterstützend und großzügig zum Einsatz. So berichtete SCHNAUDIGEL auf der 9. Tagung der Rhein-Mainischen Augenärzte im Oktober 1927:

> Die Injektionen sind auch zu empfehlen bei Netzhautablösungen und der Neuritis retrobulbaris, dienen auch zur Aufsaugung von Exsudaten bei chorioditischen Prozessen. Manchmal ist die Wirkung solcher, in die andere Behandlung zwischengeschobener Injektionen, ganz verblüffend. Wir injizieren täglich 1 Gramm.[19]

Bis zum Jahre 1927 sollen auf diese Weise nahezu 7 000 Injektionen an der Frankfurter Augenklinik zur Anwendung gekommen sein.

Eine andere spezifische Behandlungsweise der Frankfurter Klinik stellte unter SCHNAUDIGEL die bei infektiösen Hornhauterkrankungen, wie dem Herpes corneae, jahrzehntelang praktizierte Glühstrahlbehandlung – das sogenannte „Rösten" – dar. Hierbei wurde für etwa drei bis fünf Sekunden nach vorheriger Anästhesierung der Hornhaut mit 5%iger Kokainlösung ein breiter rotglühender Platinbrenner dicht über den erkrankten Bezirk gebracht, ohne das Hornhautgewebe selbst zu berühren. Nach SCHNAUDIGELs eigener Aussage war dieses Verfahren „jeden Tag wiederholbar" und soll auch monatelang anderweitig erfolglos behandelte Hornhautentzündungen „immer zur Heilung befördert" haben.[20]

---

ten auf dem Gebiet der Immunologie. Ein Jahr später, 1909, entdeckte er die antisyphilitische Wirkung des Salvarsans.

17 Siehe Anm. 11.

18 SCHNAUDIGEL, Otto: Klinische Erfahrungen mit intravenöser Jodnatrium-Behandlung. In: Klin. Mbl. Augenhk. 75 (1925), S. 241–242.

19 SCHNAUDIGEL, Otto: Weitere klinische Erfahrungen mit intravenöser Jodnatrium-Behandlung. In: Klin. Mbl. Augenhk. 79 (1927), S. 650–651.

20 Klin. Mbl. Augenhk. 98 (1937), S. 365.

Hinsichtlich des der Augenklinik jährlich zur Verfügung gestellten wissenschaftlichen Etats scheint es hingegen über all die Jahre hinweg nicht zum Besten gestanden zu haben. In einem Schreiben an die Universitätsverwaltung vom 17.1.1930 äußerte sich SCHNAUDIGEL hierzu einmal entsprechend:

> Ich komme in meinem wissenschaftlichen Betrieb, da die Stadt ängstlich alles, was nicht zum Krankenkomplex gehört, streicht, nur aus, in dem ich in den letzten vier Jahren aus Privatstiftungen das zwei bis Dreifache meines Universitätssatzes zusetze. Die hiesige Augenklinik dürfte in ganz Deutschland, vielleicht in der ganzen Welt, mit einem Etat von eintausend Mark einzig dastehen.[21]

Dass zu dieser Zeit auch schon Fragen des Tierschutzes eine nicht unerhebliche Rolle spielten, wird aus einem Schreiben SCHNAUDIGELs aus dem Jahre 1934 an das Kuratorium der Frankfurter Universität ersichtlich, in dem er darum bittet, an lebenden Tieren Versuche vornehmen zu dürfen. Hierin hieß es:

> Wir brauchen das Kaninchenauge ab und zu zur Implantation von tuberkulose-verdächtigem Material. Alle Eingriffe werden schmerzlos gemacht. Die Tötung erfolgt durch Narkose oder Schuss in das verlängerte Rückenmark.[22]

Zu der ohnehin chronisch angespannten Personalsituation der Klinik trat bald noch ein weiterer Umstand ganz besonderer Art: Nur wenige Wochen nach der Machtübernahme der Nationalsozialisten im Januar 1933 wurden an der Frankfurter Universität wie an allen anderen Hochschulen des Deutschen Reiches aufgrund des Anfang April 1933 erlassenen *Gesetzes zur Wiederherstellung des Berufsbeamtentums*[23] knapp ein Drittel der Bediensteten zum Sommersemester

---

[21] UAF Abt. 50 Nr. 2096.

[22] Ebenda. Über SCHNAUDIGELs persönliches Verhältnis zum Tierschutz geben uns zudem auch seine autobiographischen Aufzeichnungen näher Auskunft, worin es heißt: „…Ich habe immer unangenehme Gefühle gehabt, wenn am lebenden Tier experimentiert wurde und habe selbst mit Unlust an Tieren gearbeitet. Bei Fröschen war das nicht so schlimm, aber die Hunde und Katzen und die gewissermaßen zum Dulden geborenen Kaninchen und Meerschweinchen haben mir immer leidgetan. Als Direktor meines Laboratoriums habe ich niemals einen Hund zum Experiment benutzt, dem alten Hundefreund ging das gegen den Strich."; vgl. SCHNAUDIGEL, Otto (Autobiographie), Bl. 241.

[23] Nach der am 30. Januar 1933 erfolgten Ernennung Adolf Hitlers zum Reichskanzler kam es alsbald zur systematischen Machtübernahme der Nationalsozialisten in allen Bereichen des öffentlichen und privaten Lebens. Nach Proklamation des Ausnahmezustandes und Ausschaltung des Parlaments im März 1933 durch das sogenannte Ermächtigungsgesetz erfolgte bereits am 7. April 1933 seitens der Reichsregierung das *Gesetz zur Wiederherstellung des Berufsbeamtentums*. Im Verlauf der Umsetzung dieses Erlasses mussten dann innerhalb der nächsten Monate und Jahre knapp 5 000 in Deutschland lebende nichtarische – insbesondere jüdische – Ärzte und

desselben Jahres zwangsweise in den Ruhestand versetzt. Für das Fach Augenheilkunde bedeutete dies nicht nur den Verlust von gut zwei Dritteln des gesamten Lehrkörpers, sondern zugleich auch einen gravierenden Einschnitt in die augenärztlich-klinische Versorgung. Hatte gerade erst der damalige Oberarzt Wilhelm HEIDER[24] im Juli 1933 die Klinik gezwungenermaßen verlassen müssen, da für ihn aufgrund seines Ehestandes mit einer jüdischen Frau keinerlei Aussicht mehr auf eine weitere akademische Laufbahn bestand, so traf es jetzt die beiden Dozenten IGERSHEIMER (s. Kap. 3.2.2) und METZGER (s. Kap.3.2.3).

Nur mit größter Anstrengung gelang es SCHNAUDIGEL, die ebenfalls vorgesehene Zwangsentlassung eines weiteren Mitarbeiters zu verhindern. Max WEBER war bereits seit einem Jahr zur Ausbildung im Auftrag der holländischen Regierung als Gastarzt an der Klinik tätig, als an seiner „nichtarischen" Abstammung

Ärztinnen ihre Tätigkeit aufgeben. Für die meisten dieser Kollegen und Kolleginnen folgte die Emigration, und bei einem nicht geringen Teil endete der Weg in den Konzentrationslagern. So schätzt man, dass bereits bis zur Mitte des Jahres 1933 mehr als 750 Wissenschaftler, darunter viele Mediziner, als „Nichtarier" ihrer Stellung enthoben wurden. Die zunächst noch im Amt Verbliebenen verloren spätestens nach Verabschiedung der *Nürnberger Gesetze* von 1935 ihre Anstellung. Auch den niedergelassenen Ärzten erging es nicht besser: Im April 1935 wurde vielen nichtarischen und kommunistischen Ärzten und Ärztinnen aufgrund der *Verordnung über die Zulassung zur Kassenpraxis* die Grundlage ihrer freiberuflichen Tätigkeit entzogen. 1938 erfolgte die gezielte Aufhebung von ärztlichen Bestallungen, nachdem bereits von November 1935 an, durch Erlass einer neuen Reichsärzteordnung, alle Personen, die die Bedingungen des Berufsbeamtengesetzes nicht erfüllten, grundsätzlich nicht mehr zum Arztberuf zugelassen wurden. Insbesondere das besagte Gesetz zur Wiederherstellung des Berufsbeamtentums diente von Anfang an einer Gleichschaltung der Hochschulen ganz im Sinne der neuen Machthaber, da es erlaubte, neben „Nichtariern" auch politische Gegner folgenlos zu entlassen. Aufgrund ihrer Entstehungsgeschichte als Stiftungsuniversität hatte insbesondere die Frankfurter Universität einen hohen Prozentsatz jüdischer, politisch liberaler und/oder linksstehender Wissenschaftler und Wissenschaftlerinnen. Mit Durchführung dieses Gesetzes verloren etwa ein Drittel aller Hochschullehrer an der Frankfurter Universität ihre Stellung: Insgesamt 125 Professoren und Privatdozenten – davon 44 Mediziner. Noch im Jahr 1934 gab es aus dem Reichsministerium Bestrebungen, die Frankfurter Universität wegen ihrer „jüdisch-liberalen" Vergangenheit gänzlich zu schließen. Vgl. hierzu HAMMERSTEIN (1989), S.191ff.; BENZENHÖFER (2014), S. 98 sowie ROHRBACH (2007).

24 Wilhelm HEIDER (1902–1988), geb. am 3.10.1902 in Schwabach in Mittelfranken, studierte in Frankfurt, Erlangen und München. Approbation 1926 in München; von September 1927 an zunächst Volontärarzt und ab Juni 1929 Assistenzarzt an der Frankfurter Universitätsaugenklinik. 1928 Dissertation mit einer Arbeit „Zur Diagnose der Hypophysentumoren". Am 1. August 1931 Ernennung zum Titular-Oberarzt und zum 1. Juli 1933 Auflösung des Dienstverhältnisses zwecks Niederlassung als frei praktizierender Augenarzt in Frankfurt am Main, jedoch ohne Kassenzulassung aufgrund seines Ehestandes mit einer Jüdin. 1940 zum Militärdienst eingezogen erlebte HEIDER das Kriegsende in englischer Kriegsgefangenschaft. Im Februar 1946 erneute Niederlassung als Augenarzt in Frankfurt; vgl. Pers.-Akte 24.349, ISGFfm.; sowie BENZENHÖFER u. BIRKENFELD (2016).

nun gleichfalls Anstoß genommen wurde.[25] Erst nach schwierigen Verhandlungen, in deren Verlauf sich auch der Frankfurter Oberbürgermeister Friedrich KREBS[26] für den Verbleib WEBERs an der Klinik einsetzte, konnte schließlich dem Antrag SCHNAUDIGELs auf Erlaubnis einer Weiterbeschäftigung WEBERs als unbezahlter Volontärarzt, wenn auch zunächst nur vorübergehend sowie „unter Vorbehalt des jederzeitigen Widerrufes", amtlich stattgegeben werden.[27]

Wesentliche bauliche Veränderungen fanden während der Amtszeit SCHNAUDIGELs in der Augenklinik nicht statt. Noch im Jahre 1915, als es darum ging, zusätzlichen Raum für die Aufnahme und spezielle Behandlung der durch den Krieg bedingten Kieferverletzten zu schaffen, kam es zum nachträglichen vollständigen Ausbau des dritten Obergeschosses der Klinik. Die Leitung dieser ausschließlich kieferchirurgischen Abteilung unterstand dem zahnärztlichen Institut *Carolinum*. Wegen der Möglichkeit eines offensichtlich bequemeren Zugangs zu dieser Spezialabteilung vom Hauptgebäude aus, wurde noch im selben Jahr die Wand zwischen der Augenklinik und der angrenzenden Ohrenklinik im besagten Stockwerk durchbrochen. Nach Wegfall der Lazarettfunktion sollte das dritte Obergeschoss dann – wie ursprünglich einmal geplant – als Abteilung für infektiöse Augenerkrankungen endgültig und vollständig der Augenklinik zugutekommen. Dass dies jedoch allenfalls nur vorübergehend geschah, lässt sich aus einer Ende 1927 erstellten „Denkschrift der Medizinischen Fakultät zu den Umbauplänen des Städtischen Krankenhauses Sachsenhausen" entnehmen, in der von SCHNAUDIGEL über die damalige Situation u.a. folgendes festgehalten ist:

> Das Gebäude, in dem die Augenklinik untergebracht ist, hätte für Jahrzehnte ausgereicht, denn es war reichlich dimensioniert, wenn nicht die Bedürfnisse des Universitätsunterrichts, die neuzeitliche Entwicklung der Instrumente und die Verfeinerung der Untersuchungsmethoden, schließlich die Wegnahme ganzer Abteilungen für andere Zwecke eingetreten wären. [...] Der dritte Stock wurde der Ohrenklinik übergeben, Proteste wegen der Aufhebung der Infektionsräume haben gar nichts genutzt. Ich habe wiederholt die Verantwortung dafür abgelehnt, dass eine Ansteckung der gefährlichen Augenkrankheiten auf der Abteilung eintritt. Die betreffenden

---

25 So soll nach WEBERs eigenen Angaben seine Urgroßmutter „Malayin" gewesen sein; vgl. Mag.-Akte 7201/1 Bd.-Nr. 1, ISGFfm.

26 Friedrich KREBS (1894–1961), bereits seit 1929 Parteimitglied der NSDAP, war als gelernter Jurist von März 1933 bis März 1945 Oberbürgermeister der Stadt Frankfurt am Main. In dieser Funktion soll er unter anderem bereits Anfang März 1933 – noch vor der offiziellen Verabschiedung des Gesetzes zur Wiederherstellung des Berufsbeamtentums – eigenständig verfügt haben, sämtliche jüdische Angestellte und Beamte der Stadt aus dem Amt zu entfernen; vgl. KLEE, S. 337.

27 Mag.-Akte 7201/1 Bd.-Nr. 1, ISGFfm.

Patienten liegen eben auf der gemeinsamen Abteilung, wohl ein Unikum in modernen Kliniken.[28]

Hinsichtlich der damaligen apparativen Ausstattung der Klinik lässt sich zudem erfahren:

> Die letzten zehn Jahre haben der Augenheilkunde eine solche Fülle neuer Untersuchungsmethoden gebracht, dass die Räume der Augenklinik für die Unterbringung der wertvollen Instrumente nicht mehr ausreichen. Neben der älteren Spaltlampe ist das Zeißsche Refraktometer, das neukonstruierte Anomaloskop, die Augenhintergrundkamera, die Stereokamera für den vorderen Augenabschnitt und verschiedene kleinere Apparate zu erwähnen, die alle neben den Untersuchungstischen, dem Hornhautmikroskop, dem Ophthalmometer, dem Perimeter, der Nystagmustrommel, dem Mikrophotograph, der photographischen Kamera und dem Blaulichtapparat Platz finden sollen. Wir haben den Erdgeschossraum unter dem Ordinationszimmer hinzugenommen, die Treppe zu ihm ist polizeiwidrig, der Abstieg für schwachsichtige und alte Patienten schwierig. Beschädigungen der kostbaren Instrumente lassen sich nicht vermeiden und verursachen teure Reparaturen. Dabei wäre dringend eine dritte Einrichtung für Leseproben am Platz.[29]

Erst nach Fertigstellung eines von der *Stiftung Carolinum* errichteten Erweiterungsbaus an das bestehende carolinsche Hauptgebäude Ende 1930, wodurch gleichzeitig auch eine Ausweichmöglichkeit für die Hals-Nasen-Ohrenabteilung geschaffen wurde, fiel der Augenklinik dauerhaft wieder ein Teil des dritten Obergeschosses zu. Ein anderer, unmittelbar angrenzender Bereich des Obergeschosses verblieb jedoch weiterhin in Beschlag der Hals-Nasen-Ohrenklinik, was über all die Jahre hinweg immer wieder Anlass zu Streitigkeiten gab.

Ein weiteres Konfliktfeld bestand in der bereits Anfang der dreißiger Jahre seitens der Klinikverwaltung beschlossenen Einquartierung von Privatbetten der damaligen Medizinischen Abteilung Julius STRASBURGERs. Trotz heftigsten Protestes SCHNAUDIGELs war es der besagten Abteilung (der späteren II. Medizinischen Klinik) offiziell gestattet worden, insgesamt sechs Zimmer im zweiten Obergeschoss der Augenklinik zu belegen; ein Umstand, der schließlich noch bis weit in die Amtszeit Rudolf THIELs hineinreichte.[30]

---

[28] Denkschrift der Medizinischen Fakultät Frankfurt a.M. zu den Umbauplänen des Städtischen Krankenhauses Sachsenhausens. Frankfurt am Main 1927, S. 13.

[29] Ebenda, S. 14.

[30] Der letzte aktenkundige Vermerk hierzu findet sich im Jahr 1939; vgl. Mag.-Akte 72001/1, Bd. 1, ISGFfm.

3.2 Mitarbeiter und Dozenten

3.2.1 Heinrich GEBB (1915–1923)

Mit Heinrich GEBB, der vom 1. November 1915 bis März 1923 an der Frankfurter Universitätsaugenklinik tätig war, verfügte die hiesige Medizinische Fakultät über ihren ersten in der Augenheilkunde habilitierten Mitarbeiter und Dozenten.

GEBB wurde am 3. Oktober 1879 in Klein Karben in Oberhessen geboren.[31] Er besuchte das Gymnasium in Büdingen und studierte anschließend in Gießen, München und Leipzig Medizin. Das Abschlussexamen bestand er im Januar 1905 an der Universität Gießen, wo er auch seine anschließende Praktikantenzeit an der Medizinischen Klinik und dem Bakteriologischen Institut verbrachte. Am 15. Juli 1905 erhielt GEBB die Approbation als Arzt und einen Monat später sein Doktordiplom, nachdem er an der dortigen Universitäts-Augenklinik bei Adolf VOSSIUS[32] eine Arbeit über „Alipin, ein neues Anästhetikum" angefertigt hatte. Anschließend war GEBB von 1905 bis 1907 an der Würzburger Universitäts-Augenklinik unter Carl von HESS[33] tätig. Am 1.10.1907 übernahm er die Oberarztstelle an der Universitäts-Augenklinik zu Greifswald bei Paul ROEMER.[34] Hier konnte er sich bereits zwei Jahre später mit einer Arbeit über die „Aktive Immunisierung vom Conjunctivalsack aus mittels Toxinen" habilitieren.

Die Anstellung von GEBB an der Frankfurter Augenklinik sollte ursprünglich mit Eröffnung der Universität erfolgen, war dann aber durch Ausbruch des Ersten Weltkrieges verhindert worden, da GEBB unmittelbar zum Heeresdienst eingezogen wurde (s.a. Kap. 3.1). Erst nach einer im Mai 1915 erlittenen Kriegsverwundung kam GEBB als „arbeitsverwendungsfähiger Assistenzarzt der Reserve" an

---

[31] Hierzu wie im Folgenden nach Pers.-Akte 24.261, ISGFfm.

[32] Siehe Kap. 2.3.1, Anm. 61.

[33] Carl v. HESS (1873–1923) in Mainz geboren, vertrat bereits vor seiner Würzburger Zeit (1900–1912) den Lehrstuhl für Augenheilkunde in Marburg (1896–1900). Als Schüler von Hubert SATTLER in Prag und geprägt von dem großen Physiologen Ewald HERING lag HESS' wissenschaftliches Wirken hauptsächlich auf dem sinnesphysiologischen Gebiet innerhalb der Augenheilkunde. 1912 folgte er einem Ruf an die Münchner Universitäts-Augenklinik, dessen Ordinariat und Direktion er schließlich bis zu seinem frühen Tod im Alter von nur 50 Jahren innehatte.

[34] Paul ROEMER (1873–1937), Schüler von VOSSIUS und HESS und von 1907 bis 1921 Ordinarius für Augenheilkunde in Greifswald, war einer der ersten, der die Erkenntnisse der Pathologie und der Immunitätsforschung auf die Augenheilkunde anwandte. Sämtliche seiner ersten drei Assistenten in Greifswald, GEBB, LÖHLEIN und GRÜTER, habilitieren sich unter ihm. Von 1921 bis 1935 übernahm RÖMER das Ordinariat für Augenheilkunde in Bonn.

die hiesige Universitätsaugenklinik, indem man ihn für die Dauer seiner vollständigen Genesung der Klinik zur Verfügung stellte. Noch bevor über seine weitere militärische Verwendung endgültig entschieden war, ersuchte GEBB von sich aus bei der städtischen Verwaltung um eine dauerhafte Anstellung als Vorlesungsassistent an der Frankfurter Augenklinik, was von Seiten SCHNAUDIGELs ausdrücklich unterstützt wurde. In einem hierzu von SCHNAUDIGEL im Oktober 1915 an zuständiger Stelle eingereichten Schreiben hieß es:

> Für die ärztliche Versorgung der Klinik ist die Anstellung Gebbs ein großer Gewinn und eine Entlastung der übrigen Ärzte, da die Klinik dauernd mit 72 Kranken belegt ist und die Poliklinik einen Riesenumfang (seit 1.1.1915 = 8 000 Patienten) angenommen hat.[35]

Schließlich fügte es sich, dass nach Wilhelm KALBFLEISCH (s.a. Kap. 3.1), der schon seit Januar 1915 als Unterarzt von der Heeresverwaltung an die Frankfurter Augenklinik abkommandiert war, nun auch GEBB der Klinik zum 1. November 1915 als Assistenzarzt offiziell zugeteilt wurde. Am 7. Dezember hielt er seine öffentliche Antrittsvorlesung über „Die Kurzsichtigkeit und ihre Behandlung“, nach dem man vier Wochen zuvor seiner Umhabilitierung an die Frankfurter Universität offiziell zugestimmt hatte.[36]

Als Schüler von ROEMER hatte sich GEBB vor allem durch wissenschaftliche Arbeiten auf dem Gebiet der Bakteriologie, Serologie und Chemotherapie hervorgetan. Schon in seiner Habilitationsarbeit war es ihm im Gegensatz zu früheren von anderer Seite vorgenommenen und fehlgeschlagenen Versuchen gelungen, mittels konjunktivaler Applikation an Mäusen und Meerschweinchen gegen Tetanusgift zu immunisieren. Gleichzeitig konnte er feststellen, dass die Bindehaut des Auges selbst in der Lage war, Antitoxine zu bilden.[37]

Anknüpfend an Arbeiten von ROEMER, der als erster auf eine Therapie beim Ulcus serpens corneae aufmerksam gemacht hatte, die sich aus der Immunitätsforschung ergab, widmete sich GEBB in den Jahren 1910 bis 1913 intensiv der Verbesserung der sogenannten Serumtherapie zur Behandlung bakterieller Hornhauterkrankungen. Die dabei von ihm geforderte Behandlungsweise der Verabreichung großer Mengen von „Antipneumokokkenserum“ erwies sich mit einem

[35] Pers.-Akte 24.261, ISGFfm.
[36] Habil.-Akte Nr. 16, DAFfm.
[37] GEBB, Heinrich: Aktive Immunisierung vom Konjunktivalsack aus mittels Toxine. In: Arch. Augenhk. 64 (1909), S. 310–343.

Heilungserfolg in mehr als 70% der Fälle gegenüber allen anderen bis dahin gebräuchlichen Verfahren als eindeutig überlegen.[38]

Weiterhin bedeutsam waren seine 1914 zusammen mit Paul ROEMER und Walther LÖHLEIN[39] durchgeführten Versuche zur chemotherapeutischen Behandlung von augenpathogenen Keimen, insbesondere die Diplobazilleninfektion der Bindehaut betreffend. In einer großangelegten Untersuchung war hierbei der Gedanke von Jakob STILLING erneut aufgenommen worden, die keimtötende Wirkung von Anilinfarbstoffen für die Behandlung infektiöser Augenkrankheiten nutzbar zu machen, und wurde durch umfangreiche experimentelle und klinische Versuche erweitert und vertieft.[40]

Noch im selben Jahr gab GEBB die Ergebnisse seiner Untersuchungen über die Beziehung zwischen Einschlussblennorrhoe und Trachom bekannt, womit er der damals noch teilweise vertretenen Ansicht, dass zwischen diesen beiden Erkrankungen ätiologisch kein Unterschied bestehe, überzeugend entgegentrat.[41]

Aus seiner Zeit an der Frankfurter Universitätsaugenklinik ist neben einer Veröffentlichung über „Die Sachs-Georgische Serumausflockung und ihre Verwertung in der Augenheilkunde“[42] vor allem seine 192 Seiten umfassende Monographie „Repetitorium der Augenheilkunde“ zu nennen, welche nicht weniger als fünf Auflagen erreichte und lange Zeit, wohl nicht zuletzt auch aufgrund ihrer großen Fülle an klaren und naturgetreuen Abbildungen, unter Studenten und praktischen Ärzten ein beliebtes Nachschlagewerk gewesen sein soll.[43]

[38] GEBB, Heinrich: Die Behandlung der Pneumokokkeninfektion der Hornhaut (Ulcus serpens) mittels großer Serummengen. In: Dtsch. med. Wschr. 37 (1911), S. 2289–2291.

[39] Walther LÖHLEIN (1882–1954) studierte und promovierte in Gießen, von 1905 bis 1907 war er Assistent bei VOSSIUS in Gießen, danach Schüler von ROEMER in Greifswald, habilitierte dort und wurde 1909 zum außerordentlichen Professor ernannt. Von 1921 bis 1924 war er Ordinarius in Greifswald und anschließend Lehrstuhlvertreter in Jena (1924–1932) und Freiburg (1932–1934). Anschließend wurde er Nachfolger von Emil KRÜCKMANN an der Humboldt-Universität in Berlin und blieb dort bis 1949.

[40] GEBB, Heinrich zus. mit Paul RÖMER u. Walter LÖHLEIN: Experimentelle und klinische Untersuchungen über die hemmende und abtötende Wirkung von Anilinfarbstoffen auf augenpathogene Keime. In: Graefes Arch. Ophth. 87 (1914), S. 1–111.

[41] GEBB, Heinrich: Experimentelle Untersuchungen über die Beziehungen zwischen Einschlussblennorrhoe und Trachom. In: Zschr. Augenh. 31 (1914), S. 475–479.

[42] GEBB, Heinrich: Die Sachs-Georgische Serumausflockung und ihre Verwertung in der Augenheilkunde. In: Zschr. Augenh. 43 (1920), S. 609–624.

[43] So nach Aussage seines gleichnamigen Sohnes Heinrich GEBB, der später gleichfalls als niedergelassener Augenarzt in Frankfurt am Main tätig war. GEBB, Heinrich (†): persönl. Mitteilung, 1982.

Neben seiner bereits erwähnten Vorlesungstätigkeit (s. Kap. 3.1) oblag GEBB ab 1920 zudem der Posten des stellvertretenden Direktors der Frankfurter Universitätsaugenklinik. Mit Datum des 31. August 1921 wurde ihm schließlich der Titel eines „außerordentlichen Professors" verliehen.

Zum 15. März 1923 schied GEBB aus der Frankfurter Universitätsaugenklinik aus, um sich als praktizierender Augenarzt in Frankfurt am Main niederzulassen. Er starb am 13. Februar 1957.

3.2.2 Josef IGERSHEIMER (1926–1933)

Josef IGERSHEIMER, der damals leitende Ophthalmologe der Augenabteilung am Frankfurter *Bürgerhospital,* kam Anfang 1926 als zusätzlicher Dozent für das Fach Augenheilkunde an die Frankfurter Medizinische Fakultät.

Geboren wurde IGERSHEIMER[44] am 3. September 1879 als Sohn des Kaufmanns Leopold Igersheimer in Frankfurt am Main. Nach Abschluss seiner Reifeprüfung im Jahr 1899 studierte er an den Universitäten Heidelberg, München, Berlin, Straßburg und Tübingen Medizin. Im Juli 1904 absolvierte er das Medizinische Staatsexamen und promovierte zum Doktor der Medizin mit der Dissertation „Über den Blutdruck bei Tuberkulösen". Anschließend arbeitete er in Straßburg im Pharmakologischen Institut bei Oswald SCHMIEDEBERG und im Hygienischen Institut bei Josef FORSTER. Von 1905 bis 1906 war er Assistent an der Berliner Poliklinik für Augenkrankheiten unter Paul SILEX[45] und in der Folge für drei Jahre erster Assistent an der Universitäts-Augenklinik in Heidelberg bei Theodor LEBER.[46] 1909 wurde er auf Wunsch des nach Halle berufenen Eugen von HIPPEL[47] dessen Oberarzt an der dortigen Universitätsaugenklinik. Hier konnte er sich ein Jahr später mit einer Arbeit über „Die ätiologische Bedeutung der Syphilis und Tuberkulose bei Erkrankungen des Auges" habilitieren, was zuvor allerdings der kaiserlichen Sondergenehmigung Wilhelms des II. bedurfte,

---

[44] Hierzu wie im Folgenden nach Akte Josef Igersheimer, UAF Abt. 4 Nr. 30.

[45] Paul SILEX (1858–1929) studierte in Halle und Berlin. 1890 erfolgte seine Habilitation für das Fach Augenheilkunde und 1897 seine Ernennung zum außerordentlichen Professor. 1898 gründete er eine Poliklinik sowie eine Privatklinik in Berlin.

[46] Siehe Kap. 2.2, Anm. 27.

[47] Eugen v. HIPPEL (1867–1939), als Sohn von Arthur v. HIPPEL in Königsberg geboren, studierte in Gießen, Freiburg, Berlin, Heidelberg und Göttingen, wo er auch 1890 promovierte. Danach war er Assistent unter Theodor LEBER an der Heidelberger Augenklinik. Nach seiner dortigen Habilitation wurde er 1909 zum außerordentlichen Professor ernannt und übernahm als Nachfolger von Hermann SCHMIDT-RIMPLER das Ordinariat von Halle. 1915 folgte er einem Ruf nach Göttingen, wo er bis zu seiner Emeritierung 1935 blieb.

da die Lehrtätigkeit gemäß den Statuten der Universität Halle nur Protestanten gestattet war, IGERSHEIMER aber dem jüdischen Glauben angehörte.[48] Am 7. April 1914 verlieh man ihm den Professorentitel. Als v. HIPPEL zum 1. Oktober 1914 auf den Göttinger Lehrstuhl berufen wurde, war IGERSHEIMER zunächst seitens der preußischen Regierung mit der Leitung der Augenklinik in Halle betraut, folgte ihm aber im April 1915 als Oberarzt und Privatdozent an die Universität Göttingen, wo er 1920 zum außeretatmäßigen außerordentlichen Professor ernannt wurde.

Im November 1925 siedelte IGERSHEIMER nach Frankfurt am Main über, um die Leitung der Augenabteilung am hiesigen Bürgerhospital zu übernehmen. Zum 30. Januar 1926 erfolgte seine Umhabilitierung für das Fach Augenheilkunde an die Frankfurter Medizinische Fakultät. Seine noch am selben Tag gehaltene öffentliche Antrittsvorlesung, die das Thema „Das Auge als Experimentalorgan zur Differenzierung infektiöser Prozesse" zum Inhalt hatte, stand ganz in der Tradition seines bisherigen wissenschaftlichen Schaffens.

Längst schon galt IGERSHEIMER unter seinen Fachkollegen als einer der profundesten Kenner der Tuberkulose und der Lues des Auges, weshalb ihm auch das entsprechende Kapitel „Syphilis und Auge" in dem damaligen Standardwerk „Kurzes Handbuch der Ophthalmologie"[49] übertragen wurde. In zahlreichen wissenschaftlichen Arbeiten hatte er sich diesem Themenkreis gewidmet. So war es ihm beispielsweise als Erstem gelungen, Spirochäten direkt in den Sehnervenscheiden bei Tabes und Paralyse nachzuweisen.[50] Auch ist er einer der ersten gewesen, der die Periphlebitis retinae als tuberkulös bedingte Augenerkrankung auffasste, wenngleich sich ein solcher Zusammenhang späterhin auch als falsch herausstellte.[51]

Sir William Stuart DUKE-ELDER, der seinerzeit führende britische Ophthalmologe und Ophthalmochirurg, schreibt in seinem 15 Bände umfassenden Standardwerk der Augenheilkunde „Textbook of Ophthalmology" über die von IG-

---

[48] EULNER und SACHSENWEGER (1957), S. 407.

[49] IGERSHEIMER, Josef: Syphilis und Auge. In: Schieck F, Brückner A (Hrsg.) Kurzes Handbuch der Ophthalmologie (1932), 7. Bd, Auge und Allgemeinleiden, S. 137–178.

[50] Dtsch. med. Wschr. 47 (1921), S. 738.

[51] So hatte insbesondere die damalige starke Durchseuchung der Bevölkerung mit Tuberkulose und das gleichzeitige häufige Aufbrechen frischer Schübe bei der Periphlebitis retinae zu dieser falschen Auffassung geführt. „Erst als die Tuberkulose in den 1950er Jahren durch Antibiotika stark zurückging und die Periphlebitis blieb, wurden die Zweifel zur Gewissheit, aber die Ätiologie liegt bis heute im Dunkeln."; vgl. HAUGWITZ, S. 108.

ERSHEIMER 1918 erschienene Monographie „Syphilis und Auge" geradezu überschwenglich:

> Few examples of the value of the combined experimental, clinical and pathological study of a disease in all its aspects can equal that undertaken in ocular syphilis by Josef IGERSHEIMER [...] His classical book, Syphilis und Auge (1918), is a model of its kind wherein his own elaborate work and detailed clinical studies, combined with a critical assessment of the vast literature on the subject, will probably remain unique, indeed, it is unlikely that another of its kind can be written, for today the manifestations of this disease, once so common in its incidence and protean in its features, are fortunately becoming comparatively rare in countries wherein medicine has become advanced and readily accessible.[52]

Auch die von IGERSHEIMER bereits 1913 formulierte Auffassung über die Pathogenese der Keratitis parenchymatosa, wonach es sich um eine allergisch-hypergische Reaktion handelt, bei der von aus dem Fötalleben stammenden Spirochätenherden anderer Körperregionen ausgeschwemmte spezifische Antigene auf eine allergisch umgestimmte Hornhaut treffen (s.a. Kap. 3.1, Anm. 11), konnte sich bis heute gegen eine ganze Reihe anderer, von verschiedenen Seiten vorgebrachter Erklärungsversuche behaupten.[53] Darüber hinaus hatte IGERSHEIMER aber auch zu noch weiteren Themen innerhalb der Ophthalmologie wesentliche Beiträge geleistet, unter anderem zur Pathologie der Sehbahn sowie zu pharmakologisch-therapeutischen Effekten und den toxischen Wirkungen zahlreicher Substanzen auf das Auge.

IGERSHEIMERs Lehrtätigkeit am Medizinischen Fachbereich der Frankfurter Universität erstreckte sich bis zum Sommersemester 1933. Sie beinhaltete das spezielle Thema „Tuberkulose und Auge" sowie „Ausgewählte Kapitel aus der Pathologie und der pathologischen Anatomie des Auges", später auch die „Beziehungen des Auges zu Allgemeinleiden" und ab dem Sommersemester 1930 die „Funktionsprüfung des Auges mit Demonstrationen".

Aufgrund des Gesetzes zur Wiederherstellung des Berufsbeamtentums[54] wurde IGERSHEIMER – seiner jüdischen Abstammung wegen – zum Wintersemester des gleichen Jahres die Lehrbefugnis entzogen. Noch im Oktober 1933 folgte er einem Ruf der türkischen Regierung als ordentlicher Professor an die Medizinische Fakultät der Universität Istanbul, wo er bis Ende 1938 verblieb. 1940

---

[52] DUKE- ELDER, IX, S. 292/ 293.

[53] MERTÉ, Hans-Jürgen, S. 40.

[54] Siehe Kap. 3.1, Anm. 23.

emigrierte er in die Vereinigten Staaten von Amerika, deren Staatsangehörigkeit er 1945 erwarb. Bis zu seinem Tod am 7. November 1965 war er als Augenspezialist am *Tufts-New England Medical Center* in Brooklyn, Massachusetts sowie am *Bostons City Hospital* tätig. Ab Januar 1954 gehörte er im Rahmen einer „Wiedergutmachungsprofessur" als entpflichteter ordentlicher Professor auch wieder offiziell der Frankfurter Universität an.[55]

3.2.3 Ernst Ludwig METZGER (1920–1933)

Ernst Ludwig METZGER, der langjährige Oberarzt der Klinik und einzige Mitarbeiter, der sich unter SCHNAUDIGEL zu habilitieren vermochte, wurde am 26. Juni 1895 als Sohn jüdischer Eltern in Mainz geboren.[56] Nach Besuch des Humanistischen Gymnasiums wandte er sich zum Sommersemester 1913 dem Studium der Medizin zu. Nach drei vorklinischen Semestern in Würzburg, Berlin und Bonn trat er zu Kriegsbeginn als Kriegsfreiwilliger in das Infanterieregiment 117 ein und kam im November 1914 mit einer Sanitätskompanie ins Feld. Infolge einer Lungenentzündung im Sommer 1916 wurde er nach kurzer Erholung dem Frankfurter Lazarett *Sandhof* zugewiesen, das seinerzeit unter der Leitung von Geheimrat Alexander KNOBLAUCH stand. Hier konnte er sich neben reichlicher klinischer Betätigung auch für die ärztliche Vorprüfung vorbereiten, die er im Frühjahr 1917 in Frankfurt ablegte. Nach seiner Ernennung zum Feldunterarzt kam METZGER im Herbst 1917 erneut an die Front und wurde im Frühjahr 1918 zum Feldhilfsarzt befördert. Im Herbst 1918 nahm er sein Studium wieder in Frankfurt am Main auf und legte hier im März 1920 das Medizinische Staatsexamen ab. Aufgrund seiner Kriegserfahrung wurde ihm die ärztliche Approbation noch im selben Monat mit sofortiger Wirkung zugesprochen. Während seiner letzten klinischen Semester war METZGER unter anderem als Hilfsarzt im Hirnverletzten-Lazarett (Villa Sommerhof) unter Kurt GOLDSTEIN tätig, wo er sich, ebenso wie schon während seiner Zeit bei KNOBLAUCH, gründliche Kenntnisse auf dem Gebiet der theoretischen und praktischen Neurologie erwarb. Auch dürften hier die entsprechenden Grundlagen für sein später großes Interesse an neurologisch-physiologischen Fragestellungen gelegt worden sein.

[55] Die damit rückwirkende Zugehörigkeit IGERSHEIMERs zum Lehrkörper der Frankfurter Universität war das Ergebnis einer offiziellen Beschlussfassung des Kuratoriums vom 10.04.1958 im Zusammenhang mit der *Wiedergutmachung nationalsozialistischen Unrechts für Angehörige des öffentlichen Dienstes*, bei dessen Zustandekommen sich seinerzeit neben der hessischen Landesregierung und dem Deutschen Konsulat in Boston auch das Auswärtige Amt der Bundesrepublik Deutschland eingeschaltet hatte; vgl. UAF Abt. 4 Nr. 30 sowie BENZENHÖFER u. BIRKENFELD (2016).

[56] Hierzu wie im Folgenden nach Pers.-Akte 30.590, ISGFfm.; sowie Habil.-Akte Nr. 86, DAFfm.

Am 1. Mai 1920 trat METZGER als Volontärarzt in die Frankfurter Universitätsaugenklinik ein. Zum 1. Januar 1921 erhielt er die Stelle eines planmäßigen Assistenten. Noch im gleichen Jahr promovierte er unter SCHNAUDIGEL mit einer Arbeit „Zur Lehre vom Neuroblastoma (Glioma) retinae“ zum Doktor der gesamten Medizin. Zu Beginn seiner Assistentenzeit studierte er zusätzlich Psychologie, musste dieses Studium jedoch nach zwei Semestern „unter dem anwachsenden Maß der ärztlichen Pflichten leider aufgeben“. Schon bald, im Jahr 1922, avancierte er zum ersten Assistenten der Klinik, und drei Jahre später wurde ihm per Magistratsbeschluss der Titel des Oberarztes verliehen. In dieser Funktion war er schließlich bis zu seinem Ausscheiden im März 1929 als „rechte Hand SCHNAUDIGELs“ maßgeblich an den Geschicken der Klinik beteiligt.

Neben einer ganzen Reihe von Veröffentlichungen aus dem weiten Spektrum der klinischen und grundlagenwissenschaftlichen Ophthalmologie, die nach Ansicht des damaligen Ordinarius für Augenheilkunde in Königsberg und späteren Lehrstuhlinhabers der Münchner Augenklinik Wilhelm ROHRSCHNEIDER „allesamt eine präzise Fragestellung und eine sorgfältige klinische oder experimentelle Bearbeitung erkennen lassen“,[57] waren es vor allem zwei Themen, denen METZGER in den Jahren an der Frankfurter Augenklinik vornehmlich seine Aufmerksamkeit schenkte: Die Abhängigkeit der motorischen Funktionen des Körpers von der Art der Belichtung der Augen sowie die Fotographie des vorderen Augenabschnittes und des Augenhintergrundes.

Bei seinen experimentellen Studien zu dem erstgenannten Themenbereich war er, wie er später schrieb, von nur wenigen Tatsachen ausgegangen, die sich ihm „zufällig boten“, als er die Wirkung verschiedener Lichtquellen für die fotographische Darstellung des lebenden Auges kennen lernen wollte:

> ...Es fiel mir auf, dass die Belichtung eines Auges beim Menschen sowohl wie auch beim Kaninchen einen deutlichen Effekt auf die Körperhaltung und Stellung ergab, wie ich ihn trotz eifriger Durchforschung der einschlägigen Literatur noch nicht beschrieben fand. Die systematische Untersuchung dieses Phänomens versprach von vornherein Aufschlüsse über den optisch-motorischen Funktionszusammenhang und das Problem der optischen Orientierung im Raum.[58]

Wenngleich auch die folgenden daran anknüpfenden Untersuchungen METZGERs, einschließlich seiner späteren Habilitationsschrift, unter den damaligen

[57] UAF Abt. 4 Nr. 684.
[58] METZGER, Ernst: Experimentelle Untersuchungen über den Lichttonus des Menschen und des Kaninchens. In: Graefes Arch. 127, (1931), S. 297.

zeitgenössischen Ophthalmologen durchaus Beachtung und Anerkennung fanden, so wissen wir doch heute – ohne die wissenschaftliche Bedeutung METZGERs schmälern zu wollen –, dass sie zu wesentlichen Teilen auf falschen Prämissen basierten und somit zu falschen Schlüssen führten. So ging METZGER von der Annahme aus, dass es sich bei den nachweislichen Tonusänderungen der unterschiedlichsten Körpermuskulatur auf optisch dargebotene Lichtreize hin um einen „physiologischen Reflex optisch-motorischer Art" – ähnlich der Pupillenreaktion oder des Labyrinthstellreflexes – handele und nicht, wie heute allgemein angenommen, um eine in erster Linie wahrnehmungspsychologisch bedingte Orientierungs- bzw. Aufmerksamkeitsreaktion.

Nichtsdestoweniger bestechend aber bleibt der große Einfallsreichtum dieses Ophthalmologen, der insbesondere in den ständig variierenden, bisweilen genial einfachen Versuchsanordnungen in beeindruckender Weise zum Ausdruck kommt. Dieser Eindruck entspricht auch den Aussagen des damaligen Mitarbeiters und späteren Oberarztes der Klinik, Wilhelm HEIDER (s. Kap. 3.1), wonach METZGER ein leidenschaftlicher Forscher gewesen sein soll, der von „ständig neuen, zum Teil hochfliegenden Ideen inspiriert war."[59] Auch hinsichtlich seines zweiten Hauptthemenbereiches, der bereits erwähnten Fotographie, soll METZGER laut fachkundiger Aussage „wertvolle Pionierarbeit" geleistet haben.[60]

1914–1935

In SCHNAUDIGEL besaß METZGER einen ihn über alles fördernden und ihm stets zugetanen Lehrer. Im November 1924, zu einem Zeitpunkt, an dem METZGER bereits – zumindest zeitweilig – unter starken Depressionen gelitten hat, wegen derer er sich auch in neurologisch fachärztlicher Behandlung befand, bescheinigte SCHNAUDIGEL in einem Antragsschreiben an den Magistrat der Stadt Frankfurt auf weitere Verlängerung des Anstellungsverhältnisses seines Schülers:

> Die Eigenschaften des Herrn METZGER sind ausgezeichnet, ich kann ihm nur das beste Zeugnis ausstellen.[61]

Auch später, nachdem METZGER 1929 die Klinik auf eigenen Wunsch hin verlassen hatte, um sich in eigener Praxis als Augenarzt in Frankfurt am Main niederzulassen, war ihm durch das großzügige Entgegenkommen seines akademischen Lehrers und ehemaligen Chefs SCHNAUDIGEL die Möglichkeit gegeben, auch weiterhin sämtliche räumlichen und apparativen Einrichtungen der Klinik zur uneingeschränkten wissenschaftlichen Betätigung zu nutzen, um somit seine noch

---

59 HEIDER, Wilhelm (†) : persönl. Mitteilung, 1982.
60 Habil.-Akte Nr. 86, DAFfm.; sowie UAF Abt. 4 Nr. 684.
61 Pers.-Akte 30.590, ISGFfm.

während der Klinikzeit begonnene Habilitationsschrift über den „Lichttonus des Menschen und der höheren Wirbeltiere" zum Abschluss zu bringen.

Am 25. Februar 1932 erteilte die hiesige Medizinische Fakultät METZGER die venia legendi für das Fach Augenheilkunde. Nach seiner Antrittsvorlesung im April desselben Jahres beginnt er seine Lehrtätigkeit, gab einen Augenspiegelkurs und hielt einmal wöchentlich eine Veranstaltung zur Pathologie des Auges und führte daneben seine Praxis weiter. Doch seine Lehrtätigkeit war nur von kurzer Dauer. Durch Erlass des Preußischen Ministers für Wissenschaft, Kunst und Volksbildung vom 6. September 1933 wurde auch ihm, wie vielen anderen jüdischen Ärzten und Ärztinnen, auf Grundlage des Gesetzes zur Wiederherstellung des Berufsbeamtentums im Wintersemester 1933 die Lehrbefugnis wieder entzogen.

Fünf Jahre später emigrierte METZGER in die Vereinigten Staaten von Amerika, wo er zum 1. Oktober 1938 eine Augenarztpraxis in New York eröffnete und, spätestens seit 1952, bis zu seinem Tod im Jahre 1967 an der *New York University Post-Graduate Medical School* Augenheilkunde lehrte und Vorlesungen an der Augenabteilung des dortigen *Lennox Hill Hospital* hielt. 1961 wurde er zudem im Rahmen einer „Wiedergutmachungsprofessur" rückwirkend zum außerplanmäßigen Professor der Frankfurter Universität ernannt.[62]

3.2.4 Paula WALLUF (1911–1948)

Als eine der ersten Mitarbeiterinnen und zugleich stellvertretend für all die vielen im Laufe der Jahre im nichtärztlichen Bereich an der hiesigen Augenklinik Beschäftigten – ohne deren ständige Mitarbeit bekanntlich auch die bestausgestattete Klinik nichts zu bewegen vermag – soll hier Paula WALLUF genannt werden, die bereits zum 1. Oktober 1911 als Laborantin unter SCHNAUDIGEL ihren Dienst aufnahm.

Paula WALLUF, der zudem das Verdienst zukommt von allen Mitarbeitern der Klinik am längsten dort tätig gewesen zu sein, wurde am 9. Oktober 1878 in Frankfurt am Main als Tochter des städtischen Beamten Conrad Walluf und seiner Ehefrau Ferdinande Walluf, geb. Beauefrere, geboren.[63] Nach Besuch der höheren Töchterschule lernte sie zunächst Buchführung. Anschließend wirkte sie zwölf Jahre lang bei einer Familie als Gesellschafterin. Nach dem Tod ihrer Mutter wandte sie sich dem Laboratoriumsberuf zu. Vor ihrer Anstellung in der

---

62 UAF Abt. 40 Nr. 684; s.a. BENZENHÖFER u. BIRKENFELD (2016).

63 Hierzu wie im Folgenden nach Pers.-Akte 72.253, ISGFfm.

Augenklinik war sie für ein Jahr bei Bernhard FISCHER-WASALES am hiesigen Frankfurter Senckenbergischen pathologisch-anatomischen Institut als Laborantenschülerin beschäftigt.

Im Juni 1919 legte WALLUF, nach mittlerweile achtjähriger Tätigkeit unter SCHNAUDIGEL, ihre Fachprüfung als Laboratoriumsassistentin mit Auszeichnung ab, wobei sie im Prüfungsfach „histologisch- und zytologische Technik“ als beste Teilnehmerin mit der Note „sehr gut“ abschnitt. Näheres über ihre Arbeit an der Klinik erfahren wir aus einem im Jahre 1919 von SCHNAUDIGEL ausgestellten Zwischenzeugnis:

> Fräulein Paula Walluf ist in der Technik der Zelloidin-, Paraffin- und Gefrierschnittmethoden und in der weiteren Behandlung bis zum fertigen Präparat durchgebildet; ihre Arbeit auf diesem Gebiet ist durchaus mustergültig. Sie hat auf meine Veranlassung außerdem einen Kursus in der Photographie durchgemacht und fertigt alle unsere Projektionsphotogramme und mikrophotographischen Bilder einschließlich der mit dem Lumiereverfahren hergestellten an. Alle Blut-, Urin- und Ausstrichuntersuchungen sind ihr geläufig. Sie bedient in den Vorlesungen den Projektionsapparat. Bakteriologische Kulturverfahren und Blutbearbeitungen, soweit sie für unsere Klinik in Frage kommen, sind ihr bekannt. Sie besorgt auch die quantitative Zuckerbestimmung mit dem Polarisationsapparat. Sie ist im Stande, nach den gegebenen Richtungen ganz selbstständig zu arbeiten; ihre Resultate waren noch immer ganz zuverlässig.

Darüber hinaus wurde Paula WALLUF aber auch bisweilen als Sekretärin und Operationshelferin in der Klink eingesetzt. Die Altersgrenze deutlich überschreitend, reichte ihre Tätigkeit noch bis weit in die Amtszeit Rudolf THIELs hinein. Immer wieder wurde einer Verlängerung ihrer Dienstzeit über das fünfundsechzigste Lebensjahr hinaus von offizieller Seite stattgegeben. Aus einem Schreiben der Stadtverwaltung an THIEL vom August 1947 erfahren wir über ihre zunehmend schwerer gewordene damalige Lage:

> Fräulein Walluf hat dringend gebeten, sie den kommenden Winter noch im Dienst zu belassen. Sie hat durch Luftangriffe alles verloren und wohnt jetzt in Untermiete, hat aber keinen richtig beheizten Raum; auch bereitet sie die Frage ihrer Verpflegung große Sorgen. Solange sie noch im Dienst des Krankenhauses ist, kann sie an der Beamtenspeisung teilnehmen. Sie bittet deshalb um Belassung im Dienst.[64]

---

[64] Ebenda.

Im Oktober 1948 schließlich schied Frau WALLUF – nach siebenunddreißig Dienstjahren und mittlerweile siebzigjährig – unwiderruflich aus der Augenklinik aus, womit sie jedoch persönlich nur sehr schwer zurechtkam. So soll sie trotz ihres offiziellen Abschieds eine Zeit lang noch immer in der Klinik gearbeitet und auch des Öfteren in den Laboratoriumsräumen geschlafen haben, was den geregelten Laboratoriumsbetrieb offensichtlich erheblich störte. Aus einem Schreiben der Krankenhausverwaltung an das Stadtgesundheitsamt Ende 1954 lässt sich hierzu folgender, tragischer Sachverhalt entnehmen:

> Fräulein Walluf war seither trotz dauernder Ermahnung verwaltungsseits und auch seitens der Klinikleitung einfach nicht dazu zu bewegen, die Klinik zu verlassen und dort nicht mehr zu arbeiten. Sie gab immer wieder vor, sie müsse noch Sachen sortieren, die schon Jahre zurückliegen, obwohl hier kein Auftrag der Klinik vorlag. Die laufenden Ermahnungen der Verwaltung und der Klinikleitung und die Anweisung, sich nun nicht mehr in der Klinik aufzuhalten, hat sie wohl entgegengenommen und auch versprochen dies zu tun, aber immer musste festgestellt werden, dass sie sich nicht von ihrem früheren Arbeitsplatz trennen konnte.[65]

Am 26. Januar 1967, neunzehn Jahre nach ihrem offiziellen Ausscheiden aus der Klinik, verstarb Paula WALLUF im Alter von 89 Jahren.

3.3 Otto SCHNAUDIGEL als Arzt und Wissenschaftler

Von Otto SCHNAUDIGEL zu reden heißt, auch über eine nicht alltägliche Karriere zu sprechen, die von Anfang an weniger auf gesellschaftliche Stellung und Anpassung als auf Begabung und Fleiß gründete.

Schon zu seiner Einschulung mit sechseinhalb Jahren konnte er – als Spross einer alten Handwerkerfamilie – lesen und schreiben.[66] Sein Vater, der ein gutgehendes Sattler- und Tapeziergeschäft in Speyer betrieb, soll ein „überall geachteter, bescheidener und aufrechter Mann mit freundlichem Wesen" gewesen sein, dessen „Hände Arbeit mustergültig war". Von ihm, so vermutete SCHNAUDIGEL später, hatte er neben der „Kunst des Zeichnens" vor allem jene „Handgeschicklichkeit" geerbt, die ihm in seinem späteren Leben als Operateur dann so sehr zugute kam.

---

65 Ebenda.

66 Hierzu wie im Folgenden nach SCHNAUDIGEL, Otto: „Ein reiches Leben" (Autobiographie) Typoskript, 328 Blätter; sowie O.-E. SCHNAUDIGEL (1994), S. 191.

Hinsichtlich SCHNAUDIGELs anfänglicher Lebensverhältnisse dürfen wir uns keinerlei Illusionen hingeben. Schon früh war seine Mutter an den Folgen einer Lungentuberkulose verstorben, und in dem „kleinen und bescheidenen Elternhaus" soll kein Tag vergangen sein, „ohne dass vom Sparen gepredigt wurde."

In der Schule war SCHNAUDIGEL stets musterhaft. Umso mehr hatte es seinen Ehrgeiz kränken müssen, als in der vierten Grundschulklasse die „Intelligenteren, man kann sagen, die besser Situierten", zur weiterführenden Lateinschule überwechselten, er aber auf Druck seines Vaters zunächst auf der Volksschule verbleiben musste.[67] Erst ein Jahr später, nach inständigem Bitten und Flehen, durfte er den Schulwechsel nachholen, was Grund genug für ihn war, sogleich „mit verdoppelten Eifer ans Lernen" zu gehen.

Was immer auch die ausschlaggebenden Gründe gewesen sein mögen, die SCHNAUDIGEL schließlich dazu bewogen, nach seiner Maturierung 1889 das Medizinstudium zu ergreifen, fest steht jedenfalls, dass ihn sein Studium von Anfang an mit leidenschaftlicher Begeisterung erfüllte. In seinen autobiographischen Aufzeichnungen schreibt er hierzu:

> War schon die beschreibende Anatomie ein Lieblingsstudium, so füllte mich die Kenntnis des Lebens bei Mensch und Tier und Pflanze mit Begeisterung und in das mir bis dahin ganz verschlossene Reich der Chemie trat ich mit dem geheimnisvollen Schauer, mit dem man als Kind einen Dom betritt. Das waren ja für den humanistischen Pennäler neue Welten, für seine Weltanschauung neue Ziele, wohin er auch sah, ein neues Werden, für den Grammatikwurm der Sprung in den Kosmos.

SCHNAUDIGEL begann sein Medizinstudium im Jahr 1889 an der Universität in Heidelberg. Hier trat er unter anderem der Burschenschaft *Frankonia* bei, der er späterhin auch noch lange „sehr verbunden" blieb.[68] Nach drei Semestern Studium in Heidelberg wechselte er an die Universität Rostock, legte dort 1891 sein Physikum ab und ging anschließend nach München, wo er – entgegen seiner ursprünglichen Absicht, hier nur ein Semester zu verbringen – bis zum Ende seines Studiums 1894 verblieb (s.a. Kap 2.2).

Zu SCHNAUDIGELs Hochschullehrern zählten der Physiologe Wilhelm KÜHNE (Heidelberg), der Anatom Albert von BRUNN (Rostock), ferner die Internis-

[67] Ein Umstand, zu dem sich Schnaudigel später einmal äußerte: „Ich glaube es war die Angst, anzustoßen, wenn er [der Vater], der kleine Sattlermeister, den Anschein erwecke, dass er seinen Sohn studieren lassen wolle. In der kleinen Hauptstadt der Pfalz war ja ein beinahe indischer Kastengeist." Ebenda (Autobiographie), Bl. 72.

[68] SCHNAUDIGEL, O.-E (1994), S. 191.

ten Hugo von ZIEMSSEN und Josef von BAUER (München) sowie die beiden Chirurgen Ferdinand KLAUSSNER und Ottmar von ANGERER (München). Und nicht zuletzt – von ihm am meisten geschätzt – der Münchner Ophthalmologe August von ROTHMUND[69], dessen Tätigkeit ihm so gut gefiel, dass er schließlich „beschloss, dieses Fach Augenheilkunde zu ergreifen“[70].

Noch vor seinem Parisaufenthalt bei Eduard MEYER (s. Kap. 2.2) und nur wenige Wochen nach bestandenem Staatsexamen promovierte SCHNAUDIGEL im Herbst 1894 an der Ludwig-Maximilians-Universität zu München über die „Meta-jod-ortho-oxychinolin-ana-sulfonsäure“, ein unter dem Firmennamen „Loretin“ seinerzeit in den Handel gebrachtes neues Antiseptikum.

Von großem Einfluss auf seine spätere wissenschaftliche Tätigkeit sollten dann insbesondere die Jahre 1896 bis 1898 werden, in denen er als Assistent unter dem Ophthalmologen Theodor LEBER[71] in Heidelberg wirkte. Über seine Heidelberger Zeit schreibt SCHNAUDIGEL später rückblickend:

> Welch herrliche Klinik, wie wundervoll eingerichtet das Laboratorium, was für ein Tierstall. Alles, was ich nur wollte, stand mir zur Verfügung; ich konstruierte Nährbodenfilter, ich hatte Kaninchen und Meerschweinchen, Hunde und Katzen in meinem Stall und war bei dem mangelnden Interesse der übrigen Assistenten, mit rühmlicher Ausnahme Eugen v. Hippels, Alleinherrscher. Winkel in Göttingen baute mir einen großen mikrophotographischen Apparat, der die ersten brauchbaren Mikrophotogramme auch für Immersionsbilder lieferte, so dass man sie als Abbildungen in wissenschaftlichen Zeitschriften benutzen konnte. Der Chef, der alte Leber, versagte mir keinen Wunsch. [...] Die zweieinhalb Jahre in Heidelberg sind nur so dahin geschmolzen, freilich haben sie hellste Wissenschaft in meinen Schädel geladen.

Aus dieser frühen Zeit stammt auch SCHNAUDIGELs beeindruckend anschauliche Arbeit über „Die Immigrationstheorie und die Lehre von den Schlummerzellen“[72]. Hierbei griff er in den seinerzeit geführten Gelehrtenstreit hinsichtlich

[69] August v. ROTHMUND (1830–1906) studierte in München, Berlin, Prag und Wien. 1854 erfolgte seine Habilitation für das Fach Augenheilkunde in München. Im Jahr 1859 wurde er zum außerordentlichen Professor ernannt. Von 1863 bis 1900 war er erster Ordinarius der Münchner Augenklinik und gilt vor allem als Förderer der operativen Augenheilkunde sowie als Erstbeschreiber der Magnet-Extraktion eines metallischen Fremdkörpers aus dem menschlichen Auge (1873).

[70] SCHNAUDIGEL, Otto (Autobiografie), wie Anm. 6, Bl. 128.

[71] Siehe Kap. 2.2, Anm. 27.

[72] SCHNAUDIGEL, Otto: Die Immigrationstheorie und die Lehre von den Schlummerzellen. In: Graefes Arch. Ophthal. 47 (1898), S. 388–397.

der Herkunft und Funktion der bei Entzündungen der Hornhaut des Auges anzutreffenden sogenannten Wanderzellen ein und erbrachte erstmals den histologischen Nachweis, dass es sich dabei um eine durch den Entzündungsvorgang induzierte Einwanderung von Leukozyten in die Kornea handelt und nicht, wie zuvor vielfach angenommen, um eine, quasi aus dem „Schlummerzustand" erwachte, hornhauteigene Zellpopulation. Eine Tatsache, die nicht zuletzt deshalb so lange verkannt worden war, weil, wie wir heute wissen, beim Durchtritt durch das Hornhautepithel die Leukozyten ihre gewohnte Form zugunsten einer langgezogenen Speer- oder Spindelform verändern. Gerade diese Formveränderung aber findet in der erwähnten Arbeit SCHNAUDIGELs ihre vortrefflichste Beschreibung und bis heute gültige Erklärung, wonach es sich hierbei offensichtlich um eine rein räumliche Anpassung an die vorgegebene Enge der Interzellularspalten handelt.[73] SCHNAUDIGEL hatte hierzu an zwei Kaninchenhornhäuten eine künstliche Entzündung durch Einimpfung einer stark virulenten Staphylokokkenkultur hervorgerufen, die Augen achtzehn Stunden später enucleiert und anschließend histologisch untersucht. Es zeigte sich, dass in dem an sich nachweisbar noch nicht veränderten Hornhautgewebe zahlreiche Zellen lagen, welche alle Übergänge von der runden bis zur lang ausgezogenen Spindelform aufwiesen und größtenteils die für Leukozyten charakteristischen eosinophilen Granula enthielten.

Neben den histologisch-pathologischen Studien, die zeitlebens das Hauptgebiet seines wissenschaftlichen Arbeitens blieben, konnte SCHNAUDIGEL an der Heidelberger Universitäts-Augenklinik auch seine operativen Fähigkeiten vervollkommnen. Und als er Ende 1898 aus der Klinik ausschied, soll sich sein damaliger Lehrer LEBER von ihm mit den Worten verabschiedet haben: „Lieber Kollege Schnaudigel, wenn ich einmal an den Augen erkranken sollte, dann müssen Sie mich operieren."[74]

Zu seiner im November 1898 erfolgten Niederlassung als frei praktizierender Augenarzt in Frankfurt hatte man ihm jedoch – wie bereits erwähnt – keine gute Zukunft vorausgesagt, da, wie er später rückblickend vermerkte, „eben schon recht tüchtige Kollegen hier wirkten".[75] Doch allen negativen Prophezeiungen zum Trotz stieg schon bald die Zahl seiner Patienten und Patientinnen, allein während der ersten fünf Jahre der Praxistätigkeit, von anfänglich 284 auf fast 2 000 jährlich.[76] Hinzu kam seine parallele Tätigkeit in der Frankfurter Augenheilanstalt

[73] DUKE-ELDER, VIII/2, S. 618.
[74] Siehe Nachruf auf Otto SCHNAUDIGEL im „Rheinpfalz" vom 20. Nov. 1945.
[75] SCHNAUDIGEL, Otto (Autobiografie), wie Anm. 6, Bl. 181.
[76] Ebenda, Bl. 182 u. Bl. 194.

wie auch das 1904 hinzugekommene Amt des Schriftführers in der *Senckenbergischen Naturforschenden Gesellschaft*, der er seit 1902 als Verwaltungsmitglied angehörte.

Aus seiner großen praktischen Tätigkeit dieser Jahre war auch die Konstruktion eines sogenannten „Schwartenlochers“ hervorgegangen, ein Operationsinstrument ähnlich einer Lochzange, mit dessen Hilfe die damals häufig anzutreffenden Fälle von Schwartenbildung im Pupillarbereich der Augen, insbesondere nach langwierig infizierten Kataraktoperationen, erfolgreich angegangen werden konnten.[77]

Der Frankfurter Gynäkologe und Medizinhistoriker Wilhelm KALLMORGEN vermerkt, dass es SCHNAUDIGEL vor allem während der Jahre seiner Leitung der Frankfurter Augenheilanstalt zu verdanken sei, dass die Anfang des 20. Jahrhunderts noch vereinzelten Fälle von Trachom im Hintertaunus erkannt und endgültig ausgerottet wurden.[78]

Nur wenige Wochen nach Eröffnung der damals noch städtischen Augenklinik im November 1910 berichtete SCHNAUDIGEL auf einer Sitzung des Frankfurter Ärztlichen Vereins erstmals über seine durchweg positiven Erfahrungen mit dem KOCHschen Tuberkulinpräparat in der Tuberkulosebehandlung des Auges.[79] KALLMORGEN wertet es sogar als SCHNAUDIGELs Hauptverdienst, dass dieser alle tuberkuloseverdächtigen und tuberkulösen Augenkrankheiten der Kinder in Klinik und Poliklinik spätestens ab 1912 planmäßig mit der KOCHschen Bazillenemulsion (*Tuberkulin*) „immunisierte“ und damit maßgeblich zur Verminderung der tuberkulösen Augenerkrankungen der Kinder im Raum Frankfurt beigetragen habe.[80]

1914–1935

77 SCHNAUDIGEL, Otto: Die Durchlochung der Pupillenschwarten. In: Graefes Arch. Ophthal. 70 (1909), S. 123–129.

78 KALLMORGEN, S. 404.

79 SCHNAUDIGEL, Otto: Bazillenemulsion „Koch“ in der Augenheilkunde. In: Dtsch. med. Wschr. 37 (1911), S. 621.

80 KALLMORGEN, S. 404; sowie Klin. Mbl. Augenhk. 93 (1934), S. 817. Bei der besagten Bazillenemulsion dürfte es sich allerdings kaum um die ursprüngliche, bereits 1890 von Robert KOCH als Heilmittel vorgestellte und anfänglich als Wundermittel gepriesene Emulsion, einem Extrakt aus abgetöteten Tuberkelbazillen, gehandelt haben, welche nur kurze Zeit später aufgrund gravierender Nebenwirkungen und ausbleibenden Heilungserfolgen wieder vom Markt genommen werden musste (Tuberkulin-Skandal). Auch bei den späterhin modifizierten KOCHschen Tuberkulin-Präparaten blieben die erhofften Wirkungen hinsichtlich Immunisierung und Heilung vielfach aus, erwiesen sich jedoch zunehmend als wertvolles diagnostisches Hilfsmittel. Der angesprochene damalige Rückgang der Augentuberkulose, insbesondere bei Kindern, dürfte daher vor allem an der allgemeinen Verbesserung der hygienischen Verhältnisse gelegen

Fußend auf den Versuchen von Robert KOCH[81], Emil von BEHRING[82] und anderen, die bei Anwendung von Goldverbindungen, insbesondere von Zyangold, gute antituberkulöse Wirkungen gesehen hatten, führte SCHNAUDIGEL 1917 zusätzlich zur Tuberkulintherapie das damals von den Höchster Farbwerken in den Handel gebrachte Goldpräparat *Krysolgan* in die Behandlung der Augentuberkulose ein.[83] Auch hiermit erzielte er beachtliche Erfolge, insbesondere bei „frischen Aderhautentzündungen und hartnäckigen Fällen von Episkleritiden."[84]

Als Freund und Kollege Paul EHRLICHs muss SCHNAUDIGEL zu den ersten Ophthalmologen gezählt werden, welche die praktische Anwendung der Chemotherapie für ihr Fach erschlossen haben. Noch im gleichen Jahr (1910), in dem es EHRLICH und seinem damaligen japanischen Mitarbeiter Sahachiro HATA gelungen war, das Antilueticum *Salvarsan* zu synthetisieren, berichtete SCHNAUDIGEL über seine überwiegend positiven Erfahrungen mit diesem neuen, arsenhaltigen Heilmittel in der Augenheilkunde.[85] Trotz der erheblichen Nebenwirkungen des Salvarsans blieb dieses Präparat – wenn auch bald in Form einer weniger toxischen Kombination (*Neosalvarsan*) – bis zur Entdeckung und Einführung des *Penicillins* (1939) das bedeutendste Mittel gegen die Lues, sowohl in der Allgemeinbehandlung wie auch in der Augentherapie.[86]

Über die von SCHNAUDIGEL zur Behandlung ganz unterschiedlicher Krankheitsbilder wiederholt eingesetzten intravenösen Jodnatrium-Injektionen sowie

---

haben. Hinzu kommt, dass früher viele entzündlichen Augenerkrankungen fälschlicherweise ursächlich der Tuberkulose zugeschrieben wurden.

81 Robert KOCH (1843–910) gilt insbesondere durch seine Entdeckung des Tuberkuloseerregers im Jahr 1882 als Begründer der modernen Bakteriologie und gehört zusammen mit Paul EHRLICH und Emil von BEHRING zugleich zu den frühen Wegbereitern des Fachgebiets der Immunologie. 1905 erhielt er den Nobelpreis für Medizin.

82 Emil von BEHRING (1854–1917), Träger des ersten Nobelpreises in Medizin (1901) und Schüler Robert KOCHs, gilt als Begründer der Serumtherapie. Nach seinem Medizinstudium in Berlin war er zunächst als Assistent und später als Oberarzt am dortigen Institut für Infektionskrankheiten tätig, wo er 1893 mit Hilfe verschiedener von Paul EHRLICH entwickelter Methoden das erste Heilserum (Antitoxin) gegen Diphtherie entwickelte. 1904 gründete er in Marburg die nach ihm benannten *Behring-Werke*.

83 SCHNAUDIGEL, Otto: Organische Goldpräparate in der Augenheilkunde. In: Klin. Mbl. Augenhk. 54 (1917), S. 353–369.

84 SCHNAUDIGEL, Otto: Weitere Erfahrungen mit der Krysolganbehandlung tuberkulöser Augenerkrankungen. In: Münch. med. Wschr. 68 (1921), S. 575–576.

85 SCHNAUDIGEL, Otto: Ehrlich-Hata 606 in der Augenheilkunde. In: Arch. Augenhk. 68 (1911), S. 212–220.

86 Erst viele Jahre später erkannte man die mit dem Salvarsan verbundenen chronischen Arsenvergiftungen, was schließlich dazu führte, dass diese Medikamente aus dem Verkehr gezogen wurden.

die über all die Jahre hinweg praktizierte Glühstrahlbehandlung bei infektiösen Hornhauterkrankungen, das sogenannten Rösten, wurde schon oben (s. Kap. 3.1) berichtet.

Vor allem aber machte sich SCHNAUDIGEL als glänzender Operateur einen Namen. Weit über dreitausend erfolgreiche Staroperationen führte er im Laufe der Jahre an der hiesigen Augenklinik durch,[87] und für die Schüler und Gäste seiner Klinik soll es „stets ein Erlebnis von eigenem Reiz" gewesen sein, „eine Operation von seiner sicheren Hand ausgeführt" gesehen zu haben.[88]

1912 berichtete SCHNAUDIGEL auf der Versammlung der *Deutschen Ophthalmologischen Gesellschaft* (DOG) in Heidelberg über „Die Elliotsche Trepanation bei Glaukom", wobei er den Wert des damals von Sir Robert Henry ELLIOT[89] angegebenen Verfahrens klar erkannte und gleichzeitig danach strebte, diese Methode noch weiter zu verbessern. Insbesondere die Tatsache, dass dieser Eingriff am gleichen Auge wiederholt durchführbar und der postoperative Astigmatismus nur sehr gering sei, wie auch die Variabilität der Operation selbst, hob SCHNAUDIGEL anerkennend hervor. Der möglichen Komplikation eines eventuellen Zurückgleitens des trepanierten Sklerastückes in die vordere Augenkammer sollte nach seiner Ansicht dadurch begegnet werden, dass man die Trepanation nicht gleich vollständig durchführt, sondern im letzten Moment den Trepan fortlässt und das Sklerastück mit Hilfe einer Pinzette und einer gebogenen Schere abschneidet.[90] Die damals bereits vielerorts geübte obligate periphere Iridektomie in Verbindung mit der Trepanation lehnte SCHNAUDIGEL jedoch zunächst ab. Späterhin korrigierte er seine Ansicht und plädierte für die Iridektomie bei sämtlichen Glaukomformen, insbesondere aber den akuten Fällen.[91]

Neben der bereits genannten Konstruktion eines Schwartenlochers, welcher 1914 eine zusätzliche Verbesserung erfuhr, verdanken wir SCHNAUDIGEL noch eine

87 Dies mag, verglichen mit einem Kataraktchirurgen heutiger Tage, als zahlenmäßig gering erscheinen, muss aber bezogen auf die damaligen Verhältnisse als durchaus beachtlich angesehen werden.

88 „Otto SCHNAUDIGEL zu seinem 60. Geburtstag". In: Stadtblatt der Frankfurter Zeitung vom 12. Nov. 1929.

89 Sir Robert Henry ELLIOT (1864–1936), britischer Militärarzt und Ophthalmochirurg, war Dozent für Augenheilkunde an der London School of Tropical Medicine und Augenchirurg am Prince of Wales Hospital. Er galt als hervorragender Operateur, insbesondere hinsichtlich der von ihm entwickelten fistulierenden Hornhaut-Sklera-Trepanation im Rahmen der Glaukomchirurgie.

90 SCHNAUDIGEL, Otto: Die ELLIOTsche Trepanation bei Glaukom. In: Ber. Dtsch. Ophth. Ges. 38 (1913), S. 151–157.

91 Klin. Mbl. Augenhk. 53 (1914), S. 223.

ganze Reihe von praktischen Veränderungen an Operationsinstrumenten sowie die Entwicklung auch gänzlich neuer Instrumente. Erwähnt seien hier seine „Iriszwecke“ zur basalen Einschneidung der Iris sowie die Konstruktion einer „Diskuszange“ – einer speziellen Ringpinzette zum leichteren Erfassen der bei der Elliotschen Operation anfallenden trepanierten Sklerascheibe.[92]

In dem 1922 erschienenen „Handbuch der Ärztlichen Erfahrungen im Weltkriege 1914/1918“ von Otto von SCHJERING war SCHNAUDIGEL das Kapitel über „Augenprothesen bei Kriegsverwundeten“ übertragen worden, worin er seine reichen Erfahrungen auch auf diesem Gebiet zum Ausdruck brachte.

Nicht zu vergessen aber auch seine im Jahr 1913 erschienene Publikation über „Die vitale Färbung mit Trypanblau am Auge“.[93] Aufgrund der unterschiedlichen Anfärbung einzelner intraokularer Strukturen nach intravenöser Injektion des Farbstoffes Trypanblau an albinotischen Kaninchen konnte SCHNAUDIGEL mit dieser Arbeit nicht nur eine entscheidende Stütze für die Annahme der spezifischen sekretorischen Funktion des Corpus ciliare des Auges erbringen, sondern darüber hinaus auch schon auf die Existenz einer Blut-Netzhautschranke hinweisen – eine Erkenntnis, die erst etliche Jahre später durch elektronenmikroskopische Untersuchungen ihre morphologische Bestätigung fand und zugleich mithalf, die Grundlagen der späteren Angiographie in der augenärztlichen Diagnostik zu legen.[94]

Die letzte seiner insgesamt weit über dreißig Fachveröffentlichungen hatte „Die Röntgenuntersuchung in der Augenheilkunde“ zum Inhalt. Sie erschien 1934 als eigenständiges Kapitel in dem mehrbändigen Lehrbuch und Atlas der Röntgendiagnostik von Franz GROEDELS.

SCHNAUDIGELs wissenschaftlicher Beitrag für die Ophthalmologie zeichnet sich weniger durch die Anzahl seiner Veröffentlichungen als durch deren bis in die Gegenwart reichende Bedeutung aus. Ihm, dem klinisch-praktisch orientierten Ophthalmologen, scheint die lebensnahe Praxis aufgrund einer ausgeprägten Beziehung zum Mitmenschen stets wichtiger gewesen zu sein als medizinisch-theoretische Fragestellungen und deren Publikation. Seine hohen ärztlichen und menschlichen Qualitäten brachten ihm die Zuneigung und Bewunderung von Patienten, Schülern und Kollegen ein. Sein umgängliches Wesen, seine menschliche Wärme und Herzlichkeit sollen stets mit einem ausgesprochenen Sinn für Humor

---

92 SCHNAUDIGEL, Otto: Drei Instrumente. In: Zschr. Ophth. Optik. 14 (1926), S. 68–69.

93 SCHNAUDIGEL, Otto: Die vitale Färbung mit Trypanblau am Auge. In: Graefes Arch. Ophth. 86 (1913), S. 93–105.

94 WESSING, S. 51ff.

gepaart gewesen sein. Er galt als glänzender Operateur und Gesellschafter, der dank seines Humors und seines guten Gedächtnisses manche Geschichte und Anekdote zum Besten geben konnte. Eine, welche auch in SCHNAUDIGELs autobiographischen Aufzeichnungen wiedergegeben ist, sei hier kurz erwähnt:

> Ich habe in meinem Leben herrliche Erfolge erlebt, vor allem in der Augenchirurgie, aber nichts hat mich mit mehr Stolz erfüllt wie der Ausspruch einer überängstlichen alten Dame, nachdem ich sie wegen einer ‚mouche volante' beruhigt hatte: Herr Professor, wenn ich nur ihre Stimme höre, ist mir's, als hätt' ich dreißig Droppe Baldriantinktur genomme.[95]

SCHNAUDIGEL verleugnete sein bescheidenes elterliches Herkommen nie. Selbst als anerkannte Kapazität auf der Höhe seiner Karriere verlor er zu keiner Zeit den Kontakt zu seiner Geburtsstadt Speyer; und so war es für ihn immer ein besonderes Erlebnis, mit Frau und Kindern im eigenen Automobil seiner Heimatstadt einen Besuch abzustatten.

Die *Frankfurter Zeitung* ehrte SCHNAUDIGEL zu seinem 60. Geburtstag in Form eines längeren Artikels, in dem unter anderem auch der Frankfurter Künstler Fried STERN wie folgt zu Wort kam:

> Wie ich diesen Mann kennen lernte ist zwar recht prosaisch, aber ich will es doch erzählen: In einem Gasthaus war's; der berühmte Augenarzt, den ich damals persönlich noch nicht kannte, bestellte sich ein Rippchen, die markante Physiognomie dieses Mannes fiel mir auf, das scharf geschnittene Profil mit der Pharaonen-Nase, die klugen und doch so lustigen Augen, der mächtige Durchzieher, alles dies war schon ungewöhnlich. Aber ich staunte auch darüber, wie kunstgerecht und graziös die Hände mit Messer und Gabel das Rippchen ‚präparierten'. Wir kamen ins Gespräch, sprachen von fernen Erdteilen, dann gab's Anekdoten, denn auch hierin ist unser Geburtstagskind Meister. Wie anschaulich und spannend kann er erzählen und mit wie viel Pfälzer Humor und Mutterwitz gewürzt, sind alle die Sachen! Als Pfälzer ist er einem guten Tropfen nicht abgeneigt. [...] Als Mensch von Welt und Gemüt liebt er den Tabak über alle Maßen. Er ist ein Freund der Musik, seine besondere Liebe aber gilt alten Geigen, deren er wohl an drei Dutzend besitzt – von jeder einzelnen weiß er getreulich wie ein guter Vater, über seine Kinder zu berichten.[96]

Neben seiner ärztlichen Tätigkeit fand SCHNAUDIGEL aber auch stets noch Muße, sich seiner Lieblingsbeschäftigung, dem Malen, zu widmen. So finden wir in seinem Nachlass eine Fülle von Bildern, darunter auch hervorragende Aqua-

---

95 SCHNAUDIGEL,OTTO (Autobiographie), wie Anm.6, Bl. 241.
96 Stadtblatt der Frankfurter Zeitung vom 12. Nov.1929.

rellzeichnungen vielfältiger Augensymptome. Aufgrund seiner außergewöhnlichen künstlerischen Begabung konnte er Spaltlampenbefunde und Fundusveränderungen mit einer Genauigkeit und Natürlichkeit zur Darstellung bringen, dass seine Zeichnungen auch heute, im Zeitalter der Fotographie, keinen Vergleich zu scheuen brauchen.

Nach dem SCHNAUDIGEL fast genau 25 Jahre die Geschicke der Frankfurter Augenklinik gelenkt hatte, wurde er Ende März 1935 mit Erreichung der Altersgrenze in den Ruhestand versetzt.[97] Die in diesem Zusammenhang späterhin von verschiedener Seite wiederholte Behauptung, dass SCHNAUDIGEL mit seiner damaligen, selbst als so abrupt erlebten Emeritierung nicht zuletzt aus politischen Gründen förmlich aus seinem Amt gedrängt worden sei,[98] ist jedoch bei genauerer Betrachtung historisch nur schwer aufrecht zu erhalten. Fakt ist vielmehr, dass SCHNAUDIGEL weder zwangsweise noch vorzeitig in den Ruhestand versetzt wurde. Der Anlass seiner Emeritierung gründete in erster Linie in der kurz zuvor per Reichsgesetz erlassenen generellen Herabsetzung der Altersgrenze für die Entpflichtung von Hochschullehrern auf das fünfundsechzigste Lebensjahr.[99]

Über seinen Abschied von der Frankfurter Universitätsaugenklinik schrieb SCHNAUDIGEL später:

> Ein eigenartiges Gefühl, nach so vielen Jahren eine gewohnte Tätigkeit aufgeben zu müssen und als Fremder in Räumen zu weilen, in denen man ein

[97] SCHNAUDIGELs Entlassungsschreiben trägt das Datum: 5. März 1935.

[98] Demnach soll SCHNAUDIGEL als „prominenter Leittragender der Personalpolitik der neuen Machthaber" dem „NS-Regime offensichtlich nicht genehm" gewesen sein, sodass eine „vorzeitige Emeritierung" erfolgte; vgl. KÜCHLE, S. 268; sowie HELD, S. 47.

[99] Das Reichsgesetz über die Entpflichtung der Hochschullehrer vom 21.1.1935 sah für alle Hochschullehrer die Emeritierung am Ende des Semesters vor, in dem der Betreffende sein 65. Lebensjahr vollendet hatte (wenngleich auch die Möglichkeit einer maximal dreijährigen Verlängerung bestand); vgl. BENZENHÖFER (2014, S. 126) sowie ROHRBACH (2007, S. 78). Zweifelsohne hatte sich das Ministerium mit diesem Gesetz zugleich die Möglichkeit geschaffen, unliebsame Professoren zu entpflichten oder zu entfernen. Ob dies jedoch im konkreten Fall von SCHNAUDIGEL zutraf, darf zumindest bezweifelt werden. SCHNAUDIGELs persönliche Einstellung zu den neuen Machthabern entsprach eher der damaligen in weiten Teilen gängigen unpolitischen Haltung der meisten deutschen Hochschullehrer. Enttäuscht über die Entwicklungen und Unruhen der jungen Weimarer Republik und nach wie vor innerlich dem Kaiserreich verbunden, wurde das Erstarken der nationalsozialistischen Bewegung persönlich als wenig bedrohlich, eher jedoch als gesellschaftlich Zukunft verheißend erlebt. Dem entsprechend liest es sich auch in SCHNAUDIGELs autobiographischen Aufzeichnungen: „…jetzt im dritten Reich erfüllt den alternden Menschen wieder das lang entbehrte Gefühl des Geborgenseins, das sichere Empfinden, dass die Wunderblume ‚Kraft' empor sprießt. Er freut sich des idealen Aufschwungs dieser jungen Kerle, lebensfroh und, wenn es sein muss, auch sterbensfroh." [Autobiographie, wie Anm. 1, Bl. 246a.]

> Vierteljahrhundert ‚Chef' war. Die Trauer meiner Angestellten war aufrichtig, ebenso die Teilnahme der Studenten. Zwar kann man als Emeritierter Vorlesungen halten und die Räume des Laboratoriums hätten mir zur Verfügung gestanden; aber es widerstrebte meinem Empfinden dort Gast zu sein, wo man so lange kommandiert hatte. So habe ich mir ein Laboratorium in meinem Haus eingerichtet und kann arbeiten, was ich will.[100]

So blieb SCHNAUDIGEL auch nach seiner Emeritierung noch längere Zeit ophthalmologisch tätig. In seinem Wohnhaus in Frankfurt übte er bis 1944 eine rege augenärztliche Praxis aus. Von seinem ehemaligen Schüler Max MÜLLER (s.a. Kap. 3.1) – mittlerweile Leiter der Augenabteilung des hiesigen Marienkrankenhauses – war es ihm zudem ermöglicht worden, weiterhin zu operieren.

Am 6. Oktober 1945 verstarb SCHNAUDIGEL an den Folgen eines Herzinfarktes im Alter von 75 Jahren in dem kleinen Odenwalddorf Hahn bei Ober-Ramstadt, wo er nach der Zerstörung seines Frankfurter Heimes Zuflucht gefunden hatte. Seine Beisetzung fand am 12. Oktober 1945 auf dem Darmstädter Waldfriedhof im engsten Kreise der Familie statt. Nur wenige Tage vor seinem Tod soll er noch „zwei meisterhafte Schieloperationen" ausgeführt haben.[101]

Otto SCHNAUDIGEL, der sich zeitlebens als ein „Prediger einer etwas gelockerten Lebeweise" verstand,[102] schrieb in seiner bislang unveröffentlichten Autobiographie einmal über die Voraussetzungen des Arztberufes:

> Das große Wissen allein macht noch lange keinen guten Arzt; es gehört dazu eine Künstlerbegabung, eine gründliche Kenntnis der Menschenseele, das Vermögen sich auf den Zustand, auf das Hilfesuchen des Kranken einzustellen, eine große Güte und eine unbeugsame Härte.

Diesem, von ihm selbst einmal gezeichneten Bild dürfte er, bei allem, was wir heute wissen, weitestgehend selbst entsprochen haben.

---

[100] SCHNAUDIGEL. Otto (Autobiographie), wie Anm. 6, Bl. 249.

[101] So in einem persönlichen Schreiben von Ottheinz Schnaudigel, dem Sohn Otto SCHNAUDIGELs, an seine Schwester vom 16.11.1945.

[102] SCHNAUDIGEL (Autobiographie), wie Anm. 6, Bl. 125.

4 DIE FRANKFURTER UNIVERSITÄTS-AUGENKLINIK UNTER DER LEITUNG VON RUDOLF THIEL (1935–1965)

Mit Rudolf THIEL nahm die Geschichte der Klinik eine neue Richtung. Nicht nur, dass mit ihm ein gänzlich anderer Charakter die Leitung übernahm – unter seiner Führung gelangte die Frankfurter Universitätsaugenklinik auch schnell zu weiterem Aufstieg und internationalem Ansehen. Neben THIELs international anerkannten wissenschaftlichen Leistungen auf dem Gebiet der Augenheilkunde, welche er sich insbesondere während seiner Frankfurter Jahre erwarb, kommt ihm vor allem das bleibende Verdienst zu, die Frankfurter Universitätsaugenklinik zielsicher durch die politisch wie wirtschaftlich schwierigen Kriegs- und Nachkriegsjahre gelotst und auch maßgeblich zum Wiederaufbau der daniederliegenden wissenschaftlichen Beziehungen zum Ausland nach 1945 beigetragen zu haben.

4.1 Rudolf THIELs Ruf nach Frankfurt und die Entwicklung der Klinik bis zum Ende des Zweiten Weltkrieges

Rudolf THIEL wurde am 13. November 1894 als einziges Kind des Fabrikbesitzers Leopold THIEL in Berlin geboren.[1] Hier besuchte er die Vorschule des Königstädtischen Gymnasiums und das Königliche Friedrich-Wilhelm-Gymnasium, an dem er Ostern 1913 die Reifeprüfung ablegte. Von Anfang an hatte er alle Vorteile, die gesellschaftliche Stellung und Geld bieten konnten. Sein Vater war ein hervorragender Geschäftsmann und als Besitzer der Flügelfabrik *Schwächtern* zugleich königlich-preußischer Hoflieferant. Seine leibliche Mutter verstarb als er sechs Jahre alt war, worauf sein Vater erneut heiratete. Mit seiner Stiefmutter soll sich THIEL „sehr gut verstanden" haben.[2] Seine medizinischen Studien begann THIEL im Frühjahr 1913 an der Universität Freiburg. Ein Semester später wechselte er an die Tübinger Universität. Nach Kriegsbeginn trat er im Dezember 1914 in das Regiment Königsjäger zu Pferde Nr.1 ein. Während eines Heimaturlaubes im Februar 1916 absolvierte er seine ärztliche Vorprüfung in Tübingen.

[1] Hierzu wie im Folgenden nach Pers.-Akte 50.067, ISGFfm.; sowie Akte Rudolf Thiel, UAF Abt. 4 Nr. 224 sowie Abt. 50 Nr. 2096–2098.

[2] THIEL, Gertrud (Ehefrau von Rudolf Thiel) (†): persönl. Mitteilung, 1982.

Von Sommer 1916 an war THIEL ununterbrochen an der Westfront, zunächst als Feldunterarzt und ab Sommer 1918 als Feldhilfsarzt im Lazarettdienst tätig. Nach dem Kriege setzte er sein Studium an der Universität Jena fort, wo er am 17. März 1920 die ärztliche Staatsprüfung ablegte. Noch im selben Monat promovierte er mit einer Arbeit „Über vier Fälle von eitriger metastatischer Ophthalmie" mit magna cum laude. Nach einer anschließenden sechsmonatigen Tätigkeit als Volontärassistent am Pathologischen Institut von Jena trat er als Assistent in die Jenaer Universitäts-Augenklinik ein und blieb dort bis Ende März 1925, zunächst unter Wolfgang STOCK[3] und anschließend unter Arthur BRÜCKNER[4] sowie Walther LÖHLEIN[5]. Die folgenden zehn Jahre, bis zur Übernahme des Frankfurter Lehrstuhls für Augenheilkunde, war THIEL an der Berliner Universitäts-Augenklinik bei Geheimrat Emil KRÜCKMANN[6] tätig. Hier bekleidete er zunächst die Stelle des ersten Assistenten und vermochte sich schon bald im Jahr 1925 mit dem Thema „Auge und vegetatives Nervensystem" zu habilitieren, womit ihm zugleich die venia legendi für das Fach Augenheilkunde erteilt wurde. Vier Jahre später, zum Sommersemester 1929, erfolgte seine Ernennung zum außerordentlichen Professor. Ab April 1933 hatte er in Berlin die Stelle des ersten Oberarztes inne. Aus dieser Position erhielt er den Ruf nach Frankfurt am Main.

Mit Amtsantritt als leitender Direktor der Universitätsaugenklinik wie auch Lehrstuhlvertreter seines Faches in Frankfurt zum 1. April 1935 traf THIEL auf einen weitestgehend gleichgeschalteten Universitätsbetrieb. Längst schon waren die

---

3 Wolfgang STOCK (1874–1956) studierte in Tübingen, Berlin und München Medizin; anschließend war er Schüler von Wilhelm UHTHOFF in Breslau und Theodor AXENFELD in Rostock und Freiburg. 1903 wurde er in Freiburg für Augenheilkunde habilitiert, und von 1910 bis 1921 war er Ordinarius in Jena, danach bis 1952 Ordinarius in Tübingen. Er befasste sich mit der Bakteriologie, der pathologischen Anatomie und der Optik des Auges, vor allem aber mit der Tuberkulose und endogenen Augenentzündungen.

4 Arthur Bernhard BRÜCKNER (1877–1975) studierte in Heidelberg, Jena, München und Würzburg. Von 1901 bis 1903 folgten physiologisch-optische Studien bei Ewald HERING in Leipzig. 1903 beginnt er seine ophthalmologische Ausbildung bei Carl v. HESS in Würzburg, bei dem er sich 1906 habilitierte. Bis 1910 war er Oberarzt unter Emil KRÜCKMANN in Königsberg. 1910 zum außerordentlichen Professor ernannt, folgte er zwei Jahre später seinem Chef KRÜCKMANN nach Berlin. 1921 übernahm er den Lehrstuhl für Augenheilkunde in Jena. Von 1923 bis 1948 war er Ordinarius für Augenheilkunde in Basel.

5 Siehe auch Kap. 3.2.1, Anm. 9.

6 Emil KRÜCKMANN (1865–1945) studierte in München, Rostock, Berlin und Göttingen. 1890 Promotion und Beginn der augenärztlichen Fachausbildung in Rostock unter Rudolf BERLIN. 1895 war er zunächst Assistent, später dann Oberarzt unter Hubert SATTLER in Leipzig, wo er sich 1896 habilitierte und 1901 zum außerordentlichen Professor ernannt wurde. Von 1907 bis 1912 war er Lehrstuhlvertreter seines Faches in Königsberg und anschließend von 1912 bis 1934 Direktor der Universitätsaugenklinik in der Ziegelstraße in Berlin.

wichtigen Führungs- und Lehrkräfte gegen solche ausgetauscht, die auch Parteimitglied der NSDAP waren.[7]

Welche Gründe letztlich ausschlaggebend für THIELs Berufung nach Frankfurt gewesen waren, lässt sich heute nur noch begrenzt nachvollziehen. Lange Berufungslisten oder Verhandlungen scheint es jedenfalls nicht gegeben zu haben. Als frühesten aktenkundigen Hinweis auf die zu erwartende Neubesetzung des Frankfurter Lehrstuhles für Augenheilkunde findet sich ein Anschreiben des damaligen Dekans der medizinischen Fakultät, Emil KÜSTER[8], vom 11. Februar 1935 an THIELs ehemaligen Lehrer in Jena und späteren Ordinarius der Universitäts-Augenklinik Tübingen, Wolfgang STOCK, in dem es heißt:

> Vertraulich erlaube ich mir Ihnen mitzuteilen, dass wir wahrscheinlich in Frankfurt am Main mit einer alsbaldigen Neubesetzung des Lehrstuhles für Augenheilkunde zu rechnen haben. Sie würden mich zu Dank verpflichten, wenn sie mir gütigst mit Vorschlägen für die Besetzung anhandgehen würden, insbesondere für eine kurze Stellungnahme des außerordentlichen Professors Dr. Thiel – Berlin.[9]

Alle Versuche von Seiten STOCKs, in seinem nur zwei Tage späteren Antwortschreiben neben und *vor* THIEL noch weitere Namen ins Gespräch zu bringen, sollten und mussten vergebens bleiben – offensichtlich war man bereits auf THIEL festgelegt. Hierfür spricht auch eine Aktennotiz vom 7. März 1935, in der sich der damalige Vertrauensmann der Reichsleitung der NSDAP für die Medizinische Fakultät der Frankfurter Universität, Heinrich LAMPERT[10], eindeutig für THIEL

1935–1965

[7] Dies war vor allem durch das bereits oben erwähnte Gesetz zur Wiederherstellung des Berufsbeamtentums von 1933 ermöglicht worden (s.a. Kap. 3.1). Als ein weiterer Baustein der „universitären Gleichschaltung" diente die konsequente Implementierung des „Führerprinzips", wobei die Dekane der einzelnen Fakultäten künftig nicht mehr frei gewählt werden durften, sondern von dem jeweils vom Reichsministerium eingesetzten Rektor zu bestimmen waren, womit ein Jahrhunderte altes Kernstück universitärer Selbstverwaltung begraben wurde.

[8] Emil KÜSTER (1877–1945) war von 1934 bis 1945 Ordinarius für Hygiene und Bakteriologie sowie Leiter des hiesigen Hygienischen Instituts. In den Jahren 1934/1935 war er Dekan der Frankfurter Medizinischen Fakultät. Er gehörte zu jenen Professoren, die aufgrund ihrer nationalsozialistischen Verstrickungen auf Druck der Amerikaner 1945 aus dem Lehrkörper entfernt wurden; vgl. BENZENHÖFER (2014), S. 117.

[9] DAFfm. Archiv-Box 7.

[10] Heinrich LAMPERT (1898–1981), zunächst Schüler und Oberarzt von Julius STRASBURGER an der Inneren Abteilung der 1. Medizinischen Klinik in Frankfurt am Main. Nach seiner 1931 an der Frankfurter Universität erfolgten Habilitierung vertrat er hier von 1935 bis 1945 den deutschlandweit ersten Lehrstuhl für „Physikalische Therapie, Balneologie und Klimatologie". Nach 1945 aufgrund seiner NSDAP-Mitgliedschaft aus dem Lehrkörper der Frankfurter Universität suspendiert, wurde er anschließend Chefarzt an der Weserbergland-Klinik in Höxter; vgl. KLEE, S. 355.

aussprach, „sodass sich“ – wie es hieß – „eine Stellungnahme zu den anderen genannten vorgeschlagenen Herren erübrige.“[11]

Am 21. März 1935 nahm THIEL seine offizielle Berufung auf den Frankfurter Lehrstuhl für Augenheilkunde vom „Reichsministerium für Wissenschaft, Erziehung und Volksbildung“ aus Berlin entgegen. Dass hinsichtlich seiner politischen Zuverlässigkeit zu dieser Zeit keinerlei Bedenken bestanden haben dürften, lässt sich u.a. auch aus einer nur wenige Monate späteren Stellungnahme des damaligen Rektors der Frankfurter Universität, Walter PLATZHOFF[12], in einem Schreiben an den Rektor der Universität Köln entnehmen, als es um eine Anfrage hinsichtlich der anstehenden Neubesetzung des Kölner Lehrstuhls für Augenheilkunde ging, bei der auch THIEL auf der entsprechenden Vorschlagsliste stand. In dem besagten Antwortschreiben PLATZHOFFs vom 22. Dezember 1937 hieß es damals:

> An seiner [THIELs] politischen Zuverlässigkeit ist nicht zu zweifeln. Fakultät und Universität würden seinen Weggang nach so kurzer Wirksamkeit sehr bedauern.[13]

All das darf uns heute jedoch nicht zu voreiligen Schlüssen oder falschen Urteilen verleiten. Auch wenn THIEL später von mancher Seite wiederholt eine besondere Nähe zum Nationalsozialismus nachgesagt wurde, so ist es doch ebenso Fakt, dass er zu keinem Zeitpunkt Parteimitglied war. Für den Historiker der Frankfurter Universität, Notker HAMMERSTEIN, steht THIEL gar beispielhaft für jenen Teil der Frankfurter Dozentenschaft, der „dem Regime immer ferngestanden“ hat und dessen einzige Konzession an die Nationalsozialisten darin bestand, dem Luftschutzbund beigetreten zu sein, „ansonsten aber unter Verweis auf seine anstrengende Klinikleitung jede weitere Mitgliedschaft abzulehnen vermochte“.[14]

---

[11] Quelle derzeit nicht auffindbar. Ursprüngliche Quelle: Lst.-Akte „Rudolf THIEL“ im Dekanatsarchiv des Fachbereichs Humanmedizin der Universität Frankfurt am Main; abgegeben an das Universitätsarchiv 2008.

[12] Walter PLATZHOFF (1881–1969), deutscher Historiker und von 1934 bis 1944 Rektor der Universität Frankfurt am Main, studierte Geschichte an der Universität Bonn, wo er auch promovierte und sich 1912 habilitierte. 1923 wechselte er an die Frankfurter Universität und entwickelte sich hier vom Historiker zum Wissenschaftsfunktionär. So verhinderte er u.a. in seiner Funktion als Rektor 1937 die von den Nationalsozialisten beabsichtigte Schließung der Frankfurter Universität. Im August 1944 trat er von seinem Amt als Rektor zurück, blieb aber bis Kriegsende weiterhin Dekan des Historischen Seminars. Im Spruchkammerverfahren wurde er 1948 als „Mitläufer“ eingestuft.

[13] UAF, Abt. 4 Nr. 224.

[14] HAMMERSTEIN (1989), S. 348. Ergänzend hierzu muss allerdings THIELs Mitgliedschaft im *Nationalsozialistischen Lehrerbund* (NSLB) genannt werden; vgl. Pers.-Akte 50.067, ISGFfm.

Unmittelbar nach Übernahme des Ordinariats der Frankfurter Augenklinik entfaltete THIEL eine beachtliche Aktivität. Insbesondere sah er sich gezwungen, zügig Maßnahmen gegen die eingetretene Verminderung des Ärztestandes an der Klinik zu treffen. So beantragte er zunächst die Wiederherstellung der noch im April 1934 eingezogenen dritten planmäßigen Assistentenstelle. Aus dem hierzu formulierten Antragsschreiben an die Stadtverwaltung im Juni 1935 erfährt man nicht nur einiges über die damalige Kliniksituation, sondern auch erstmals etwas über THIELs spezifischen, ihm eigenen Stil, wenn es darum ging, bestimmten Forderungen Nachdruck zu verleihen:

> Wie aus dem Personal- und Vorlesungsverzeichnis für das Sommer- und Wintersemester 1935 zu sehen ist, sind für die Klinik und Poliklinik für Augenkrankheiten nur 2 planmäßige Assistenten eingesetzt. Der Inhaber der einen Stelle führt die Dienstbezeichnung Oberarzt. Diese Stelle wird seit dem 1. März des Jahres von dem früher an der Universität Innsbruck habilitierten Privatdozent Dr. Gasteiger eingenommen. Die zweite Stelle hat z.Zt. Dr. Schley, der an der Universitäts-Augenklinik Halle und Berlin tätig war und seine Fachausbildung bereits abgeschlossen hat. [...] Die beiden Assistenten der Augenklinik sowie der Volontärarzt sind z.Zt. so stark überlastet, dass sowohl die Behandlung der Patienten in der Poliklinik als auch auf den Stationen leiden muss. Die Gründe für die Überbürdung sind folgende: Der Oberarzt ist allein durch die laufenden Fliegeruntersuchungen (täglich durchschnittlich 4 Flieger) so stark in Anspruch genommen, dass er für 2–3 Stunden während des poliklinischen Betriebes am Vormittag ausfällt. Hinzu kommt seine Gutachtertätigkeit, insbesondere auch für die städtischen Dienststellen und der sogenannte Außendienst, d.h. der Besuch anderer Krankenabteilungen im städtischen Krankenhaus. Dieser ist aber bei der Bedeutung der Augenveränderungen bei Allgemeinleiden sehr groß. Die Zählung hat ergeben, dass täglich durchschnittlich vier Abteilungen, darunter auch die entfernt liegende Nervenklinik, besucht werden müssen. Durch die Abwesenheit des Oberarztes entsteht für den 2. Assistenten und den einen Volontär nicht nur eine nicht überwindbare Mehrarbeit, sondern es fehlt die nötige Kontrolle und Aufsicht, die bei einem Krankenmaterial von jährlich 12 000 poliklinischen Patienten unbedingt notwendig ist. Gerade der schlechte Besuch der Poliklinik für Augenkrankheiten in den letzten Jahren ist zweifellos zu einem großen Teil auf die mangelnden Fähigkeiten des ärztlichen Nachwuchses zurückzuführen. [...] Es war ein Trugschluss, durch die Einziehung der Assistentenstelle Ersparnisse zu erzielen. Die Überbürdung der beiden planmäßigen Assistenten hat nämlich zwangsläufig die Veranlassung gegeben, die Zahl der klinisch zu behandelnden Patienten nach Möglichkeit zu beschränken. Die Folge war ein schnelles Sinken der Patientenzahl in der Augenklinik, die weitere Folge mangelnde Einnahme für das Krankenhaus. Mit meinem Dienstantritt hat dieses Ver-

> fahren ein Ende genommen. Als verantwortlicher Leiter der Klinik, sowohl wie Lehrer und Ausbilder des ärztlichen Nachwuchses, muss ich aber dafür Sorge tragen, dass die mir anvertrauten Kranken auf das sorgfältigste behandelt und die jungen Ärzte nicht zu Handwerkern, sondern zu wissenschaftlich denkenden Ärzten erzogen werden.[15]

Noch im November 1935 desselben Jahres fand aus Anlass des mittlerweile 25-jährigen Bestehens der vormals städtischen- und nachfolgend universitären Augenklinik – ganz der Tonalität der damaligen Zeit entsprechend von einer „SA-Kapelle" begleitet, die auch das *Horst-Wessel-Lied* spielte – ein feierliches Großereignis in dem mit Hakenkreuzfahnen geschmückten Frankfurter Römersaal statt.[16] Als sehr bedrückend muss in diesem Zusammenhang ein schriftliches Dokument THIELs empfunden werden, in dem es um die postalische Zustellung von Einladungen zu dem besagten Festakt geht. Die hierbei getätigten Äußerungen THIELs belegen eindrücklich, dass die Ausgrenzung von Kollegen jüdischen Glaubens oder jüdischer Herkunft zu diesem Zeitpunkt bereits in vollem Gange war.[17]

Den Forderungen des oben erwähnten im Juni 1935 verfassten Schreibens THIELs an die Stadtverwaltung wurde bald großzügig entsprochen. Außer der beantragten Assistentenstelle wurde zugleich noch eine bezahlte Volontärarztstelle zugestanden. Selbst THIELs zusätzlichem Wunsch nach einer eigenen Röntgeneinrichtung für seine Klinik wurde Gehör geschenkt, wenngleich man auch das Röntgengerät der angrenzenden Hals-Nasen-Ohrenklinik hätte mitbenutzen können.[18] Hierzu ist jedoch anzumerken, dass diese der Augenklinik zugedachte Röntgeneinrichtung niemals zum Einsatz kam. Zunächst fehlte es an einer hierfür geeigneten Fachkraft, und wenig später wurde sie im Zuge der nahenden Kriegsereignisse dauerhaft einer anderen Abteilung zugeschlagen.[19]

Ein Schwerpunkt von THIELs wissenschaftlicher Arbeit in Frankfurt galt von Anfang an der Erforschung von spezifischen Veränderungen des Augenhintergrundes bei Patienten mit Bluthochdruck. Aus der engen Zusammenarbeit mit dem

---

15 Mag.-Akte 7201/1 Bd.-Nr. 2, ISGFfm.

16 SCHNAUDIGEL, Otto-Ernst (1994), S. 195.

17 So findet sich in einem Schreiben THIELs an den damaligen Schriftführer der Vereinigung der Rhein-Mainischen Augenärzte, Dr. HAITZ, vom 6. November 1935 folgende Formulierung: „Es ist an sämtliche Herren unserer Vereinigung die Einladung abgegangen. Unbekannt, insbesondere ob die betreffenden Herren noch leben, beziehungsweise arisch, sind die Adressen der beiliegenden Briefe. Darf ich Sie bitten diese Briefe befördern zu lassen, da Sie sicher über die Herren besser Bescheid wissen als ich."; vgl. HELD, S. 48.

18 Mag.-Akte 7201/1 Bd.-Nr. 2, ISGFfm.

19 KEIL, Johannes (†): persönl. Mitteilung, 1982.

international renommierten Frankfurter Internisten und Hypertonieforscher Franz VOLHARD[20] konnte schon bald ein entsprechendes, für lange Zeit gebräuchliches und vereinzelt auch heute noch benutztes Klassifizierungsschema für hypertonische Fundusveränderungen der Fachwelt präsentiert werden (s.a. Kap. 4.4).

Auch bei der von THIEL im Februar 1937 im hiesigen Klinikum ausgerichteten siebentägigen Fortbildungsveranstaltung stand vor allem die Verbindung zwischen Augenheilkunde und Gesamtmedizin im Fokus, wobei nachdrücklich auf die Notwendigkeit der Zusammenarbeit zwischen Internisten und Augenärzten, insbesondere bei Gefäßleiden, hingewiesen wurde. So ließ THIEL gleich zu Beginn dieser Tagung VOLHARD in einem Grundsatzreferat über Wesen und Behandlungsmöglichkeiten des Hypertonus sprechen, woran sich ein Vortrag zum gleichen Thema aus augenärztlicher Sicht anschloss. Jeder der Fortbildungstage war einem eigenen speziellen Schwerpunkt gewidmet. Der zweite Kurstag galt den Geschwulstbildungen des Auges und deren Behandlung. Am vorletzten Tag der Tagung sprach THIEL über das Glaukom und führte hierzu – als gleichsam krönenden Abschluss – im Hörsaal der Chirurgischen Klinik verschiedene Glaukomoperationen durch, was als ein echtes Novum für die damalige Zeit gesehen werden muss. In einer Zeit, in der es noch keine Videoübertragungen gab, waren alle Teilnehmer aufgefordert worden, ihr eigenes Fernglas mitzubringen. Eine Sammlung sämtlicher Vorträge dieser Fortbildungsveranstaltung ist im Nachgang unter dem Titel „Gegenwartsprobleme der Augenheilkunde" in einer von THIEL herausgegebenen und im Thieme Verlag erschienenen Monografie festgehalten. Nach Ansicht einiger Fachgenossen stellte diese Tagung gar einen „Wendepunkt" in der deutschen Augenheilkunde dar, da sie dem relativ kleinen Fach der Ophthalmologie innerhalb der Gesamtmedizin ein ganz neues Gewicht verliehen habe.[21]

[20] Franz VOLHARD (1872–1950) wurde in München geboren. Er studierte Medizin in Bonn, Straßburg und Halle. Hier absolvierte er 1897 sein Staatsexamen und promovierte noch im selben Jahr. Ab 1898 arbeitete er als Assistent an der Medizinischen Universitätsklinik in Gießen, wo er sich 1902 habilitierte. 1908 wurde er als Direktor der Städtischen Krankenanstalten nach Mannheim berufen. 1918 erhielt er einen Ruf als ordentlicher Professor und Leiter der Medizinischen Klinik an die Universität Halle. 1927 erfolgte seine Berufung an die Medizinische Fakultät Frankfurt am Main. Hier war er bis zu seiner – gegen seinen Willen erfolgten – Emeritierung 1938 tätig. Unmittelbar nach Kriegsende setzte ihn die US-Militärregierung jedoch wieder als Direktor der hiesigen I. Medizinischen Klinik ein. Dieses Amt bekleidete er bis zu seinem Unfalltod im Jahr 1950. VOLHARD forschte zu zahlreichen Themen im Bereich der Inneren Medizin, wobei die Physiologie und Pathologie der Niere und damit verbunden das arterielle Hochdruckproblem zweifelsohne im Vordergrund seines Schaffens standen; vgl. BENZENHÖFER (2014), S. 126, S. 153 sowie S. 162.

[21] HAUGWITZ (1991), S. 102.

Stellvertretend für die vielen während dieser frühen Jahre unter THIEL wissenschaftlich tätigen Mitarbeiter sei beispielhaft der spätere Ordinarius der Universitäts-Augenklinik in Halle/Saale, Günther BADTKE[22], genannt. Auch er hatte sich in seiner nachweislich ersten ophthalmologisch-wissenschaftlichen Publikation im Jahr 1937, ganz im Zeichen der THIELschen Klinik stehend, den Kalibermessungen von Netzhautgefäßen bei Hochdruckpatienten angenommen.[23]

Dass in diesem Zusammenhang bei aller Wissenschaftlichkeit doch auch oft nur mit Wasser gekocht wurde, lässt sich der rückblickenden Schilderung von Wolfgang LEYDHECKER[24], dem späteren Ordinarius der traditionsreichen Universitäts-Augenklinik Würzburg, entnehmen, der von 1945 bis 1946 an der Frankfurter Universitätsaugenklinik als unbezahlter Volontärarzt und Schüler THIELs seine ersten ophthalmologischen Erfahrungen sammelte:

> In der Vorlesung hatte ich bei Thiel gelernt, dass es nach Volhard einen roten gutartigen und einen blassen nierenbedingten Hochdruck gibt. Thiel war der Ansicht, dass man beide am Augenhintergrund unterscheiden kann. Bei meiner Untersuchung der Patienten mit erhöhtem Blutdruck waren die Unterschiede keineswegs immer so deutlich sichtbar, was mich und meine Berichterstattung an meinen Meister Thiel irritierte. Wenn aber der Augenhintergrund des Patienten nicht viel an Unterscheidungsmöglichkeiten hergab, so waren doch die Blutdruckwerte, die ich beim Stationsarzt in der Inneren Klinik erfragte, hilfreich: wenn der diastolische Blutdruck über

---

[22] Günther BADTKE (1910–1967) studierte in Freiburg, Halle und Rostock. Von 1936 bis 1938 war er Assistenzarzt an der Frankfurter Universitätsaugenklinik. Danach setzte er seine Facharztausbildung bei Richard SEEFELDER in Innsbruck fort; dort Habilitation (1942) und Oberarzttätigkeit bis 1945. Nach mehrjähriger Praxistätigkeit in seiner Heimatstadt Frankfurt an der Oder erfolgte 1952 seine Umhabilitierung an die Humboldt-Universität in Berlin. 1953 geht er als Oberarzt zu Hugo GASTEIGER (s. Kap. 4.3.1) an die *Charité*, bis er 1955 einem Ruf auf den ordentlichen Lehrstuhl für Augenheilkunde in Halle folgt. Hier verblieb er bis zu seiner Emeritierung 1966.

[23] BADTKE, Günther: Kalibermessungen an den Netzhautgefässen bei Hochdruck und Nierenkranken. Klin. Mbl. Augenhk. 99 (1937), S. 655–669.

[24] Wolfgang LEYDHECKER (1919–1995) erfuhr in den Jahren 1945/46 als unbezahlter Volontärarzt unter THIEL seine ersten ophthalmologischen Unterweisungen. Geboren und aufgewachsen in Darmstadt studierte LEYDHECKER ab 1939 Medizin in München, Budapest, Innsbruck und Frankfurt am Main, wo er im August 1944 sein Studium mit Approbation und Promotion abschloss. Nach einer eineinhalbjährigen Assistentenzeit an der Frankfurter Universitätsaugenklinik war er von 1947 bis 1948 an der Städtischen Augenklinik in Essen und danach als Gastarzt an der Universitäts-Augenklinik Oxford tätig, bevor er von 1949 bis 1950 am *Institut of Ophthalmology* in London bei DUKE-ELDER arbeitete. Es folgten drei Jahre Assistententätigkeit an der Universitäts-Augenklinik in Mainz bei Adolf JESS, wo er sich 1952 habilitierte. 1953 wechselt LEYDHECKER für sechs Jahre an die Bonner Augenklinik zu H. K. MÜLLER, bevor er 1964 den Würzburger Lehrstuhl in der Nachfolge von Walter REICHLING übernahm.

> 100 mm Hg lag, musste es sich ja wohl um einen nierenbedingten blassen Hochdruck handeln, wenn er unter 100 mm Hg lag, war es vermutlich ein roter Hochdruck. So schrieb ich dann meine Befunde in schöner Übereinstimmung mit der Lehre und zur Zufriedenheit von Thiel und auch zur Zufriedenheit des Chefs der Inneren Klinik. [...] Ich weiß nicht, ob meine ‚hochwissenschaftlichen' Befunde für Veröffentlichungen benutzt wurden, aber ich bin sicher, dass die Übereinstimmung zwischen den Befunden und der Theorie in Kliniken oft ähnlich zurechtgekämmt wird.[25]

Als ein weiterer Schüler und Mitarbeiter THIELs muss zudem Johannes KEIL, der von 1935 bis Anfang 1948 an der Klinik wirkte und nach seiner augenfachärztlichen Weiterbildung bald schon die Stelle des ersten Assistenten einnahm, unbedingt Erwähnung finden – zeichnete er sich doch insbesondere durch seinen Erfindungsreichtum aus. KEILs Hauptinteresse galt speziell technischen Fragen. So konstruierte er bereits 1937 im Rahmen seiner Dissertationsarbeit ein Dynamometer zur Bestimmung des Blutdruckes in den Gefäßen der Netzhaut[26] sowie späterhin verschiedene Beleuchtungseinrichtungen zur verbesserten Fotographie des vorderen Augenabschnittes. Darüber hinaus fertigte er aber auch immer wieder eigenständig Haftschalen aus Kunststoff an. Bei der Konstruktion des besagten Dynamometers hatte KEIL erstmals von einem bis dahin noch nicht verwandten Prinzip Gebrauch gemacht, indem er die Anwendung der sonst üblicherweise benutzten Federn verließ und eine nur der unveränderlichen Schwerkraft unterliegende Mechanik schuf, womit erstmalig eine relative Lageunabhängigkeit des Messvorgangs ermöglicht wurde.[27]

Längst schon hatte, zeitpolitisch bedingt, noch ein ganz anderes Thema die Medizin erfasst. Spätestens mit Inkrafttreten des *Gesetzes zur Verhütung erbkranken Nachwuchses*[28] zum 1. Januar 1934 hatte die nationalsozialistische Rassenideologie unübersehbar auch die deutsche Ophthalmologie erfasst. Dieses bereits Mitte Juli 1933 erlassene Gesetz, was vor allem dem Ziel einer „rassisch gesunden" Gesellschaft dienen sollte, machte für alle die Sterilisation zur Pflicht, die an einer Erbkrankheit litten. Innerhalb der Augenheilkunde betraf dies unterschiedliche Krankheitsbilder, wobei insbesondere die erbliche Blindheit [§1, (2) 6] und hierbei vor allem die kongenitale Katarakt im Focus stand und auch immer wieder Anlass zu Diskussionen gab.

---

25 LEYDHECKER (1992), S. 151. Siehe auch Kap. 4.4.

26 KEIL, Johannes: Ein neues Dynamometer. Klin. Mbl. Augenhk. 99 (1937), S. 626–636.

27 HAUGWITZ (1981), S. 182.

28 Auf Basis dieses Gesetzes wurden bis 1945 bis zu 400 000 Sterilisationen, meist unter Zwang ausgeführt, wobei knapp 1% der Eingriffe auf der Indikation „erblicher Blindheit" beruhten; vgl. ROHRBACH (2012), S. 740.

In dem Zusammenhang gibt auch eine aus dem Jahre 1938 aus der Frankfurter Augenklinik hervorgegangene Dissertation Zeugnis, in der von zwei Fällen berichtet wird, bei denen aus erbärztlicher Indikation eine Schwangerschaftsunterbrechung und damit verbunden auch eine Sterilisation durchgeführt wurde. Zum einen handelte es sich dabei um eine Probandin mit komplizierter, angeborener Katarakt, im zweitgenannten Fall lag bei der betroffenen Frau ein angeborener Nystagmus bei Myopie und Amblyopie vor, Veränderungen, unter denen auch ihr Vater und ihr Bruder litten.[29]

Wie aus den Sitzungsberichten der Rhein-Mainischen Augenärzte dieser Jahre zu entnehmen ist, war dieses Thema auch unter Ophthalmologen ein durchaus umstrittenes. Entgegen so manchem Vortragenden auf den entsprechenden Fachtagungen, wie beispielsweise dem damaligen Ordinarius der Erlanger Augenklinik Bruno FLEISCHER[30] oder dem obersten „Erb- und Rassenhygieniker Hessens" und zeitweiligen Rektor der Universität Gießen Heinrich Wilhelm KRANZ[31], trat der inzwischen nach Dresden gewechselte und zuvor von 1935 bis 1938 an der hiesigen Augenklinik tätige Oberarzt Hugo GASTEIGER (s. Kap. 4.3.1) hierbei stets für eine gemäßigte wie auch zurückhaltende Umsetzung der gesetzlichen Vorgaben ein. So verfocht GASTEIGER wiederholt und überzeugend die Ansicht, dass „an der von der überwiegenden Mehrheit der Augenärzte zurück-

[29] ZELLER, Sylvia: Augenärztliche Indikation zur Schwangerschaftsunterbrechung. Dissertationsschrift Frankfurt a.M. 1938.

[30] Bruno Otto FLEISCHER (1874–1965), geboren in Stuttgart, studierte in Tübingen, Genf, Berlin und erneut in Tübingen, wo er auch 1898 promovierte. Hier folgte ab 1900 seine augenärztliche Ausbildung und 1904 seine Habilitation unter Gustav v. SCHLEICH. 1909 zum außerordentlichen Professor ernannt, nahm er von 1914 bis 1918 am Ersten Weltkrieg teil und wurde 1920 auf den Erlanger Lehrstuhl berufen, den er bis zu seiner Emeritierung 1951 vertrat.

[31] Heinrich Wilhelm KRANZ (1897–1945), deutscher Augenarzt, Hochschullehrer und Rassenhygieniker zur Zeit des Nationalsozialismus, studierte Medizin in Marburg und Gießen. Danach absolvierte er seine Facharztausbildung mit anschließender Oberarzttätigkeit an der Gießener Augenklinik. Im Jahr 1926 habilitierte er im Fach Augenheilkunde. Nach einem Zerwürfnis mit seinem Vorgesetzten Adolf JESS verließ KRANZ 1928 die Klinik, um sich in Gießen als Augenarzt niederzulassen. Als überzeugter Nationalsozialist war er schon vor 1933 der NSDAP und SA beigetreten und organisierte zudem rassenhygienische Schulungen für die Ärzteschaft Oberhessens. Ab 1934 lehrte er Rassenhygiene und Bevölkerungspolitik an der Universität Gießen. 1937 wurde er zum planmäßigen außerordentlichen und 1940 zum ordentlichen Professor für „Erb- und Rassenpflege" an der Universität Gießen ernannt. Von Oktober 1939 bis November 1942 bekleidete er zudem das Amt des Rektors der Universität Gießen, bevor er zum 1. Dezember 1942 auf den Frankfurter Lehrstuhl für „Erbbiologie und Rassenhygiene" wechselte. Im März 1945, mittlerweile zum Gaudozentenbundführer von Hessen-Nassau aufgestiegen, wurde er noch kurzfristig zum Rektor der Universität Frankfurt gewählt. Am 5. Mai 1945 beging er Suizid; vgl. KLEE, S. 335.

haltend geübten Handlungsweise festzuhalten und beim erblichen Star, der gute Operationserfolge gibt, von Unfruchtbarkeitmachung abzusehen" sei.[32]

Dass die nationalsozialistische Ideologie jener Zeit auch vor den Krankenzimmern nicht Halt machte, zeigt eine noch heute aktenkundige Beschwerde einer Patientin über ihre damalige Unterbringung in der Klinik. So ist aus einem Schreiben des damaligen Frankfurter Oberbürgermeisters Friedrich KREBS von Anfang April 1938 an das zuständige Stadtgesundheitsamt unter anderem folgender Wortlaut zu entnehmen:

> Es ist mir ferner darüber beklagt worden, dass die Frau eines politischen Leiters vor kurzem mit einer Jüdin zusammengelegt worden ist. Solche Dinge dürfen sich künftig nicht wiederholen.[33]

Mit Ausbruch des Zweiten Weltkrieges mussten weisungsgemäß zum 1. September 1939 gut ein Viertel der gesamten Einrichtungen der Städtischen Krankenanstalten Sachenhausens dem *Reservelazarett III Frankfurt am Main* zur Verfügung gestellt werden. Für die Augenklinik bedeutete dies unter anderem die formale Abtretung von nicht weniger als fünfzig Krankenbetten für den Lazarettbetrieb, was etwa der Hälfte ihres gesamten damaligen Bettenbestandes entsprach. Von den insgesamt neun planmäßig vorhandenen Arztstellen der Augenklinik waren im Oktober 1939 allein vier der Heeresleitung unterstellt, wobei THIEL als Wehrmachtsangehöriger offiziell den Rang eines Oberfeldarztes der Reserve einnahm. Für manche Mitarbeiter erfolgte zudem die Einberufung zum Heeresdienst. Dies traf 1940 unter manch anderen auch Otto FREUSBERG[34], den späteren Lehrstuhlinhaber für Ophthalmologie an der Universität von Florianópolis im brasilianischen Bundesstaat Santa Catarina, der bereits seit 1938 an der Frankfurter Augenklinik seine anfängliche Assistentenzeit verbrachte.

Zur Aufrechterhaltung des Klinikbetriebes erforderte es zunehmend den Einsatz von nur schlecht oder oft auch gar nicht bezahlten Hospitanten, sogenannten Vo-

---

[32] Klin. Mbl. Augenhk. 108 (1942), S. 161, u. S. 373; sowie THIEL, Rudolf (1937), S. 274.

[33] Mag.-Akte 7200/1 Bd.-Nr.1, ISGFfm.

[34] Am 17. Februar 1985 verstarb Prof. Dr. Otto FREUSBERG, der von 1964 bis 1984 den Lehrstuhl für Ophthalmologie an der Universität von Florianópolis im brasilianischen Bundesstaat Santa Catarina innehatte, im Alter von 75 Jahren. FREUSBERG war von 1938 bis 1940 Assistenzarzt in der Universitätsaugenklinik Frankfurt am Main. 1940 wurde er zum Kriegsdienst in der damaligen Wehrmacht einberufen, nach dem Ende des Weltkriegs war er an der Universitäts-Augenklinik Bonn tätig. 1949 emigrierte er auf Einladung nach Brasilien, um an der *Casa de Saude e Maternidade Sao Sebastio de Florianópolis* eine Augenabteilung einzurichten; vgl. „In memoriam Otto Freusberg" In: Klin. Mbl. Augenhk. 187 (1985), S. 241.

lontärärzten (s.a. Kap 4.2). All dies konnte naturgemäß nicht ohne Auswirkungen auf den Klinik- wie Lehrbetrieb bleiben.

Während der folgenden Kriegsjahre kam es, wie schon zur Zeit des Ersten Weltkrieges, erneut zu einer schwerpunktmäßigen Verlagerung der Kliniktätigkeit – hin zur Versorgung kriegsbedingter Augenverletzungen. Als ein glücklicher Umstand darf hierbei erwähnt werden, dass in der Person des damaligen Oberarztes Wilhelm KREIBIG (s. Kap. 3.2.1), die hiesige Augenklinik über einen in der plastischen Gesichtschirurgie ausgesprochen versierten Operateur verfügte. In diesem Zusammenhang vertrat THIEL auf der Ende Dezember 1941 in Frankfurt stattgefundenen 21. Tagung der Rhein-Mainischen Augenärzte nachdrücklich die Ansicht, dass neben Gesichtschirurgen auch Augenärzte berechtigt sein müssten, plastische Eingriffe selbst in der weiteren Umgebung des Auges – einschließlich Mundwinkel und Nasenflügel – durchzuführen, wenn hierdurch zugleich eine fehlerhafte Lidstellung beseitigt werde.[35]

War noch im März 1939 als einzige und vorerst letzte Baumaßnahme innerhalb der Augenklinik ein ehemaliges Schwesternzimmer im dritten Obergeschoss der Klinik zu einem Krankensaal mit 16 Betten der dritten Verpflegungsklasse umgewandelt worden, so mussten spätestens jetzt, nach Ausbruch des Krieges, sämtliche – auch die als noch so dringlich erachteten – baulichen Veränderungswünsche bis auf Weiteres zurückgestellt bleiben. Als ein immer drängenderes und kaum einen weiteren Aufschub duldendes Problem erwies sich hierbei die zunehmende räumliche Beschränkung in der Poliklinik. Ein Schreiben THIELs an den Frankfurter Oberbürgermeister KREBS von Anfang März 1942 führt uns die damaligen Verhältnisse des poliklinischen Betriebes der Klinik sehr lebendig vor Augen:

> In der Poliklinik ist für die Kranken dadurch schlecht gesorgt, dass nur ein schmaler enger Korridor als Warteraum zur Verfügung steht. In diesem Korridor, in dem Zugang und Abgang der Kranken erfolgt, müssen durcheinander alte gebrechliche Leute, Kinder und neuerdings auch noch Wehrmachtsangehörige usw. bis zur Untersuchung warten. Zwar ist von der Wehrmacht eine Verordnung erlassen worden, dass für die Wehrmachtsangehörigen ein besonderes Zimmer bereit zu stellen ist. Das ist jedoch in der Augenklinik nicht durchzuführen, ebenso eine Trennung der zur Untersuchung eingelieferten Kriegsgefangenen von den deutschen Wehrmachtsangehörigen. Wir haben uns zeitweise dadurch geholfen, dass wir die Wehrmachtsangehörigen in den Hörsaal gesetzt haben, wenn kein Kolleg gehalten wurde. Aber auch diese Unterbringung ist nur als Notbehelf gutzuheißen. [...] In dem genannten Korridor muss die Aufnahme der Kran-

---

[35] Klin. Mbl. Augenhk. 108 (1942), S. 372.

> ken erfolgen, zum Teil aber auch in dem Untersuchungszimmer selbst. Die Folge ist, dass die in der Poliklinik beschäftigten Schwestern, von denen eine gleichzeitig an mehreren Tagen in der Woche für viele Stunden beim Operationsdienst ausfällt, überlastet sind. Die Kartothek ist auf viele Stellen verteilt. Es ergibt sich ein dauerndes Suchen und Laufen und damit ein Verlust an Zeit und Arbeitskraft, die im Interesse der Kranken viel besser genutzt werden könnte.[36]

Der bereits damals von THIEL wiederholt gemachte Vorschlag einer nachhaltigen Vergrößerung des poliklinischen Warteraumes durch bauliche Ausnutzung des freien Raumes zwischen Haupteingang und Hörsaaleingang der Klinik sollte jedoch erst gut fünfzehn Jahre später Verwirklichung finden (s.a. Kap. 4.2).

Mit Zunahme der Luftangriffe durch die alliierten Streitkräfte im Großraum Frankfurt kam es ab 1943 immer wieder zu Bombardierungen auch im Bereich der Städtischen Krankenanstalten Sachenhausens. Die Augenklinik selbst verfügte bald über einen eigens eingerichteten Schutzraum im Keller der Klinik, in dem das Personal sich im Falle eines Luftalarms weisungsgemäß mit jeweils mindestens einem ophthalmologischen Untersuchungsgerät wie Augenspiegel, Brillengläserkasten etc. unverzüglich in Sicherheit zu bringen hatte.[37]

Ende März 1944 verwandelten zwei Großangriffe im Abstand von nur wenigen Tagen weite Teile Frankfurts in eine Trümmerwüste. Allein auf dem Terrain des Klinikums sollen hierbei über 8 000 Brandbomben niedergegangen sein. Nach amtlicher Schadensmeldung der Luftschutzleitung vom 22. März 1944 war es hierbei offensichtlich auch zu einem Brand in der Augenklinik gekommen, gleichwohl dürfte der dabei tatsächlich angerichtete Schaden für die THIELsche Klinik vergleichsweise gering gewesen sein.[38] Überhaupt ist festzustellen, dass die Augenklinik, verglichen mit vielen anderen Abteilungen und Instituten des Klinikums, während all der Kriegsjahre – von wenigen Granatsplitterschäden und dem besagten Brand abgesehen – weitgehend verschont blieb.

Gegen Ende 1944 überschlugen sich dann die Ereignisse. Nicht nur, dass die gesamte Familie THIEL, nachdem ihr eigenes Wohnhaus in der Burnitzstraße einem Bombentreffer zum Opfer gefallen war, zwei ehemalige Krankenzimmer auf der Männerstation der Augenklinik als vorübergehendes Notquartier beziehen muss-

[36] Mag.-Akte 7201/1 Bd.-Nr. 2, ISGFfm.

[37] KEIL, Johannes (†): Persönl. Mitteilung, 1982.

[38] In der Nacht vom 22. auf den 23. März 1944 flogen ca. 800 britische Bomber den schwersten Luftangriff auf Frankfurt, bei dem u.a. auch das Verwaltungsgebäude des Klinikums stark getroffen wurde und nach offizieller Verlautbarung ein Großteil der darin befundenen Akten verbrannte; vgl. Mag.-Akte 7200 Bd.-Nr. 3, ISGFfm.

te, in diese Zeit fällt auch jenes Ereignis, das – wäre nicht kurze Zeit später alles vom allgemeinen Zusammenbruch überrollt worden – THIEL fast noch in eine bedrohliche Situation gegenüber dem Naziregime gebracht hätte. Ein Vorfall, der ihm allerdings schon kurze Zeit später im Zusammenhang mit der bald darauf einsetzenden allgemeinen Überprüfung eventueller Naziverstrickungen („Entnazifizierung") dann sehr entgegen kam (s.a. Kap. 4.2 u. 4.4).

Den Anlass hierzu gab die aus Sicht des damaligen Gau-Ärzteführers Wilhelm MÖRCHEN nur ungenügende Befolgung einer Anordnung vom 12. September 1944, welche die unverzügliche Abkommandierung von drei Augenärzten aus der THIELschen Klinik nach Darmstadt wegen eines dort unmittelbar zuvor erfolgten Luftangriffes betraf. So wurde nur wenige Wochen vor dem Einrücken der amerikanischen Truppen beim zuständigen Reichsstatthalter und NS-Gauleiter für Hessen, Jakob SPRENGER, ein Disziplinarverfahren gegen THIEL eingeleitet.[39] Mit der Durchführung dieses Verfahrens wurde zwar noch der Universitätsrat als Disziplinarbehörde beauftragt, wegen der bald darauf erfolgten Einnahme Frankfurts durch die amerikanischen Streitkräfte sollte die Angelegenheit dann jedoch nicht weiterverfolgt werden.

4.2 Die Entwicklung der Klinik nach dem Zweiten Weltkrieg

Mit Einzug der amerikanischen Truppen in den letzten Märztagen 1945 war für Frankfurt der Krieg zu Ende und die staats- wie kommunalpolitische Gewalt in deutschen Händen erloschen. Träger aller Machtbefugnisse war das Oberkommando der alliierten Streitkräfte – für Frankfurt am Main die für den Stadtbereich eingesetzte amerikanische Militärregierung.

Diese verfügte unter anderem die sofortige Beschlagnahmung von Teilen des Universitätsklinikums zwecks Errichtung eines Militärlazarettes. Hiervon betroffen waren neben dem zahnärztlichen Institut *Carolinum* auch die im selben Gebäude untergebrachte Hals-Nasen-Ohrenklinik sowie die Augenklinik, was zugleich die unverzügliche Räumung der besagten Abteilungen innerhalb von nur achtundvierzig Stunden bedeutete. Der Augenklinik wurde hierzu als vorübergehendes Ausweichquartier ein Gebäudeteil im so genannten Ersatzbau C der damaligen

---

[39] UAF Abt. 4 Nr. 224.

Alwens'schen Klinik[40] im Westteil des Krankenhausgeländes zugewiesen. Alle Versuche THIELs, dies nach Möglichkeit noch zu verhindern oder zumindest Aufschub für die Räumung seiner Klinik zu erwirken, blieben ohne Erfolg.

Am Karfreitag, den 30. März 1945, bei strahlendem Sonnenschein, erfolgte der nahezu vollständige Umzug der Augenklinik in das ihr zugewiesene Gebäude. Ein Kraftakt ohnegleichen, der nur dank der tatkräftigen Mithilfe des gesamten Klinikpersonals und auch mancher Patienten, weisungsgemäß innerhalb des vorgegebenen Zeitraumes durchgeführt werden konnte.[41]

Die Bedingungen, unter denen für die Dauer von fast genau einem Jahr der komplette Klinikbetrieb mehr oder weniger provisorisch aufrechterhalten werden musste, waren die denkbar schlechtesten. So zeigte das vorübergehend bezogene Quartier nicht nur ein erheblich größeres Maß an kriegsbedingten Schäden, auch fand sich hier „eine andere Stromversorgung, sodass sämtliche medizinischen Apparate und sämtliche augenärztlichen Untersuchungsgeräte für die Ambulanz zunächst nicht verwendet werden" konnten.[42]

In diese Zeit des ständigen Improvisierens fällt unter anderem auch der Beginn der ophthalmologischen Tätigkeit des bereits erwähnten Wolfgang LEYDHECKER an der hiesigen Augenklinik.

Wenngleich auch LEYDHECKER hinsichtlich seines ersten Ausbildungsjahres als außerplanmäßiger unbezahlter Volontärassistent unter THIEL später geradezu vernichtend urteilt (s. Kap. 4.1 u. 4.4), so bleibt es doch unbenommen das historische Verdienst THIELs, gerade während der schwierigen Jahre des allgemeinen Zusammenbruchs und des nachfolgenden Wiederaufbaus, die Aufrechterhaltung der augenärztlichen Versorgung im Rahmen der nun mal gegebenen beschränkten Möglichkeiten sicher gelenkt zu haben.

Als offensichtlich „politisch unbelastet" und Mitglied des noch im April 1945 vom damals kurzzeitig amtierenden Frankfurter Bürgermeister Wilhelm HOLLBACH eingesetzten „provisorischen Direktorenkollegiums" – dem neben dem

[40] Hierbei handelte es sich um die damals im äußersten Westteil des Krankenhausgeländes gelegene und seit 1934 unter städtischer Leitung betriebene Klinik, welche 1950 – nach dem Ausscheiden des langjährigen Direktors Walter ALWENS – mit der Medizinischen Poliklinik zur II. Medizinischen Universitätsklinik vereinigt wurde und nach deren Abriss an gleicher Stelle seit 1978 das heutige Zentrum für Zahn-, Mund- und Kieferheilkunde (*Carolinum*) sich befindet.

[41] KEIL, Johannes (†): persönl. Mitteilung, 1982. Siehe auch Verwaltungsbericht der Augenklinik für das Rechnungsjahr 1945/46, DAFfm.Archiv-Box7; sowie Mag.-Akte 7201/1 Bd.-Nr. 3, ISGFfm.

[42] Mag.-Akte 7200 Bd.-Nr. 3, ISGFfm.

Vorsitzenden Franz VOLHARD (Innere Medizin) auch die beiden Ordinarien Fritz KÜLZ (Pharmakologie) und DE RUDDER (Kinderheilkunde) angehörten – fiel THIEL sogleich nach Kriegsende die Aufgabe zu, die ärztlichen sowie verwaltungstechnischen Belange des Gesamtklinikums neu zu organisieren und gegenüber der amerikanischen Besatzungsmacht zu vertreten.

Eine weitere Aufgabe des besagten Direktorenkollegiums bestand zudem in der Überprüfung des Lehrpersonals auf seine politische Vergangenheit, um noch vor der zu erwartenden offiziellen Entnazifizierung von amerikanischer Seite eine Art politische Selbstreinigung innerhalb der einzelnen Fakultäten durchzuführen. Damit sollten zugleich die Voraussetzungen für eine baldige Wiedereröffnung der Universität verbessert, beziehungsweise überhaupt erst ermöglicht werden. Gemäß den Vorgaben hatte jede Fakultät hierzu einen Prüfungsausschuss aus drei Mitgliedern zu bilden, welche selbst „weder der NSDAP angehört haben noch für die sie irgendwie eingetreten sind“.[43] Der medizinische Ausschuss setzte sich anfangs aus den Ordinarien THIEL, KÜLZ und DE RUDDER zusammen. So kam THIEL schon bald in die für ihn wahrlich schwierige wie unangenehme Situation, die Suspendierung seines eigenen langjährigen und geschätzten Oberarztes und Mitdozenten Wilhelm KREIBIG (s.a. Kap. 4.3.2) selbst befürworten zu müssen.[44]

Hinsichtlich THIELs eigener „politischer Unbedenklichkeit“ bestanden offenbar zu keinem Zeitpunkt ernsthafte Zweifel. Spätestens nach der Sitzung des fakultätsinternen Prüfungsausschusses vom 15. August 1945 – dem THIEL zu diesem Zeitpunkt selbst schon nicht mehr angehörte – war es offizieller Beschluss:

> Der Antragssteller Thiel hat niemals der Partei oder eine ihrer Gliederungen angehört.[45]

Und nachdem zu dessen Begründung, als augenscheinliche Rechtfertigung dieses Beschlusses, noch der besagte aktenkundig belegte Zwischenfall mit dem Gauärzteführer von Ende 1944 (s. Kap. 4.1) angeführt wurde, hieß es abschließend:

> Es liegt keine Veranlassung vor, dem Antragsteller etwa seines Lehramtes an der Universität zu entheben, da er nicht die geringste Bindung zum Nazismus hat oder gehabt hat.[46]

Noch bis Anfang 1946 war es völlig unklar, ob der Universitätsbetrieb in Frankfurt überhaupt jemals wieder aufgenommen werden würde, gab es doch zunächst

---

43 HAMMERSTEIN (1989), S. 570.

44 Mag.-Akte 7200 Bd.-Nr. 3, ISGFfm.; s.a. BENZENHÖFER (2014), S.156.

45 UAF Abt. 4 Nr. 224.

46 Ebenda.

die erklärte Absicht der amerikanischen Besatzungsmacht, die Frankfurter Universität für immer geschlossen zu halten, mit Ausnahme der medizinischen Fakultät, die nach Vorbild einer sogenannten *Medical School* weitergeführt werden sollte.[47] Und als es am 1. Februar 1946, nach langwierigen und schwierigen Verhandlungen, schließlich doch zur feierlichen Wiedereröffnung der Universität mit all ihren Fakultäten kam und damit der akademische Unterricht auch für Frankfurt am Main wieder beginnen konnte, da waren die gegebenen Lehr- und Forschungsmöglichkeiten alles andere als rosig.

Neben den zahlreichen kriegsbedingten Schäden an Gebäuden und Einrichtungen im Bereich des Klinikums verzeichnete man vor allem einen erheblichen Mangel an Lehrkräften. Ein Großteil der Professoren und Dozenten war gefallen, in Kriegsgefangenschaft oder aus politischen Gründen ausgeschieden. Die medizinische Fakultät zeigte sich hiervon besonders hart getroffen, galt gerade hier der Aderlass infolge der Entlassung ‚politisch belasteter' Dozenten und Ärzte als außergewöhnlich hoch.[48] In den beiden ersten offiziellen Vorlesungsverzeichnissen nach dem Krieg, dem des Wintersemesters 1945/46 und dem des Sommersemesters 1946, waren noch keine Veranstaltungen im Bereich der Augenheilkunde angekündigt. Erst zum Wintersemester 1946/47 findet sich für das Fach Augenheilkunde neben THIEL noch Walther THORNER (s.a. Kap. 4.3.4) als einziger weiterer Dozent aufgeführt.

Nur schleppend kam der normale Klinikbetrieb wieder in Gang. Vor allem die in den Nachkriegsjahren erneut stark angewachsene Zahl von tuberkulös bedingten – oder zumindest doch dafür gehaltenen – chronisch-entzündlichen Augenerkrankungen[49] führte schon bald wegen der damit verbundenen, meist lang andauernden stationären Behandlungen zu einem permanenten Bettennotstand der Klinik. Nur allzu oft blieb selbst das Personal von einer Infektion mit Tuberkulose nicht verschont. So waren in den Jahren 1947 bis 1953 allein unter den ärztlichen Mitarbeitern nicht weniger als neun Personen an Tuberkulose erkrankt, die zum Teil als eindeutig berufsbedingt anerkannt werden musste.[50] Über diese ohnehin schwere, allgemein auch als ‚Notjahre' bezeichnete Zeit der Klinikärzte nach dem Krieg erfahren wir rückblickend aus der Feder THIELs:

---

[47] BENZENHÖFER (2014), S. 159, sowie HAMMERSTEIN (1989), S.588.

[48] HAMMERSTEIN (1989), S. 630.

[49] Siehe auch Kap. 3.1, Anm. 11.

[50] So in einem Schreiben THIELs vom 11.2.1953 an den damaligen Rektor der Frankfurter Universität Max HORKHEIMER zum dringenden Ausbau und zur Erweiterung der Augenklinik; vgl. UAF Abt. 50 Nr. 2098.

> Nur mit Hilfe außerplanmäßiger, d.h. unbezahlter Volontärärzte war es möglich, den poliklinischen, klinischen und Lehrbetrieb aufrecht zu erhalten. Hierbei war ich zu meinem großen Bedauern gezwungen, von den unbesoldeten Volontärärzten eine durchschnittliche tägliche Arbeitszeit von zehn bis zwölf Stunden zu fordern.[51]

So verwundert es auch nicht, dass die Fluktuation unter dem ärztlichen Personal, insbesondere den unbezahlten Volontärärzten und -ärztinnen, auffallend hoch war. Manch einer/eine blieb nur wenige Wochen an der Klinik, insbesondere wenn keine Aussicht auf eine bezahlte Stelle in absehbarer Zeit bestand. Nur langsam aber stetig, wenn auch deutlich zeitversetzt zur allgemeinen Leistungsausweitung der Klinik, stieg die Zahl der planmäßigen und damit bezahlten Assistentenstellen. Waren es Mitte 1945 neben einer einzigen Oberarztstelle gerade mal zwei planmäßige Assistentenstellen, so verfügte die Klinik 1949 bereits über vier und 1955 über zehn bezahlte Stellen. Noch im selben Jahr kam eine zweite Oberarztstelle hinzu, und bis 1965 hatte sich die Zahl der planmäßigen Assistentenstellen auf insgesamt fünfzehn erhöht.[52]

Entsprechend der bereits erwähnten starken Zunahme an chronisch-entzündlichen Augenerkrankungen während der Nachkriegsjahre, bestand ein Großteil der damaligen ärztlichen Stationsarbeit vor allem im Führen von Krankenakten, wobei jegliche, auch noch so geringfügigen entzündlich-morphologischen Veränderungen an den Augen, die im Laufe eines sich oftmals über Wochen oder Monate hinziehenden stationären Aufenthalts entstanden, gemäß den Vorgaben THIELs täglich aufs Neue schriftlich und zeichnerisch dokumentiert werden mussten.

Eine zu jener Zeit häufige – wenn auch mehr nur unterstützende – unspezifische Behandlungsform der Tuberkulose bestand zudem in den sogenannten Liegekuren.[53] Zu diesem Zweck war ein mit Liegestühlen versehener eigener Freiluft-

---

51 Siehe THIELs Schreiben vom 13.12.1946 an das Frankfurter Stadtgesundheitsamt betreffend der Personalverhältnisse in der Universitätsaugenklinik; vgl. UAF Abt. 50 Nr. 2097.

52 Siehe Verwaltungs-[Jahres]berichte der Universitätsaugenklinik von 1945–1956 [1957–1965].

53 Nach damaliger Auffassung THIELs galten Patienten und Patientinnen mit chronisch-entzündlichen Augenerkrankungen, insbesondere Uveitiden, bei denen sich serologisch keine andere Infektion nachweisen ließ, fast ausschließlich als an Tuberkulose erkrankte Personen, die ihre Frischluftkur auf der hauseigenen ‚Liegewiese' schon mal beginnen mussten, bevor sie anschließend für etwa vier Wochen nach Davos in die dortige Hochgebirgs-Augenklinik *Guardaval* geschickt wurden. Die hierdurch angestrebte Ruhe sollte den Erkrankten Entspannung bringen und durch zusätzliche klimatische Reize für die Bildung von Abwehrstoffen sorgen. Erst als mit Beginn der 1950er Jahre die Einführung spezifischer Antibiotika, namentlich *Streptomycin*, *Isoniazid* und *Rifampicin* zur tragenden Säule der Tuberkulosetherapie wurde, kam es zum allmählichen Verschwinden dieser Therapieform – einschließlich der Liegestühle.

garten für die in der Augenklinik stationären Tuberkulosepatienten hergerichtet worden, welcher sich an der Nordseite des Klinikgebäudes befand und noch bis Mitte der 1960er Jahre betrieben wurde.

Lag der Schwerpunkt der wissenschaftlichen Tätigkeit anfangs auf dem Gebiet der Hypertonieforschung, so verlagerte sich nach dem Kriege das Gewicht zunehmend auf die Erforschung des Grünen Stars (Glaukom). Waren es zuvor die vielen Fundusspiegelungen bei Patienten mit Hypertonus, so füllten jetzt nicht enden wollende Gesichtsfelduntersuchungen und Tonometrien die Arbeitszeit der Assistenten. Lassen wir hierzu den damaligen Assistenten und Zeitzeugen Gert NOLL zu Wort kommen:

> Der Eintritt 1952 in die Frankfurter Universitätsaugenklinik als jüngster Assistent war damals gleichbedeutend mit dem fast sofortigen Auftrag, die anfallenden Gesichtsfelduntersuchungen der jeweiligen Krankenstation zu übernehmen. Da saß man dann am Maggiore-Perimeter und Bjerrum-Schirm und lernte die Handhabung der Geräte vorwiegend von altgedienten Glaukompatienten. ‚Stimmten' die Ergebnisse nicht, wurden sie spätestens bei der nächsten Chefvisite zerrissen. Der ‚Lauber' (Das Gesichtsfeld, 1944) war Pflichtlektüre und so kam man im Laufe der Jahre hinter die Kunst der Perimetrie. Ein großes Ereignis im Hause war 1955 die Anschaffung des Goldmann-Gerätes. Dieses fand seinen Platz in einem Raum, der nur durch das Chefzimmer zu erreichen war – mit besonderer Genehmigung, und diese wurde erst dann erteilt, wenn zu Vergleichszwecken ‚vernünftige Maggiore-Ergebnisse' vorgewiesen werden konnten.[54]

Demnach dürfte es wohl auch hier nicht so selten zu ähnlich „zurecht gekämmten" – weil autoritär vorgegebenen – Übereinstimmungen zwischen Befunden und Theorie gekommen sein, wie es schon weiter oben, im Zusammenhang der Fundusuntersuchungen bei Patienten mit Hypertonus, von anderer Seite so eindrucksvoll beschrieben wurde (s. Kap. 4.1).

Am 15. August 1961 muss es dann, zumindest nach damaliger Einschätzung mancher Fachkollegen, zu einem herben Rückschlag der THIELschen Glaukomforschung gekommen sein, als an diesem Tag die in mühseliger Kleinarbeit über all die Jahre hinweg zusammengetragenen, sämtlich für wichtig erachteten Befunde von mehr als dreitausend Glaukompatienten – zusammengefasst in einer sogenannten Forschungskartei – einem bis heute ungeklärten mysteriösen Diebstahl zum Opfer fielen und damit für immer aus dem Besitz der Klinik verschwanden. Wenngleich es auch sehr schnell an einem der Tat dringend Verdächtigten nicht

[54] NOLL, Gert: Perimetrie des Praktikers. In: Der AUGENARZT 21 (1987), S. 117–122.

fehlte und auch die Lokalpresse hieran regen Anteil nahm,[55] so musste doch ein von der Frankfurter Staatsanwaltschaft diesbezüglich unverzüglich eingeleitetes Ermittlungsverfahren schon bald darauf ohne greifbares Ergebnis wieder eingestellt werden.

Ein ganz besonderes Anliegen THIELs bestand schon relativ früh darin, dem nach dem Zweiten Weltkrieg allgemein stark erwachenden Interesse an dem ophthalmologischen Spezialgebiet der Strabologie und Neuroophthalmologie auch an seiner Klinik einen gebührenden Platz einzuräumen. Bereits 1948 wurde hierzu ein, zunächst provisorisch in einem Kellerraum untergebrachtes, „physiologisch-optisches Speziallabor“ unter der Leitung von Theobald GRAFF (s. Kap. 4.3.5) eingerichtet, aus dem sich im Laufe der Zeit eine eigenständige feste Abteilung für Orthoptik und Pleoptik entwickelte. Der darüber hinaus für lange Zeit stark gehegte Wunsch THIELs, an der Frankfurter Klinik auch eine offizielle Ausbildungsstätte für Orthoptistinnen in Form einer Orthoptikschule zu etablieren, sollte sich jedoch nicht erfüllen.[56]

Nicht unerwähnt bleiben dürfen aber auch THIELs ausgedehnte Vortragsreisen ins nahe und ferne Ausland, welche insbesondere ab Ende der 50er Jahre einen zunehmend festen Platz im Jahreslauf der Klinik einnahmen. Während dieser nicht selten mehrere Wochen andauernden Reisen – insbesondere nach Südamerika und in den asiatischen Raum – lag die Leitung der Klinik in den Händen des jeweils leitenden Oberarztes. Nicht ohne Folge sollte hierbei THIELs erste Vortragsreise nach Japan zur 62. Versammlung der *Japanischen ophthalmologischen*

---

[55] Siehe Lokalteil *Frankfurter Allgemeine Zeitung* vom 11.4.1964, S. 3.

[56] Die nachweislich frühesten Bestrebungen THIELs, an der Frankfurter Augenklinik eine sogenannte Orthoptikschule zur Ausbildung von Orthoptistinnen zu errichten, reichen bis in die frühen 1950er Jahre zurück. Wäre ein solches Unterfangen THIELs damals tatsächlich gelungen, so wäre dies zweifellos eine der ersten derartigen Ausbildungsstätten in ganz Deutschland gewesen. Was im Einzelnen auch immer die ausschlaggebenden Gründe für das letztendliche Scheitern dieses Projekts gewesen sein mögen, fest steht jedenfalls, dass, insbesondere in der Person des mittlerweile von der Frankfurter Klinik an die Gießener Augenklinik gewechselten Curt CÜPPERS – der sich bereits während seiner Frankfurter Zeit (1949–1951) auf dem Spezialgebiet der Orthoptik hervorgetan hatte und dann an der Gießener Klinik schon bald eine eigene diesbezügliche spezielle Abteilung aufbaute –, dem THIELschen Streben nach einer derartigen schulischen Einrichtung eine immer stärker werdende Konkurrenz erwuchs. So kam es, dass nicht in Frankfurt, sondern in Gießen im Jahr 1954 die erste Ausbildungsstätte für Orthoptisten/innen ihren offiziellen Betrieb aufnahm. Dass THIEL hierüber sehr verärgert gewesen sein dürfte, ist einer Aktennotiz aus dem Jahr 1956 zu entnehmen, in der sein diesbezüglicher Unmut unmissverständlich zum Ausdruck kommt, indem er gemäß einer seiner vielen Direktiven forderte, CÜPPERS künftig von jeglicher „aktiven Teilnahme“ an Fortbildungsveranstaltungen an der Frankfurter Augenklinik „fernzuhalten“; vgl.; UAF Abt. 4 Nr. 224; sowie DAFfm. Archiv-Box 7.

Gesellschaft in Niigata im Mai 1958 bleiben. Als Dolmetscher seiner Gastvorträge war THIEL ein junger japanischer Ophthalmologe namens Rokuro MAKABE (s. Kap. 6.2.1) zugeteilt, den er anschließend einlud, seinerseits eine gewisse Zeit als Gastarzt an der Frankfurter Augenklinik zu verbringen. Das daraus dann noch weit mehr wurde, vermochte damals noch niemand zu ahnen.

Ende November 1960 feierte die Klinik ihr 50-jähriges Jubiläum, verbunden mit der 33. Versammlung der Rhein-Mainischen Augenärzte. Hierzu fand eine akademische Feier in der Aula der Universität statt, bei der unter anderem auch der damalige Direktor des Senckenbergischen Instituts für Geschichte der Medizin, Walter ARTELT, einen vielbeachteten Festvortrag über die historische Entwicklung der Augenheilkunde in Frankfurt am Main hielt, in dem er einen medizinhistorischen Bogen vom nachweislich ersten augenheilkundlichen Quellenzeugnis aus dem Mittelalter bis hin zur Gründung der Universitätsaugenklinik spannte.[57] Den Abschluss dieser insgesamt dreitägigen Jubiläums-Veranstaltung bildete ein auf Einladung der Stadt ausgerichtetes Festessen im Frankfurter Rathaus-Kasino.

Bauliche Veränderungen der Augenklinik gab es nach dem Krieg einige, wenngleich auch der ganz große Wurf in Form einer völlig neuen Klinik – bisweilen greifbar nahegekommen – nicht gelang.[58] Hinsichtlich der durch die Kriegsereignisse bedingten Schäden im Bereich der städtischen Krankenanstalten Sachen-

---

[57] ARTELT (1961), S. 269–285.

[58] Die nach dem Zweiten Weltkrieg als vordringlich erachteten Instandsetzungsarbeiten sowie die in den 1950er Jahren begonnenen Neu- und Umbauten im Universitätsklinikum betrafen den die Augenklinik beherbergenden Gebäudekomplex des Carolinums zunächst kaum. Hinzu kam, dass zu dieser Zeit sämtliche in Angriff genommenen Bauvorhaben ohnehin nur unter dem Vorbehalt einer Zwischenlösung bis zu der damals fest beabsichtigten Errichtung eines völlig neuen Klinikums außerhalb der Frankfurter Stadtgrenze standen, was für lange Zeit alle weitergehenden Planungen weitgehend zum Erliegen brachte. Anfang der 1960er Jahre rückte man schließlich von dem Vorhaben eines gänzlich neuen Universitätsklinikums außerhalb der Stadt ab und beschloss hingegen die Neugestaltung der vorhandenen Einrichtungen in Sachsenhausen zu betreiben. In dessen Folge kam es insbesondere zum Bau des sogenannten Zentralbaues (Haus 23), welcher nach ursprünglicher Planung im Zuge weiterer Bauabschnitte neben den Abteilungen der Inneren Medizin und der Chirurgie dann auch Platz für eine neue HNO-Klinik sowie eine neue Augenklinik bieten sollte. Aus Kostengründen musste aber schon bald auf diese weiteren Bauabschnitte vorerst verzichtet werden. Und als mit Anfang der 70er Jahre der errichtete Zentralbau abschnittsweise in Betrieb genommen wurde, geschah dies in deutlich abgespeckter Form – ohne HNO- und Augenklinik. Auch der 1978 erfolgte endgültige Aus- bzw. Umzug des zahnärztlichen Instituts *Carolinum* in das neu errichtete Zentrum für Zahn-, Mund- und Kieferheilkunde im Westteil des Klinikgeländes vermochte den beiden im carolinischen Gebäudekomplex verbliebenen Kliniken (HNO und Augen) für lange Zeit keine räumliche Verbesserung zu bringen, da es immer wieder an den notwendigen finanziellen Mitteln für die hierzu erforderlichen Instandsetzungsarbeiten fehlte.

hausens war die Augenklinik, mit Ausnahme einiger weniger Beschädigungen durch Granatsplittereinwirkungen, glücklicherweise weitgehend verschont geblieben (s.a. Kap. 4.1). Deshalb mussten, sehr zum Bedauern THIELs, sämtliche baulichen Veränderungswünsche zugunsten dringlich anstehender Vorhaben innerhalb des Gesamtklinikums zunächst zurückgestellt bleiben. Dadurch kam es – mit Ausnahme der Beseitigung der nur allergröbsten Mängel und der bereits erwähnten Einrichtung eines ophthalmologisch-optischen Laboratoriums sowie der kompletten Neueindeckung des gesamten Gebäudedaches mit Schiefer (1951) – vorerst zu keiner weiteren nennenswerten baulichen Aktivität. Dem verständlichen Ärger hierüber hat sich THIEL des Öfteren auf seine ihm eigene Art ‚Luft gemacht'. Hierzu mag folgendes Antwortschreiben Zeugnis geben, welches THIEL im Frühjahr 1952, unter postalischer Einbindung der Klinikumsverwaltung, auf eine offizielle Anfrage einer englischen Delegation von Augenärzten nach einer Besuchsmöglichkeit formulierte:

> Die von mir geleitete Klinik ist kein Glanzstück für Deutschland. Es ist unmöglich fremde Gäste über die überbelegten und vollkommen verschmutzten Stationen zu führen, geschweige denn in einen Operationssaal, in dem die Farbe von den Wänden fällt und trotz meiner Bitten, hier ebenso wenig wie das übrige, gerichtet wird. [...] Überschlagen sie deshalb Frankfurt am Main und fahren Sie vielleicht nach Würzburg oder Marburg, wo die Kliniken sich in einem besichtigungswerten Zustand befinden.[59]

Erst ab 1953 wurde den wiederholten Eingaben THIELs nach einer baulichen Überarbeitung beziehungsweise Erweiterung der Klinik von zuständiger Stelle zunehmend Aufmerksamkeit geschenkt. Dass dies nicht zuletzt wohl auch aufgrund vom äußeren Druck eines im Sommer 1952 an ihn ergangenen Rufes auf den ordentlichen Lehrstuhl für Augenheilkunde an die Universität Göttingen geschah, ist einem Schreiben des Kuratoriums der Frankfurter Universität an den Magistrat der Stadt Frankfurt von März 1953 zu entnehmen, in dem es hieß:

> In Anbetracht des ergangenen Rufes von der Universität Göttingen an Herrn Prof. Thiel, bitte ich, alles in Ihrer Macht Stehende zu veranlassen, Herrn Prof. Dr. Thiel der Universität Frankfurt am Main zu erhalten.[60]

Noch im selben Jahr erfolgte neben der Instandsetzung des Hörsaales auch die Herrichtung und Inbetriebnahme eines zusätzlichen Untersuchungs- sowie Behandlungsraums für sehschwache Kinder im Untergeschoss der Klinik (s.a. Kap. 4.3.5). Aber auch die Anfang 1954 im Operationstrakt der Klinik erfolgte Explo-

---

[59] DAFfm. Archiv-Box 7.
[60] UAF Abt. 50 Nr. 2098.

sion des Trockensterilisators – bei der glücklicherweise niemand verletzt, wenngleich auch der hierbei angerichtete Schaden von THIEL „als recht erheblich“ eingestuft wurde[61] – erwies sich offenbar als zusätzlicher Schub für weitere Umbau- und Renovierungsmaßnahmen. So begann noch Ende 1954 die Erweiterung des Operationsbereiches. Hierbei wurden der frühere septische Operationssaal und der Vorbereitungsraum durch Herausnahme einer Wand in einen einzigen Vorbereitungsraum verwandelt, der von nun an auch als Aufwachraum neben dem septischen Operationsbereich diente. Auch der große Operationssaal erfuhr eine grundlegende Erneuerung mit Verbreiterung der Fensterfront, der Einrichtung einer neuen Lüftungs- und Wärmeregulierung sowie der vollständigen Bekachelung der Wände bis zur Decke. Als neu hinzugekommener Sterilisationsraum diente von nun an ein früheres Schwesternzimmer der angrenzenden Station, das nach einem Wanddurchbruch und Einbau einer Verbindungstür einen Durchgang zum Operationssaal erhielt.

Fast zeitgleich liefen zudem Umbaumaßnahmen der Station 60 im dritten Obergeschoss der Klinik, wobei durch Hinzunahme der beiden Räume der Oberschwester und des Zimmers der Operationsschwester die Station eine Erweiterung erfuhr. Zu diesem Zweck wurde die Mauer zwischen dem zweiten Treppenhaus und der besagten Station durchbrochen und weitere Zimmer zu Wasch- und Toilettenräumen umgestaltet. Ferner konnte auch wieder eine kleine Kinderabteilung geschaffen werden, bei der über den Gang hinweg abgeteilt drei ehemalige Arztzimmer der speziellen Versorgung und Unterbringung von Kindern dienten. Nach Abschluss dieser Baumaßnahmen standen der Klinik im dritten Obergeschoss insgesamt elf Kinder- und 21 Männerbetten zur Verfügung.

In den Jahren 1955 bis 1956 erfolgte die Renovierung der Privatstation sowie eine von Grund auf bauliche Sanierung, verbunden mit einer Neugestaltung der Frauen- und Männerstation im ersten und zweiten Stockwerk der Klinik. Da es nicht möglich war, den kompletten Klinikbetrieb während der mehrjährigen Umbauarbeiten stillzulegen, konnten die Arbeiten jeweils immer nur von Stockwerk zu Stockwerk durchgeführt werden. Erstaunlich ist hierbei, dass trotz des immer wieder verzögerten Fortschreitens der Bautätigkeiten es insgesamt zu keiner nennenswerten Minderung der Patientenzahlen kam.

Spätestens jedoch bei den hiernach folgenden Umbaumaßnahmen im Bereich der Poliklinik konnte eine nachhaltige Einschränkung des Klinikbetriebs nicht mehr ausbleiben. Verglichen mit sämtlichen vorangegangenen Bauarbeiten erwies sich diese im März 1957 begonnene völlige Umgestaltung der Poliklinik als

[61] Verwaltungsbericht der Augenklinik für das Rechnungsjahr 1953/54, DAFfm. Archiv-Box 7.

die aufwendigste. Endlich hatte man den bereits zwanzig Jahre zuvor erstmals von THIEL gemachten und stets aufs Neue vorgebrachten Vorschlag aufgegriffen, durch Errichtung eines einstöckigen Anbaus, unter Ausnutzung des freien Raumes zwischen Haupteingang und Hörsaaleingang der Klinik, eine nachhaltige Vergrößerung des poliklinischen Wartebereiches zu erreichen. Zu diesem Zweck musste nicht nur die Nebeneingangstür zum Hörsaal komplett versetzt, sondern auch der gesamte poliklinische Betrieb für über ein Jahr in das Nachbargebäude (Haus 7) ausgelagert werden, wie auch für die Zeit des jeweiligen Umzuges wiederholt für mehrere Tage geschlossen bleiben.

Mit Abschluss dieser Umbauarbeiten Ende März 1958 vermochte THIEL sodann in einer für ihn ungewohnt anerkennenden Weise der Klinikverwaltung schriftlich mitzuteilen:

> Durch die Erweiterung des Warteraumes ist nunmehr für die poliklinischen Patienten ein erträglicher Zustand geschaffen worden. Die Untersuchungsräume wurden so umgestaltet, dass neben der bisherigen Abteilung für äußere Augenerkrankungen fünf getrennte Untersuchungsräume für je zwei Ärzte hergerichtet wurden. Hierdurch ist es gelungen, die Behandlung der Patienten persönlicher zu gestalten. [...] Es darf schließlich gesagt werden, dass durch diesen Umbau eine praktische und zufriedenstellende Lösung erreicht wurde.[62]

1935–1965

Wenn es für THIEL überhaupt jemals einen Zustand gegeben haben sollte, bei dem er sich mit dem Erreichten zufriedengab, dann dürfte dies allenfalls zu jener Zeit, Ende der 1950er Jahre, gewesen sein, als sich nämlich – inzwischen selbst auf dem Höhepunkt seiner wissenschaftlichen Anerkennung angekommen – endlich auch ‚seine Klinik', zumindest kurzzeitig, in einer für ihn passablen Weise zeigte.

Im Jahr 1959 folgte nach mittlerweile sechsjähriger nahezu ununterbrochener Bautätigkeit der komplette Ausbau des Dachgeschosses zur Gewinnung zusätzlicher Personalräume sowie die vollständige Renovierung der Kellerräume. Dies erforderte unter anderem, dass die bis dahin im Kellergeschoss untergebrachte Orthoptische Abteilung vorübergehend in ein leerstehendes Verwaltungsgebäude ausgelagert werden musste, bis sie schließlich 1962 im Nachbargebäude der Augenklinik – der ehemaligen Hautklinik C (Haus7) – ihren bleibenden Platz fand.

62 Jahresbericht der Frankfurter Universitätsaugenklinik 1957. In: Jahresbericht des Klinikums für das Jahr 1957, S. 47.

In diesem Zusammenhang erwähnenswert ist die Tatsache, dass die besagte Unterbringung der Orthoptischen Abteilung im Nachbargebäude (Haus 7) ursprünglich nur als eine vorläufige Lösung gedacht war. Ohne den seinerzeit festen Glauben aller Beteiligten an eine in absehbarer Zeit großzügige Nutzungsmöglichkeit freiwerdender Räumlichkeiten der angrenzenden Hals-Nasen-Ohrenklinik (HNO) – aufgrund des damals sehr konkreten Plans eines baldigen Umzugs der HNO-Klinik in den neu zu errichtenden Zentralbau des Klinikums – wäre es hierzu wohl niemals gekommen. Bekanntlich musste aber dann aus Kostengründen die Errichtung des Zentralbaues deutlich kleiner ausfallen als ursprünglich geplant, sodass es nicht mehr zu einem Umzug der HNO-Klinik kam. Von offizieller Seite ging man jedoch weiterhin von einem, wenn auch auf späterhin verschobenen, weiteren Ausbau des Zentralgebäudes für beide Kliniken aus, womit dann neben der Realisierung einer neuen HNO-Klinik zugleich auch die Voraussetzung für eine neue Augenklinik geschaffen werden sollte.[63]

Anfang der sechziger Jahre schlugen die Wellen noch einmal sehr hoch, als es im Zuge der Neuverlegung der Straßenbahnführung an den Theodor-Stern-Kai und der Bauarbeiten zur Verlängerung der Gartenstraße zu einer schier unerträglichen Staub- und Lärmbelästigung für die Augenklinik kam. Hierzu hatte sich THIEL in einem Schreiben an die „Frankfurter Allgemeine Zeitung" öffentlich Luft gemacht. Dieses Schreiben, welches auszugsweise im Wortlaut in der „Frankfurter Allgemeinen Zeitung" abgedruckt wurde, gipfelte damals in dem Satz:

> Schade, dass das Mittelalter so weit hinter uns liegt und dass Polizeivorschriften mich hindern, auf dem Rossmarkt mein Handwerk zu betreiben – als ‚Augenstecher' hätte ich dort mehr Sauerstoff und keinen größeren Lärm.[64]

Obgleich im Laufe der Jahre die gesamte Augenklinik – zumindest bautechnisch – nach und nach den Anforderungen eines modernen Klinikbetriebes angepasst wurde, so stellten doch all die Bemühungen, nach Einschätzung THIELs, bestenfalls ‚Notlösungen' dar, da sie zwar eine gewisse Erleichterung brachten, jedoch keine endgültige Beseitigung des nach wie vor drückenden Raumproblems. Im Gegenteil: Aufgrund der mehrfachen Umwandlung ehemals großer Krankensäle durch Einziehen von Zwischenwänden in kleinere Krankenzimmer sowie der Schaffung zusätzlicher Untersuchungsräume waren der Klinik

1935–1965

[63] So war es gerade diese immer wieder aufs Neue beflügelte Hoffnung auf eine in absehbarer Zeit gänzlich neue Augenklinik, was zum einen etliche Baumaßnahmen im alten Klinikgebäude deutlich ausbremste und zum anderen als Trumpfkarte bei späteren Berufungsverhandlungen diente (s.a. Kap. 5).

[64] Siehe Frankfurter Allgemeine Zeitung vom 20.8.1960, S. 48.

bis 1965 letztendlich zehn Krankenbetten verlorengegangen. Dem während all der Jahre mehrfach vorgebrachten Wunsche THIELs nach einer Vergrößerung der Klinik durch Aufstockung des gesamten Gebäudes wurde – anfangs aus bautechnischen Gründen und später dann mit dem bekannten Hinweis auf „die ohnehin im Rahmen der vorgesehenen Fertigstellung des erweiterten Zentralbaues grundsätzlich anstehende Neuverteilung von Räumlichkeiten" – wiederholt abgelehnt.

Mit Ende des Monats März 1963 wurde THIEL im Alter von 68 Jahren aufgrund Erreichung der Altersgrenze kraft Gesetzes von seinen amtlichen Verpflichtungen als ordentlicher Professor für Augenheilkunde entbunden. Seine Emeritierungsurkunde trägt das Datum 15. Mai 1963. Gedanken hinsichtlich seiner Nachfolge hatte man sich offensichtlich erst reichlich spät gemacht, sodass vom Dekanat der hiesigen medizinischen Fakultät noch Ende desselben Monats ein Antrag beim hessischen Kultusministerium in Wiesbaden gestellt wurde, THIEL bis zur Berufung eines Nachfolgers mit der kommissarischen Wahrnehmung der Dienstgeschäfte des Lehrstuhls sowie des Direktors der Klinik zu beauftragen.[65] Da dieser Antrag offenbar allen Beteiligten sehr entgegenkam, fügte es sich, dass man THIEL ohne Unterbrechung auch weiterhin mit seinen bisherigen Aufgaben als Lehrstuhlinhaber und Direktor der Klinik betraute, bis er im August 1965 endgültig ausschied.

4.3 Mitarbeiter und Dozenten

4.3.1 Hugo GASTEIGER (1935–1938)

Hugo GASTEIGER[66] steht als Mitarbeiter und Dozent der Frankfurter Universitätsaugenklinik für den Übergang der Amtsführung von SCHNAUDIGEL zu THIEL. Vermutlich dürften sich hierbei jedoch SCHNAUDIGEL und GASTEIGER kaum begegnet sein, betrug doch deren gemeinsame Zeit an der Klinik weniger als vier Wochen.

---

[65] UAF Abt. 13 Nr. 188.

[66] Hierzu wie im Folgenden nach Pers.-Akte 24.152, ISGFfm; sowie Akte Hugo Gasteiger, UAF Abt. 4 Nr. 1210 und Habil.-Akte Nr. 130, DAFfm.

Nach dem Ausscheiden des noch unter SCHNAUDIGEL tätig gewesenen Mitarbeiters Erich GOY[67] zum 15.01.1935 blieb die Stelle des ersten Assistenten zunächst unbesetzt. Von den insgesamt acht Aspiranten, die sich auf die öffentliche Ausschreibung dieser Stelle hin bewarben, galt der damals bereits 36-jährige Hugo GASTEIGER von Anfang an als der „geeignetste".

Geboren wurde GASTEIGER am 26.11.1899 in Murau in der Steiermark als Sohn des Apothekers Karl Gasteiger und seiner Ehefrau Maria Gasteiger, geborene Fischer. Nach Absolvierung der Volksschule in Murau besuchte GASTEIGER das Staatsrealgymnasium in Graz. Noch im Februar 1917 rückte er freiwillig aus der 7. Klasse zum Militärdienst ein und legte später die Kriegsreifeprüfung ab. Nach dem Kriege inskribierte er in Medizin in Graz und setzte wenig später sein Studium in Innsbruck fort, wo ihm Ende 1923 die Approbation als Arzt zuerkannt wurde. Nach einer kurzen Tätigkeit als Volontärarzt an der Innsbrucker chirurgischen Klinik unter Hans v. HABERER trat GASTEIGER zum 1. April 1924 als Assistent in die dortige Universitäts-Augenklinik ein. Hier, an der von Richard SEEFELDER[68] geführten Klinik, erfuhr GASTEIGER sodann in einer mehr als zehnjährigen ununterbrochenen Tätigkeit seine wesentliche ophthalmologische Prägung. Nach „anfänglich eher tastenden Versuchen" hatte er mit seiner Anfang 1929 vorgelegten Habilitationsschrift „Zur therapeutischen Anwendung der Röntgenstrahlen in der Augenheilkunde" bald seinen ersten wissenschaftlichen Schwerpunkt gefunden.[69] Noch im Juli desselben Jahres wurde ihm die Lehrbefugnis für das Fach Augenheilkunde erteilt.

Der im Mai 1934 vom Professorenkollegium der Universität Innsbruck einstimmig gefasste Beschluss auf Antrag zur Verleihung des Titels eines außerordentlichen Professors sollte jedoch nicht mehr zum Tragen kommen. Mit Ende Juli 1934 wurde GASTEIGER aufgrund seiner Mitgliedschaft bei der österreichischen

67 Erich GOY, geboren 1903, studierte in Heidelberg, Würzburg und München. Von 1931 bis 1935 war er Assistenzarzt unter SCHNAUDIGEL. 1935 erhielt er seine Facharztanerkennung in Magdeburg; ab 1939 führte er eine eigene Praxis in Berlin, danach Wehrmacht und Kriegsgefangenschaft. 1949 erfolgte seine Niederlassung als Augenarzt in Frankfurt am Main.

68 Richard SEEFELDER (1875–1949), deutscher Ophthalmologe und Hochschullehrer, studierte in Erlangen und München; 1908 erfolgte seine Habilitation für Augenheilkunde und 1914 wurde er außerordentlicher Professor in Leipzig. Im Jahr 1919 berief man ihn als Ordinarius an die Universität Innsbruck. Aufgrund seiner Mitgliedschaft in der NSDAP und SS wurde er unmittelbar nach dem Krieg in den Ruhestand geschickt. Zwei Jahre später erfolgte im Rahmen eines Antrags auf „Nachsicht der Sühnefolgen" seine offizielle Rehabilitierung. Sechs Jahre nach seinem Tod, 1955, wurde in Donaustadt, dem 22. Wiener Gemeindebezirk, die Seefeldergasse nach ihm benannt. Siehe hierzu DAXECKER (2005), S. 98.

69 WOLLENSACK, S. 440.

NSDAP vom österreichischen Bundesministerium wegen „nationalsozialistischer Betätigung“ fristlos aus dem Staatsdienst entlassen.[70]

Noch Anfang 1935 bescheinigte SEEFELDER auf Anfrage der Frankfurter Medizinischen Fakultät seinem zu diesem Zeitpunkt bereits des Dienstes enthobenen langjährigen Mitarbeiter:

> Dr. Gasteiger hat während der ganzen Zeit seines Dienstes seine Obliegenheiten mit größtem Fleiß und Gewissenhaftigkeit und nie erlahmenden Interesse verrichtet und sich in jeder Richtung mein volles Vertrauen erworben. [...] Er ist heute nach einer mehr als zehnjährigen klinischen und wissenschaftlichen Tätigkeit eine in Fachkreisen allgemein bekannte und geschätzte Persönlichkeit und für jede Stelle, vor allem die eines Oberarztes einer Klinik in hervorragendem Maße geeignet.[71]

Zum 1. März 1935 nahm GASTEIGER seine Tätigkeit als Oberarzt an der Frankfurter Universitätsaugenklinik auf, wenngleich zunächst auch nur kommissarisch, da er als Österreicher nicht im Besitz der deutschen Approbation war. Ein halbes Jahr später folgte mit Erhalt der deutschen Approbation zeitgleich seine Umhabilitierung von Innsbruck nach Frankfurt am Main. Dem dann im Frühsommer 1936 von THIEL eingebrachten und von der hiesigen Medizinischen Fakultät „aufs wärmste befürworteten“ Antrag auf Ernennung GASTEIGERs zum nichtbeamteten außerordentlichen Professor wurde mit Datum des 4. August noch desselben Jahres offiziell entsprochen.[72]

Nur zwei Jahre später, zum Sommersemester 1938, übernahm GASTEIGER die Leitung der städtischen Augenklinik in Dresden, womit seine Frankfurter Tätigkeit faktisch beendet war, obschon er dem Lehrkörper der Universität als außerplanmäßiger Professor formal noch viele Jahre zugehörig blieb.[73] Mehrere Anläufe einer offiziellen Umhabilitierung an die Universität Leipzig kamen nicht zustande, und so findet sich der Name GASTEIGER im Vorlesungsverzeichnis

---

[70] Pers.-Akte 24.152, ISGFfm. Hierzu ist anzumerken, dass die *österreichische Nationalsozialistische Deutsche Arbeiterpartei* sich anfänglich als Schwesterpartei bzw. österreichische Landesorganisation der *Nationalsozialistischen Deutschen Arbeiterpartei* (NSDAP) verstand und aus einer zunächst unbedeutenden politischen Splittergruppe erst Anfang der 1930er Jahre zu einer Massenpartei entwickelte. Trotz ihres 1933 erfolgten Verbots wurde sie spätestens nach dem Anschluss Österreichs an das Deutsche Reich im März 1938 zur einflussreichsten politischen Kraft Österreichs bis zum Ende des Zweiten Weltkrieges.

[71] Pers.-Akte 24.152, ISGFfm.

[72] UAF Abt. 4 Nr. 1210.

[73] Im November 1939 erfolgte auf Antrag der Frankfurter Medizinischen Fakultät die ministerielle Ernennung GASTEIGERs zum außerplanmäßigen Professor für Frankfurt am Main; vgl. Benzenhöfer (2011), S. 117.

der Frankfurter Universität für den Bereich Augenheilkunde, wenn auch mit dem Hinweis „beurlaubt", noch bis einschließlich Wintersemester 1943 aufgeführt.

Zweifellos muss das Ausscheiden GASTEIGERs, jenseits seiner problematischen politischen Überzeugung, ein schmerzhafter Verlust für die THIELsche Klinik gewesen sein, war doch hierdurch nicht nur ein „ausgezeichneter Lehrer und Redner, dessen flüssiger und klarer Vortrag überraschte", sondern auch ein „erfahrener, geschickter und sicherer Operateur" verlorengegangen, der zu diesem Zeitpunkt bereits als „Anwärter für ein Ordinariat" galt.[74]

Während der somit nur gut dreijährigen Frankfurter Jahre hatte sich GASTEIGER neben seiner Klinik- und Lehrtätigkeit hauptsächlich der Verbesserung der Röntgendiagnostik und Röntgentherapie in der Augenheilkunde gewidmet. Hierbei zeigte sich – ebenso wie in seinen Studien zur Histopathologie des Auges bei Nieren- und Bluthochdruckveränderungen[75] – der offensichtliche Einfluss THIELs auf sein damaliges wissenschaftliches Interesse.

Seine letzten, mit Ende des Sommersemesters 1938 vor Frankfurter Studenten gehaltenen Vorlesungen betrafen neben einer „Einführung in die Histopathologie des Auges" und einem „Operationskurs" auch eine Veranstaltung über die „Bedeutung von Konstitution und Vererbung für das Sehorgan und seine Erkrankungen" – eine spezielle Vorlesung, die einzig an die Person GASTEIGERs gebunden war und auch späterhin im Vorlesungsverzeichnis nicht mehr auftauchte.

Von Dresden aus folgte GASTEIGER 1951 dem Ruf als ordentlicher Professor für Augenheilkunde an die Humboldt-Universität in Ost-Berlin. Noch vor dem Mauerbau übersiedelte er in den Westteil der Stadt an die noch junge Freie Universität (FU) in Berlin-Westend, der er von 1957 bis zu seiner Emeritierung im März 1969 als Ordinarius und Lehrstuhlvertreter vorstand.

Er verstarb am 21.05.1978 im Alter von 78 Jahren.

[74] So in einem Schreiben des damaligen Dekans der Frankfurter Medizinischen Fakultät Victor SCHMIEDEN hinsichtlich der Befürwortung von GASTEIGERs Übernahme in das Beamtenverhältnis zum außerplanmäßigen Professor im Juli 1939; vgl. UAF Abt. 4 Nr. 1210; sowie Habil.-Akte Nr. 130, DAFfm.

[75] GASTEIGER, Hugo: Über histologische Befunde am Auge bei Nieren- und Blutdruckveränderungen. In: Klin. Mbl. Augenhk. 99 (1937), S. 604ff.

4.3.2 Wilhelm KREIBIG (1938–1945 und 1949–1953)

Auf Hugo GASTEIGER (s. Kap. 4.3.1) folgte Wilhelm KREIBIG, der zum 01.04.1938 als Oberarzt seinen Dienst unter THIEL an der Frankfurter Universitätsaugenklinik antrat.

KREIBIG, der sich selbst zeitlebens als „typischen Österreicher" bezeichnete, wurde am 10.12.1900 als Sohn des Forstingenieurs Alfred KREIBIG in Wien geboren.[76] Mit 17 Jahren verließ er als Kriegsfreiwilliger das Wiener Schottengymnasium und begann ein Jahr später zum Sommersemester 1919 mit dem Studium der Medizin an der Universität Wien, welches er im Herbst 1925 mit Erfolg abschloss. Gleich nach Beendigung seines Studiums nahm KREIBIG die Stelle eines Assistenten bei Karl STERNBERG am Wiener Pathologischen Institut an, wo er bereits seit 1922 nach Ablegung seiner medizinischen Vorprüfung regelmäßig gearbeitet hatte. Unter der Leitung eines der seinerzeit führenden Pathologen Europas dürfte sich hier schon früh seine Vorliebe für die Morphologie entzündet haben, die ihn dann sein ganzes Leben begleitete.[77] Nach mehr als zweijähriger pathologischer Ausbildung wechselt KREIBIG an die I. Universitäts-Augenklinik in Wien zu Josef MELLER[78]. Offenbar erschien ihm das Fach Augenheilkunde zu diesem Zeitpunkt noch als zu speziell, sodass er es nach nur siebenmonatiger ophthalmologischer Ausbildung vorzog, zunächst einige zusätzliche chirurgische Erfahrungen als Hilfsarzt an der II. chirurgischen Universitätsklinik in Wien bei Julius v. HOCHENEGG zu sammeln. Im März 1929 wechselte KREIBIG wieder in die Klinik MELLERs, wo er schließlich für die folgenden neun Jahre verblieb.

Sowohl seine mehrjährige Ausbildung als pathologischer Anatom und Chirurg als auch die langjährige Tätigkeit an der Wiener Augenklinik hätten vermutlich eine baldige Habilitation KREIBIGs ermöglicht, wenn nicht der gleiche Umstand wie schon bei GASTEIGER – seine Mitgliedschaft in der österreichischen NSDAP – eine weitere akademische Laufbahn zum damaligen Zeitpunkt in Österreich verhindert hätte. Wie sehr sein langjähriger Lehrer MELLER diesen Umstand dabei selbst bedauerte, vermittelt ein Anfang Februar 1938 über seinen ehemaligen Schüler KREIBIG ausgestelltes Zeugnis:

---

76 Hierzu wie im Folgenden nach Pers.-Akte 20.127, ISGFfm; sowie Akte Wilhelm Kreibig, UAF Abt. 4 Nr. 1420 und Habil.-Akte Nr. 147, DAFfm.

77 SCHLEGEL, S. 298.

78 Josef MELLER (1874–1968), aus der Innsbrucker Schule unter Ernst FUCHs hervorgegangen, war seit 1918 Ordinarius der I. Wiener Lehrkanzel für Augenheilkunde und galt vor allem als begnadeter Operateur. Bis zu seiner aus politischen Gründen vorzeitigen Emeritierung 1944 hatte sein 1918 erschienenes Standardwerk „Augenärztliche Eingriffe" fünf Auflagen erlebt. Er starb im hohen Alter von 94 Jahren; vgl. KÜCHLE, S. 391.

> Herr Kreibig ist ein Mann von aufrechtem ehrlichem Charakter, von ruhigem freundlichem Wesen, beliebt bei den Kranken sowohl wie bei allen Kollegen und Angestellten der Klinik ohne Unterschied. Kreibig ist einer der besten Gehilfen, die ich je gehabt habe, und es tut mir leid, ihn verlieren zu müssen. Ich schätze ihn als Arzt und als Mensch hoch ein und gebe ihm meine aufrichtigen Wünsche für Glück und Segen auf seine weitere Lebensbahn mit, in der sicheren Überzeugung, dass er, wo immer er auch wirken wird, mir und der Wiener Schule Ehre machen wird. Die Unmöglichkeit, ihm in diesem Lande eine ihm würdige Stelle je verschaffen zu können, zwingt mich ihn ziehen zu lassen. Sonst hätte ich ihn unter allen Umständen zurückgehalten.[79]

Nur vier Monate nach Aufnahme seiner oberärztlichen Tätigkeit an der Frankfurter Universitätsaugenklinik zum 1. April 1938 habilitierte sich KREIBIG mit einer Arbeit über „Die traumatische Entstehung der Aderhautsarkome". Und wiederum ein halbes Jahr später wurde ihm am 22. Februar 1939 die Dozentur für das Fach Augenheilkunde erteilt.

Schon vor seiner Frankfurter Zeit hatte sich KREIBIG in mehreren Veröffentlichungen ausgiebig mit der Frage nach der Entstehung und Entwicklung bösartiger Geschwülste in den verschiedensten Organen des Körpers beschäftigt. So lag es nur nahe, auch die Tumoren des menschlichen Auges und seiner Umgebung in die Reihe dieser Untersuchungen mit einzubeziehen. In seiner im Frühjahr 1938 eingereichten Habilitationsschrift, die in weiten Teilen auf Arbeiten aus seiner Wiener Zeit beruhte und nach Ansicht des damaligen Leiters des *Frankfurter Pathologischen Institutes* FISCHER-WASALES „eine wesentliche Bereicherung der Geschwulstliteratur" darstellte,[80] hatte sich KREIBIG der Frage nach der Entstehung der sogenannten Melanosarkome des Auges gewidmet. Hierbei postulierte er erstmals, entgegen der gängigen embryonalen Geschwulsttheorie dieses Tumors, einen ätiologischen Zusammenhang zwischen Traumatisierung und Tumorentstehung. So konnte er zeigen, dass nach einer schweren Verletzung des Auges sich in dem schrumpfenden Bulbus oftmals chronisch-entzündliche Regenerationsvorgänge einstellen, die sich, entsprechend den Erfahrungen an anderen Geweben, im Laufe von Jahren zu Geschwulstkeimanlagen entwickelten.

Ein weiterer Schwerpunkt KREIBIGs augenärztlichen Schaffens galt von jeher der plastischen Gesichtschirurgie. Hinsichtlich dieser seiner „spezifischen Begabung" vermerkte einer seiner Schüler später:

[79] Pers.-Akte Nr. 20.127, ISGFfm.; sowie Akte Wilhelm KREIBIG, DAFfm. Archiv-Box 7.
[80] UAF Abt.4 Nr. 1420.

> Wer das Glück hatte, Kreibig bei derartigen Eingriffen zu erleben, wurde immer wieder fasziniert durch das glückhafte Nebeneinander von beherzter Radikalität im Vorgehen und abwägender Sensitivität. Seine Kompositionssicherheit schien unerschöpflich. Die bestimmten Elemente dieser seiner operativen Technik waren augenblicklicher Einfallsreichtum und eine Art handelnder Poesie.[81]

Gerade während der Kriegsjahre an der Frankfurter Augenklinik dürfte KREIBIG diesbezüglich ein reiches Betätigungsfeld vorgefunden haben. Nicht unerwähnt bleiben darf in diesem Zusammenhang seine 1940 erschienene kurze Monographie *Vereinfachte Operationsmethoden zum Ersatz der Augenlider*, die nach damaligem fachkundigem Urteil „jedem operativen Augenarzt willkommene Hinweise“ gab.[82] So umfasste seine Lehrtätigkeit an der hiesigen medizinischen Fakultät neben dem „Augenspiegelkurs“ und einen Kurs zur „Pathologischen Histologie des Auges“ insbesondere auch einen freiwilligen „Augenärztlichen Operationskurs“, den er von Beginn bis zum Ende seiner Dozententätigkeit anbot.

Ein Anfang 1945 von THIEL eingebrachter Antrag auf Ernennung KREIBIGs zum außerplanmäßigen Professor kam jedoch infolge der Kapitulation Deutschlands und dem darauf folgenden Kriegsende nicht mehr zustande. Im April 1945 wurde KREIBIG aufgrund seiner Parteizugehörigkeit als politisch belastet mit sofortiger Wirkung seines Dienstes an der Frankfurter Universität enthoben (s.a. Kap. 4.2). Dass hierbei vielleicht doch etwas vorschnell entschieden worden war, zeigte seine Wiedereinsetzung in den akademischen Lehrbetrieb kaum vier Jahre später – jetzt als Nachfolger des zwischenzeitlich verstorbenen Oberarztes Walther THORNER (s. Kap. 4.3.4). In dem hierzu revidierten Urteil des Spruchkammerverfahrens[83] vom 12.10.1948 war KREIBIG unter Auferlegung einer mehr-

[81] SCHLEGEL, S. 299.

[82] Siehe Walther LÖHLEIN, in: Zbl. Ges. Ophthalm. 46 (1941), S. 250.

[83] Bei den Spruchkammerverfahren handelte es sich um Verhandlungen, die im Zuge der Entnazifizierung in den Jahren 1946 bis 1949 in den drei westlichen Besatzungszonen Deutschlands durchgeführt wurden. Hierbei fällten deutsche Laienrichter Urteilssprüche gegen Deutsche wegen Verstrickung in den Nationalsozialismus. Das *Kontrollratsgesetz zur Befreiung von Nationalsozialismus und Militarismus* vom 5. März 1946 sah insgesamt fünf Gruppen vor: 1. Hauptschuldige, 2. Belastete (Aktivisten), 3. Minderbelastete, 4. Mitläufer und 5. Entlastete (Nichtbetroffene). Entgegen sonst gängigen Strafverfahren war bei den Spruchkammerverfahren die Beweislast umgekehrt, d.h. die Betroffenen mussten lediglich ihre Schuldvermutung entkräften, die Spruchkammern mussten auch nicht die Schuld nachweisen. In den beiden erstgenannten Kategorien wurden nur 1,4 Prozent der Betroffenen eingruppiert, wohingegen in über 50 Prozent der Fälle eine Einstufung in die Gruppe 4 der „Mitläufer“ erfolgte.

monatigen Bewährungsfrist nun offiziell als sogenannter Mitläufer eingestuft worden.[84]

Nach zwischenzeitlich mehrjähriger praktischer Tätigkeit als niedergelassener Augenarzt in Gelnhausen nahm KREIBIG im Januar 1949 abermals seinen Dienst unter THIEL auf und verblieb hier noch für mehr als vier Jahre, bis er – zwischenzeitlich zum außerplanmäßigen Professor ernannt – zum 1. Oktober 1953 erneut aus der Klinik ausschied, um anschließend für zwei Jahre die Leitung der Augenabteilung am Frankfurter Bürgerhospital zu übernehmen. Die maßgeblichen Gründe für sein diesmaliges Ausscheiden aus der hiesigen Klinik sollen vor allem zunehmende Differenzen mit THIEL gewesen sein.[85]

Im Herbst 1955 folgte KREIBIG einem Ruf als erster Ordinarius seines Faches auf den neu errichteten Lehrstuhl für Augenheilkunde an die erst 1948 gegründete Universität des Saarlandes in Homburg/Saar. Damit begann für ihn ein völlig neuer Lebensabschnitt, den er später einmal „als den glücklichsten seines fachlichen Lebens" bezeichnete.[86]

Am 25.06.1976 verstarb der „Meister der plastischen Gesichtschirurgie"[87] im Alter von 76 Jahren – acht Jahre nach seiner Emeritierung.

4.3.3 Heinrich KRÜMMEL (1946–1947)

Die durch die Suspendierung KREIBIGs im April 1945 so unerwartet freigewordene Stelle des ersten Oberarztes an der Frankfurter Universitätsaugenklinik konnte erst eineinhalb Jahre später, wenn auch nur für kurze Zeit, mit Heinrich KRÜMMEL besetzt werden.

Als Sohn der Eheleute Carl Josef und Anna Krümmel wurde Heinrich KRÜMMEL am 23. Oktober 1901 in Bonn geboren.[88] Hier besuchte er für vier Jahre die Elementarschule und anschließend das staatliche Gymnasium. Ab 1921 studierte

---

[84] Entlastend für KREIBIG hatte hierbei neben der Tatsache, dass er sich im Dienst „nie aktiv politisch betätigte" und auch „niemals in Uniform gesehen" worden sei, vor allem seine offenbar wiederholte „Parteinahme für Ausländer wie auch Nichtarier" gewirkt; vgl. Pers.-Akte 20.127 sowie Pers.-Akte 39.253, ISGFfm.

[85] So heißt es in dem bereits erwähnten Nachruf über KREIBIG: „So gern er wissenschaftlich arbeitete, so sehr er die Universität liebte, so schwer war auf die Dauer die Zusammenarbeit mit seinem Chef [Thiel].""; vgl. SCHLEGEL, S. 299.

[86] Ebenda, S. 300.

[87] KÜCHLE, S. 350.

[88] Hierzu wie im Folgenden nach Pers.-Akte 25.376, ISGFfm.

er an den Universitäten Bonn und Köln zunächst Philosophie und begann 1926 mit dem Studium der Medizin. Nach seiner im Juli 1930 erfolgten Promotion zum Doktor der Philosophie an der philosophischen Fakultät seiner Heimatstadt Bonn setzte KRÜMMEL zum Wintersemester sein Medizinstudium an der Universität in Berlin fort und schloss es Ende 1933 mit Erhalt der ärztlichen Approbation ab. Anschließend war KRÜMMEL als Assistent am Neurologischen Institut der I. Medizinischen Klinik in Berlin und danach, vom 1. Oktober 1934 bis 1. Mai 1935, als Volontärarzt an der Universitäts-Augenklinik in Berlin unter LÖHLEIN[89] tätig, wo er im September 1935 schließlich auch in Medizin promovierte. Von Mai 1935 an bekleidete KRÜMMEL die Stelle eines planmäßigen Assistenten an der Universitäts-Augenklinik in Greifswald bei Karl vom HOFE[90], bevor er am 1. August 1938 als Oberarzt an die Universitäts-Augenklinik in Marburg zu Wilhelm GRÜTER[91] wechselte. Während der folgenden Kriegsjahre war KRÜMMEL mehrfach mit der Leitung augenärztlicher Fachabteilungen an unterschiedlichen Marinelazaretten betraut. Im Mai 1946 habilitierte er sich in Marburg für das Fach Augenheilkunde mit einer Arbeit über „Experimentelle und kritische Studien zum Problem des räumlichen Sehens."

KRÜMMELS Tätigkeit als Oberarzt an der Frankfurter Universitätsaugenklinik begann am 1. Oktober 1946. Seine zehn Tage später gehaltene Antrittsvorlesung handelte vom „Schätzen und Messen beim räumlichen Sehen". Damit war er auch als Dozent für Augenheilkunde im Lehrkörper der Medizinischen Fakultät aufgenommen. Doch seine Tätigkeit unter THIEL währte nur kurz. Nach nur sechs

---

89 Siehe Kap.3.2.1, Anm. 39.

90 Karl vom HOFE (1898–1969), in Lüdenscheid geboren, studierte in Frankfurt, Marburg und Bonn. Seine augenfachärztliche Ausbildung absolvierte er in Bonn, Berlin und Jena, wo er sich 1927 für das Fach Augenheilkunde habilitierte. Von 1930 bis 1935 folgten Jahre der Oberarzttätigkeit an der Universitäts-Augenklinik Köln. Dort wurde er 1933 zum außerordentlichen Professor ernannt und bald darauf im Jahr 1935 nach Greifswald berufen. Nur drei Jahre später übernahm er den Lehrstuhl der Kölner Universitäts-Augenklinik, dessen Direktorat er bis 1966 innehatte.

91 Wilhelm GRÜTER (1882–1963), geboren in Essen, studierte in Marburg, München und Berlin. Er promovierte in Marburg und war danach zunächst als niedergelassener praktischer Arzt und später als Schiffsarzt tätig. Von 1908 bis 2011 war er Assistent unter Paul ROEMER in Greifswald, bei dem er auch seine Leidenschaft für bakteriologisch-immunologische Fragestellungen entdeckte. Während dieser Zeit gelang es ihm, u.a. durch Überimpfung der Keratitis dendritica von der menschlichen Hornhaut auf eine Kaninchenhornhaut, als erster die infektiöse Ätiologie dieser herpetischen Hornhauterkrankung zu beweisen. 1911 wechselte GRÜTER nach Marburg, wo er sich schon bald habilitierte. Seine darauffolgende Oberarzttätigkeit, zunächst bei BACH und anschließend unter BIELSCHOWSKY (s. Kap. 2.3.1, Anm. 12), endete schließlich mit Übernahme des Marburger Lehrstuhls für Augenheilkunde im Jahr 1927. GRÜTERs Direktorat an der Marburger Augenklinik währte bis zu seiner Emeritierung 1951. Als Nachfolger im Amt folgte ihm Werner KYRIELEIS.

Monaten, zum 1. April 1947, schied KRÜMMEL bereits wieder aus, da er nach Ansicht THIELs „zwar theoretisch vorgebildet, jedoch für die einem Oberarzt obliegenden Pflichten und insbesondere für die von einem Oberarzt verlangten operativen und klinischen Kenntnisse über keine ausreichende Erfahrung verfügte".[92]

KRÜMMELs Vorlesungstätigkeit in Frankfurt beschränkte sich auf eine „Einführung in die Augenheilkunde mit praktischen Übungen", gehalten an zwei Tagen der Woche für jeweils eine Stunde. Auch nach seinem Ausscheiden aus der Frankfurter Augenklinik blieb KRÜMMEL zunächst weiterhin als Dozent für das Fach Augenheilkunde an der hiesigen Universität tätig. Vor allem wirtschaftliche Gründe zwangen ihn jedoch schon bald, auch diese Tätigkeit in Frankfurt einzustellen, da er vorerst weiterhin in Marburg wohnte und „durch Vertretung auswärtiger Augenärzte seinen Lebensunterhalt verdienen" musste, wie er es damals selbst begründete.

Seine einzige Veröffentlichung unter THIEL war eine Arbeit basierend auf Ergebnissen, die noch aus seiner Marburger Zeit stammten und die sich mit klinischen sowie pathologisch-histologischen Veränderungen des Augenhintergrundes bei Panmyelophthise befasste.[93]

Hinsichtlich KRÜMMELs weiterem Werdegang ist festzuhalten, dass er von 1948 bis 1954 als Oberarzt, und 1953 auch kurzzeitig als kommissarischer Direktor an der Universitäts-Augenklinik in Münster tätig war. Nach seinem Ausscheiden aus dem Landesdienst ließ er sich 1954 als frei praktizierender Augenarzt in Münster nieder. 1960 erfolgte seine Ernennung zum außerplanmäßigen Professor der dortigen Medizinischen Fakultät.[94]

Er starb am 12. Dezember 1976 an den Folgen eines Herzinfarktes.

4.3.4 Walther THORNER (1946–1948)

Nach dem baldigen Ausscheiden KRÜMMELs (s. Kap. 4.3.3) verblieb der Frankfurter Medizinischen Fakultät als einziger weiterer Dozent für das Fach Augenheilkunde neben THIEL vorerst nur Walther THORNER, der zeitgleich mit KRÜMMEL zum Wintersemester 1946 seine Tätigkeit aufnahm.

[92] So in einem Antwortschreiben THIELs auf eine Anfrage des Dekans der Medizinischen Fakultät Münster im November 1952, als es um die Frage der Ordinarienreife KRÜMMELs zur Verleihung des Titels eines außerordentlichen Professors ging; vgl. Akte Heinrich KRÜMMEL, DAFfm. Archiv-Box7.

[93] Klin. Mbl. Augenhk. 112 (1947), S. 30–44.

[94] Schriftliche Mitteilung des Universitätsarchivs Münster. AZ.: 53, Nr. 418/1998.

Geboren wurde THORNER[95] am 16.10.1874 in Berlin als Sohn des Geheimen Sanitätsrats und Augenarztes Dr. Eduard Thorner und seiner Ehefrau Emma, geb. Lehmann. Nach Besuch des dortigen Luisenstädtischen Gymnasiums begann er Ostern 1892 mit dem Studium der Medizin. Seine Studienzeit verbrachte er vorwiegend in Berlin mit Ausnahme der Sommersemester 1894 und 1895, wo er in Freiburg und Würzburg studierte. Ein Jahr vor Absolvierung des medizinischen Staatsexamens, im Juli 1897, promovierte er mit einer Arbeit „Über die Photographie des Augenhintergrundes" zum Doktor der Medizin. 1898 entwickelte THORNER ein reflexfreies Ophthalmoskop, bei dem erstmals das auf ihn zurückgehende Prinzip einer horizontalen Trennung zwischen Beleuchtungs- und Beobachtungsstrahlengang am zu untersuchenden Auge realisiert wurde.[96] Hierfür wurde ihm unter anderem 1904 auf der Weltausstellung in Sankt Louis die „Goldene Medaille" verliehen.

Nach einer mehrjährigen Assistententätigkeit an der Berliner Universitäts-Augenklinik unter Geheimrat Carl SCHWEIGGER[97] trat THORNER zum 1. April 1901 in die Augenklinik der Charité in Berlin als Assistent von Richard GREEFF[98] ein, wurde wenig später dessen Oberarzt und blieb in dieser Stellung bis Oktober 1906, um sich anschließend ganz „der augenärztlichen Praxis und wissenschaftlichen Arbeit zu widmen".

Kaum zwei Jahre später konnte sich THORNER mit einer Arbeit über „Untersuchungen über die Entstehung der Stauungspapille" an der Universität Berlin im Fach Augenheilkunde habilitieren. 1919 erfolgte seine Ernennung zum außerplanmäßigen Professor. Neben seiner anschließenden langjährigen Dozenten-

---

95 Hierzu wie im Folgenden nach Akte Walther Thorner, UAF Abt. 4 Nr. 1769.

96 THORNER, Walther: Die Entwicklung der reflexlosen Ophthalmoskopie. In: Zentralblatt für Optik und Mechanik 52 (1931), S. 169–174; sowie v. HAUGWITZ (1981), S. 23.

97 Carl SCHWEIGGER, 1830–1905, geboren in Halle und späterer Schüler und Habilitand von Albrecht v. GRAEFE in Berlin, studierte in Halle und Erlangen Medizin. 1864 in Berlin zum Professor ernannt, ging er vier Jahre später als außerordentlicher Professor nach Göttingen und folgte 1871 zunächst als Extraordinarius und 1873 als Ordinarius einem Ruf auf den Berliner Lehrstuhl für Augenheilkunde in der Nachfolge seines ehemaligen Lehrers Albrecht v. GRAEFE (s.a. Kap. 1, Anm. 12).

98 Richard GREEFF, 1862–1938, studierte in Marburg, Leipzig und Berlin und begann seine augenärztliche Weiterbildung zunächst bei Hermann SCHMIDT-RIMPLER in Marburg und war anschließend, von 1890 bis 1893, unter Carl SCHWEIGGER an der neuen Berliner Universitätsaugenklinik in der Ziegelstraße tätig, wo er sich 1894 auch habilitierte. Drei Jahre später übernahm er die Leitung der Augenabteilung an der Berliner *Charité*, welche dann schon bald als zweite Augenklinik – neben der Augenklinik in der Ziegelstraße – der Berliner Medizinischen Fakultät zugeordnet wurde. Seit 1900 zum Extraordinarius ernannt, wirkte er hier bis zu seiner Emeritierung 1927. Über die wechselvolle Geschichte der Berliner Universitäts-Augenklinik, s.a. KÜCHLE, S. 107–120.

tätigkeit wie auch gleichzeitigen Praxistätigkeit als niedergelassener Augenarzt in Berlin, stand THORNER in engstem Kontakt mit der Entwicklungsabteilung der *Optischen Werke Emil-BUSCH AG* in Rathenow. Aus dieser langjährigen und fruchtbaren Zusammenarbeit sollten alsbald eine Vielzahl von immer weiter verbesserten Modellen verschiedenster ophthalmologischer Untersuchungsgeräte, vor allem den Augenspiegel und das Refraktometer betreffend, hervorgehen.[99]

Der damalige Leiter der Rathenower Forschungsabteilung, Theobald GRAFF (s. Kap. 4.4.5), beschreibt THORNER später einmal rückblickend als

> ...einen großen, stattlichen Herrn mit klugen ernsten Zügen und meist freundlichen Augen, von ruhiger, meist behaglicher Art, im Auftreten wohl bestimmt und doch ohne jede Anmaßung, wie das der Dienst an der Wahrheit jedem echten Wissenschaftler aufprägt.[100]

Infolge zunehmender Luftangriffe auf Berlin sah sich THORNER im August 1943 gezwungen, mitsamt seiner Familie in den Raum Frankfurt am Main umzusiedeln. Seiner damit verbundenen Bitte nach Umhabilitierung von Berlin nach Frankfurt sollte jedoch erst nach dem Krieg entsprochen werden.

Am 5. Juni 1946 erhielt THORNER – mittlerweile 71 Jahre alt – vom Kuratorium der Frankfurter Universität die Nachricht, dass laut Erlass des hessischen Ministeriums vom 24. Mai 1946, vorbehaltlich der Genehmigung durch die Militärregierung, seiner Umhabilitierung als außerplanmäßiger Professor nach Frankfurt am Main offiziell stattgegeben wurde, „unter gleichzeitiger Erteilung der Lehrbefugnis für Augenheilkunde in der Medizinischen Fakultät".[101] Damit verfügte die hiesige Fakultät, wenn auch nur kurzzeitig, über einen der auf dem speziellen Gebiet der ophthalmologischen Optik seinerzeit anerkanntesten Ophthalmologen.

THORNERs Lehrtätigkeit in Frankfurt dauerte nur bis in das Wintersemester 1948 hinein und umfasste neben einem speziellen „Augenspiegelkurs für Fortgeschrittene" auch eine Fortbildung über die „Untersuchungsmethoden des Auges, einschließlich Funktionsprüfung mit praktischen Übungen". In seiner ersten und zugleich letzten Veröffentlichung aus dieser Zeit, hatte er sich wiederholt mit dem Thema „Sehhilfen für Presbyope" befasst.[102]

---

99 Vgl. v. HAUGWITZ (1981), S. 3–45.

100 GRAFF, Theobald: Erinnerungen an Walther Thorner. In: Dtsch. opt. Wschr. 35 (1949), S. 55–56.

101 UAF Abt. 4 Nr. 1769.

102 Klin. Mbl. Augenhk. 114 (1949), S. 265–266.

Am Morgen des 25. Oktober 1948 verstarb THORNER im Alter von 74 Jahren in Marburg. Sein damals für alle unerwarteter Tod dürfte in nicht unerheblichem Maße zur Beschleunigung der bereits seit längerem angestrebten Wiedereinsetzung KREIBIGs (s. Kap. 4.3.2) in den Frankfurter Lehrkörper beigetragen haben. Nur zwei Monate später nahm dieser die durch den Tod THORNERs frei gewordene Stelle ein.

4.3.5 Theobald GRAFF (1948–1965)

Theobald Louis GRAFF[103], der von Oktober 1949 bis weit über seine offizielle Pensionierung im Frühjahr 1965 hinaus als Mitarbeiter und Dozent im Dienste der Frankfurter Medizinischen Fakultät sowie der Universitätsaugenklinik stand, kann nicht als ‚ophthalmologischer' Schüler THIELs im engeren Sinne angesehen werden.

Ebenso wie THORNER (s. Kap. 4.3.4) war auch GRAFF ein ausgezeichneter Kenner der angewandten geometrischen und physiologischen Optik, im Gegensatz zu diesem jedoch kein Mediziner, sondern in erster Linie Mathematiker und Physiker. Als Sohn eines Kaufmanns, geboren am 16. Oktober 1899 in Wiesbaden und dort aufgewachsen, hatte sich GRAFF gleich nach Beendigung seines naturwissenschaftlichen Studiums mit den Schwerpunkten Mathematik und astronomische Physik in Frankfurt am Main Ende 1922 mit einer Arbeit über „Die Häufigkeitsrechnung" zum Doktor phil. nat. promoviert. Noch im Januar 1923 begann er seine Tätigkeit als wissenschaftlicher Mitarbeiter bei der Firma *Emil-BUSCH* AG in Rathenow und übernahm schon bald darauf die Leitung der ophthalmologischen Forschungsabteilung, die er bis zu seinem Einsatz im sogenannten „Volkssturm" Anfang 1945 innehatte.[104] Nach Rückkehr aus der russischen Kriegsgefangenschaft arbeitete er zunächst als selbstständiger Refraktionist in Berlin, wo er zudem seine 1936 aus politischen Gründen freiwillig niedergelegte Lehrtätigkeit an der dortigen Fachschule für Optik und Fototechnik wieder aufnahm.

Nach GRAFFs 1948 erfolgter ordnungsgemäßer Habilitierung mit einer Arbeit über „Die objektive Fehlsichtigkeitsbestimmung" an der Universität Frankfurt

---

[103] Hierzu wie im Folgenden nach Akte Theobald Graff, UAF Abt. 4 Nr. 466.

[104] Im deutschen Ophthalmologenverzeichnis von Fritz HOLLWICH (1964, S. 136) wird zu GRAFFs beruflichem Werdegang der Hinweis „Ophthalmologische Unterweisung durch W. THORNER" gegeben. Ein Umstand, der nur allzu nahe liegt, da sich doch beider Lebenswege – sowohl in Rathenow als auch in Berlin – mehr als einmal gekreuzt haben dürften. Siehe hierzu auch Kap. 4.3.4.

am Main wurde ihm noch Ende desselben Jahres von der Naturwissenschaftlichen Fakultät die venia legendi für das Fach „Physiologische Optik“ zuerkannt. Ein knappes Jahr später erfolgte im August 1949 auf Betreiben THIELs GRAFFs offizielle Zuweisung an die Medizinische Fakultät als Diätendozent für das Gebiet der „geometrischen und physiologischen Optik in ihrer Anwendung in der Augenheilkunde“.[105]

GRAFFs Wirken an der Frankfurter Medizinischen Fakultät, wie auch innerhalb der Augenklinik selbst, kann rückblickend kaum hoch genug eingeschätzt werden. Bald schon war GRAFF zu einer festen Institution an der THIELschen Klinik geworden. Neben seiner unermüdlichen Lehrtätigkeit, die er zum Wintersemester 1949 aufnahm und die sich über all die Jahre hinweg neben Vorlesungen über die „Ophthalmologische Optik“ und die „Physiologische Optik mit Instrumentenkunde“ auch über „Augenoptische Übungen“ sowie „Untersuchungsmethoden und Funktionsprüfungen des Auges“ erstreckte, fand GRAFF auch immer wieder Zeit, sich seiner vornehmlichsten Aufgabe – der theoretisch-optischen Grundlagenforschung – zu widmen.

Zweifellos galt GRAFF als einer auf dem speziellen Gebiet der ophthalmologischen Optik seinerzeit profundesten und profiliertesten Kenner der Materie. Seine 1960 erschienene Monographie „Messungen augen- und brillenoptischer Größen“ stellte nicht nur damals „eine wertvolle Bereicherung der Bibliothek eines jeden praktizierenden wie jedes klinisch forschenden Augenarztes dar“,[106] sondern kann auch noch heute als ein Standardwerk auf diesem Gebiet angesehen werden, welches nichts an Aktualität verloren hat.

Eine der Hauptaufgaben, die sich GRAFF mit der neuen Tätigkeit an seiner Heimatuniversität in Frankfurt am Main von Anfang an gestellt hatte, war, wie er später einmal vermerkte, „der ausgezeichneten Ausbildung der Optiker an den staatlichen Fachhochschulen in Berlin und Jena eine mindestens gleichwertige brillen- und augenoptische Ausbildung der angehenden Augenärzte an die Seite zu stellen“.[107] Die in diesem Sinne von GRAFF regelmäßig ausgerichteten Fortbildungskurse, welche insbesondere die subjektive Refraktionbestimmung sowie die ophthalmologische Optik zum Inhalt hatten und oft im Rahmen der Tagungen der Rhein-Mainischen Augenärzte stattfanden, sollen dann auch stets gut besucht und frühzeitig ausgebucht gewesen sein.[108]

---

[105] UAF Abt. 4 Nr. 466.

[106] Zbl. Ges. Ophthalm. 1960 (81), S. 187.

[107] So in einem Schreiben GRAFFs an das Kuratorium der Frankfurter Universität v. 14.08.1951; vgl. UAF Abt. 50 Nr. 2098.

[108] KEIL, Johannes (†): persönl. Mitteilung, 1982.

Aus einem noch im Jahr 1949 anfänglich nur notdürftig hergerichteten Raum im Kellergeschoss der Klinik ging schon bald ein sogenanntes Ophthalmologisch-Optisches Laboratorium hervor, welches unter GRAFFs Leitung stand und in dem spätestens ab 1953 auch regelmäßig orthoptisch-pleoptische Behandlungen durchgeführt wurden[109]. Daher kann dieses Laboratorium durchaus als Vorläufer – wenn nicht gar Beginn – der späteren eigenständigen Abteilung für Strabologie und Kinderophthalmologie an der Klinik (s.a. Kap. 4.2) gesehen werden.

So wie die Entwicklung der Orthoptik und Pleoptik an der Frankfurter Augenklinik zumindest in ihren Anfängen nicht von der Person GRAFF getrennt gesehen werden kann, so muss in diesem Zusammenhang auch noch eine weitere Person – Gisela RABETGE[110] – unbedingt Erwähnung finden. Gerade durch die enge Zusammenarbeit mit Frau RABETGE, eine der ersten in Deutschland tätigen diplomierten Orthoptistinnen[111], war für GRAFF ein wichtiger klinischer Bezug seines in erster Linie doch mehr theoretisch-physikalischen Ansatzes gegeben. Aus dieser produktiven Zusammenarbeit entsprang unter vielem anderen auch eine 1965 gemeinsame Veröffentlichung über „Sehprüfungen beim Klein-

[109] So sollen im ersten Jahr des Bestehens dieses „Laboratoriums" bereits 150 Patienten in 5 000 Sitzungen laufend behandelt sowie an weiteren 600 Patienten 2 500 pleoptische und orthoptische Untersuchungen und Kontrollen vorgenommen worden sein; vgl. Verwaltungsbericht der Augenklinik für das Jahr 1954/55, DAFfm. Archiv-Box7.

[110] Gisela RABETGE (1909–1998), in Danzig geboren, arbeitete zunächst nach einer mehrjährigen Ausbildung am städtischen Konservatorium Hannover als staatlich examinierte Musiklehrerin sowie als freie Korrespondentin für Musik, Kultur und Kunst beim *Hannoverschen Stadtanzeiger*, bevor sie 1940 in den medizinischen Tätigkeitsbereich wechselte. Auf diesem neuen Berufsfeld bekleidete sie von 1940 bis 1950 die Stellung einer wissenschaftlichen Mitarbeiterin sowie Sprechstundenhelferin in der Augenklinik/Praxis von Frau Prof. Alma GAEDERTZ, zunächst in Berlin und später in Wiesbaden. Nach Ablegung des Krankenschwesterexamens im März 1951 mit der Note „sehr gut" begann sie wenig später ihre Tätigkeit an der Frankfurter Universitätsaugenklinik. Im Frühjahr 1959 vermochte sie nach einer nur achtwöchigen intensiven Teilnahme an einem Fortbildungskurs bei Alfred BANGERTER in Sankt Gallen/Schweiz als zugleich beste Teilnehmerin ihr offizielles Diplom für Orthoptik von der *Schweizerischen Ophthalmologischen Gesellschaft* entgegenzunehmen. In ihrer nachfolgenden Stellung als erste und vorerst einzige Orthoptistin an der THIELschen Klinik verblieb sie bis zu ihrem Ausscheiden im März 1966. In Anerkennung ihrer Verdienste für die Orthoptik in Deutschland wurde ihr 1990 die Verdienstmedaille der Bundesrepublik Deutschland verliehen.

[111] Das vergleichsweise junge Berufsbild der Orthoptik gehört heute in Deutschland zu den anerkannten Gesundheitsfachberufen und fand seinen Ursprung um 1930 in Großbritannien durch Mary MADDOX, der Tochter des englischen Augenarztes Ernest E. MADDOX. Erst mit Beginn der 1950er Jahre nahm dieser Beruf seinen Weg auch in den deutschsprachigen Raum. Geht man hierbei von der Gründung der ersten deutschen Orthoptikschule in Gießen durch Curt CÜPPERS im Jahr 1954 (s.a. Kap. 4.2) sowie einer zwei bis dreijährigen Ausbildungszeit aus, so kann und muss Gisela RABETGE mit ihrem, wenn auch auswärts erworbenem Examen zweifellos mit zu den ersten diplomierten Orthoptistinnen Deutschlands gezählt werden.

kind" mit speziellen „Sehprüftafeln für die Nähe", die als Beiheft der Klinischen Monatsblätter für Augenheilkunde erschien und nach damaliger fachkundiger Einschätzung eine lang bestandene „Lücke in der Sehprüfungen bei Erwachsenen und Kindern schloss."[112]

Als Nichtmediziner waren GRAFF jedoch hinsichtlich seiner therapeutischen Betätigungsmöglichkeiten formal Grenzen gesetzt, wenngleich ihn THIEL anfänglich am liebsten als offiziellen Leiter der zunächst noch fest geplanten Ausbildungsstätte für Orthoptistinnen an der Frankfurter Klinik gesehen hätte, – später allerdings dann mehr nur noch als „mitbeschäftigten sachverständigen Physiker".[113] Die Rolle eines „sachverständigen Physikers" dürfte wohl zeitlebens GRAFFs eigenem Selbstverständnis am nächsten gekommen sein, was auch seine vielfältigen Fachvorträge bei den jährlichen Zusammenkünften der Deutschen Ophthalmologischen Gesellschaft (DOG) belegen. Beispielhaft hierfür darf sein Vortrag während der 56. Tagung der DOG 1950 in München über die Vorzüge der sogenannten Kreuzzylindermethode – das schon damals brauchbarste Verfahren zur subjektiven Astigmatismusbestimmung – Erwähnung finden.

Zwecks weiteren Ausbaus der GRAFFschen Abteilung an der Frankfurter Augenklinik stellte THIEL Anfang 1959 an zuständiger Stelle den Antrag auf Schaffung eines Extraordinariats für das Gebiet der Medizinischen Optik, wobei nach Auffassung THIELs die bisherige Diätendozentur GRAFFs in ein planmäßiges Ordinariat umgewandelt werden sollte. Doch wie schon zuvor bei der angestrebten Errichtung einer „Orthoptikschule" (s. Kap. 4.2) musste auch dieses Vorhaben THIELs letztlich unerfüllt bleiben.

In Anerkennung seiner wissenschaftlichen Verdienste, einschließlich der im Laufe der Jahre mehr als hundert Fachveröffentlichungen sowie unzähliger Fachvorträge, wurde GRAFF im April 1962 die von der Fördergemeinschaft der Deutschen Augenoptik gestiftete goldene *Johann-Heinrich-August-Duncker-Medaille*[114] verliehen.

Am 24. Februar 1955 erfolgte GRAFFs Ernennung zum außerplanmäßigen Professor und zehn Jahre später, Ende März 1965, seine mit Erreichen der Altersgrenze offizielle Pensionierung. Seinem eigenen Wunsche entsprechend und mit nach-

---

[112] Zbl. Ges. Ophthalm. 1965 (93), S. 462.

[113] UAF Abt. 50 Nr. 2098.

[114] Eine Auszeichnung zum Gedenken an Johann Heinrich August DUNKER (1767–1843), der 1801 mit den *Rathenower Optischen Werken* die erste deutsche Brillengläserfabrik gründete und die bis heute für nachhaltige Verdienste in der Augenoptik an maximal zehn lebende Persönlichkeiten verliehen wird.

haltiger Unterstützung THIELs konnte er jedoch seine Dozententätigkeit in Form eines Lehrauftrages für Ophthalmologische Optik für noch viele Jahre fortsetzen. Seine spezielle Vorlesungsreihe „Ophthalmologische Optik für Fortgeschrittene" findet sich letztmalig für das Sommersemester 1973 im Vorlesungsverzeichnis des Medizinischen Fachbereichs der Frankfurter Universität aufgeführt.

GRAFF verstarb am 14. April 1983 in aller Stille im 84. Lebensjahr in Oberursel im Taunus. Nachrufe und Kondolenzen blieben völlig aus. Seine Beisetzung fand für die Öffentlichkeit unbemerkt im nur allerengsten Kreise statt. Damit entsprach auch sein Abschied vom Leben ganz seiner gelebten Bescheidenheit.

An GRAFFs außergewöhnlich bescheidenes, stets zurückhaltendes, darin jedoch nichts an Kompetenz verlierendes Wesen mögen uns abschließend die folgenden Zeilen aus der Feder eines damaligen Zeitzeugen erinnern:

> Wir haben mehrere Jahre im Normenausschuss Feinmechanik und Optik zusammengearbeitet, und ich habe ihn immer zutiefst bewundert. Er hatte – schmal und feinsinnig, wie er war – auch eine sehr leise Stimme. Wenn wir uns laut und heftig in den Sitzungen um eine exakte Begriffsbestimmung gestritten hatten, saß er aufmerksam und schweigend dabei, bis wir alle erschöpft waren und einer auf die Idee kam, ihn zu fragen. Seine leise Stimme traf mit einem Schlag die korrekte Formulierung, an der nichts mehr zu feilen war.[115]

4.3.6 Fritz HOLLWICH (1954–1958)

Fritz HOLLWICH, der zweifellos als der bekannteste Mitarbeiter und Schüler THIELs gilt, wurde am 13. Juli 1909 als Sohn des Kriminaloberkommissars Friedrich Johann Hollwich und dessen Ehefrau Rosa, geborene Wastian, in München geboren.[116] Nach Ablegung des Abiturs, 1928, inskribierte er an der Universität München im Fach Medizin und legte dort im Frühjahr 1935 sein medizinisches Staatsexamen ab. Nach anschließender achtmonatiger Medizinalpraktikantentätigkeit an der Universitäts-Augenklinik in München sowie viermonatiger Ausbildung an der dortigen Medizinischen Poliklinik erhielt er am 1. April 1936 seine Bestallung als Arzt. Mit selbigem Datum erfolgte seine Anstellung als außerplanmäßiger Assistent an der Münchner Universitäts-Augenklinik, die

---

[115] HAUGWITZ, Thilo von (†): persönl. schriftl. Mitteilung, 1998.

[116] Hierzu wie im Folgenden nach Mag.-Akte 7201/1 Bd. Nr.6 und Pers.-Akte 21.068, ISGFfm.; Akte Fritz Hollwich, UAF Abt. 14 Nr. 3729; sowie Habil.-Akte Nr. 234, DAFfm.

zu diesem Zeitpunkt unter der kommissarischen Leitung von Arnold PASSOW[117] stand. Noch im gleichen Jahr promovierte HOLLWICH mit einer Arbeit über die Entstehung des Conus myopicus bei Fällen von Keratitis parenchymatosa.[118] Zwei Jahre später, am 1. April 1938, erhielt er, jetzt unter Wilhelm MEISNER[119], die Stelle eines planmäßigen Assistenten, und im Mai 1939 erhielt er seine Anerkennung als Facharzt für Augenheilkunde. Am 1. Oktober 1939 trat HOLLWICH als erster Assistent und Oberarzt in die städtische Augenklinik bei Richard SCHEERER in Stuttgart ein. Ende Januar 1940 erfolgte seine Einberufung zur Luftwaffe, wo er als leitender Arzt in mehreren Augenabteilungen verschiedener Luftwaffenlazarette diente, zuletzt von Ende 1944 bis Frühjahr 1945 als Chefarzt des Luftwaffenlazarettes Ehrwald in Tirol. Nach Kriegsende bis Dezember 1946 war HOLLWICH zunächst wieder an der Münchner Augenklinik unter der Leitung Karl WESSELYs[120] als dessen Privatassistent tätig. Anfang 1947 ließ er sich

117 Ernst-Arnold PASSOW (1888–1966), geboren in Gotha, studierte in Berlin, Freiburg und Straßburg. Von 1917 bis 1937 war er an der Münchner Universitäts-Augenklinik zunächst bei Carl v. HESS tätig, bei dem er sich 1923 habilitierte, und anschließend bei Karl WESSELY (s. Anm. 5), unter dem er 1927 zum außerordentlichen Professor und Oberarzt ernannt wurde. Nach der 1935 aus politischen Gründen erfolgten Amtsenthebung seines Chefs WESSELY leitete PASSOW kommissarisch die Münchner Universitäts-Augenklinik, bis er 1937 einem Ruf auf den Würzburger Lehrstuhl für Augenheilkunde folgte. Sein Würzburger Ordinariat endete 1945 mit Beginn der amerikanischen Kriegsgefangenschaft; vgl. KÜCHLE, S. 83 u. 96.

118 HOLLWICH, Fritz: Keratitis parenchymatosa und myopischer Konus. Dissertationsschrift. München.1936.

119 Wilhelm MEISNER (1881–1956), in Wanne geboren, studierte in Marburg, Berlin, Kiel und Straßburg Medizin. Anschließend begann er seine augenärztliche Ausbildung in Königsberg bei Emil KRÜCKMANN, wo er sich auch 1921 habilitierte. Von 1924 bis 1935 war er Ordinarius in Greifswald und von 1935 bis 1937 Lehrstuhlinhaber und Direktor der Kölner Universitäts-Augenklinik. 1937 übernahm er kommissarisch das zuvor von PASSOW geleitete Münchner Ordinariat für Augenheilkunde. Mit Ende Oktober 1945 wird MEISNER auf Weisung der damaligen amerikanischen Militärregierung seines Amtes enthoben. Sein Nachfolger auf dem Münchner Lehrstuhl wurde der wieder eingesetzte Karl WESSELY; vgl. Anm. 5 sowie KÜCHLE, S. 83–84.

120 Karl WESSELY (1874–1953), geboren in Berlin, studierte in Heidelberg und Berlin und begann anschließend seine augenärztliche Ausbildung bei Julius HIRSCHBERG. Danach verbrachte er drei Jahre an der Heidelberger Augenklinik bei Theodor LEBER. Von 1902 bis 1907 war er als niedergelassener praktischer Arzt in Berlin tätig und arbeitete gleichzeitig wissenschaftlich über den Flüssigkeits- und Stoffwechsel des Auges am Physiologischen Institut der Universität Berlin. 1907 ging er an die Würzburger Augenklinik zu Carl v. HESS, wo er sich bereits ein Jahr später habilitierte. 1908 zum außerordentlichen Professor ernannt, übernahm WESSELY 1912 dann selbst den Würzburger Lehrstuhl für Augenheilkunde. 1924 folgte er einem Ruf auf den Münchener Lehrstuhl als Nachfolger seines früheren Lehrers HESS. Dort widerfährt ihm Ende 1935 das gleiche Schicksal wie auch schon zuvor Alfred BIELSCHOWSKY in Breslau und Aurel v. SZILY in Münster, als Nichtarier seines Ordinariats enthoben zu werden. Nach Ende des Krieges erfolgte im Rahmen der Wiedergutmachung WESSELYs Wiedereinsetzung

als praktizierender Augenarzt in München nieder und war gleichzeitig als Gastarzt an der dortigen II. Medizinischen Klinik bei Gustav von BERGMANN tätig.

Im Dezember 1948 vermochte sich HOLLWICH bei WESSELY und BERGMANN mit einer Arbeit über „Die Beeinflussung funktioneller Abläufe, insbesondere des menschlichen Wasserhaushaltes durch energetische Anteile der Sehbahn“ an der Münchner Medizinischen Fakultät für das Fach Augenheilkunde zu habilitieren. Drei Monate später, am 4. März 1949, erfolgte seine Ernennung zum Privatdozenten. Seine anschließende Vorlesungstätigkeit, die bis zum Wintersemester 1951/52 währte, war in erster Linie den Zusammenhängen zwischen Augenleiden und Allgemeinleiden gewidmet.

Ende 1951 erwarb HOLLWICH – nach mittlerweile über vierjähriger gastärztlicher Tätigkeit an der II. Medizinischen Universitäts-Klinik in München – zusätzlich die Anerkennung als Facharzt für Innere Medizin. Von März 1952 bis Mai 1953 arbeitete er sodann als Oberarzt an der Universitäts-Augenklinik in Würzburg unter REICHLING[121], wozu man ihn seitens der Münchner Medizinischen Fakultät freigestellt hatte. Anschließend setzte er mit Unterstützung der Deutschen Forschungsgemeinschaft seine experimentellen Untersuchungen über den „Einfluss des Augenlichtes auf die Regulation des Stoffwechsels“ an der Münchener Medizinischen Universitätsklinik fort.

Mit Beginn von HOLLWICHs Tätigkeit an der Frankfurter Universitätsaugenklinik zum 1. März 1954 trat der bis dahin vertretungsweise amtierende Oberarzt der Klinik, Heinz BREMER, wieder in seine Assistentenstelle zurück.[122]

THIEL, dem zeitlebens die Verbindung zwischen der Augenheilkunde und der Allgemeinmedizin ein sehr wichtiges Anliegen war, dürfte in der Person HOLLWICHs einen solchen Zusammenhang in geradezu idealer Weise vereint gesehen haben. Jedoch bestand anfänglich für THIEL eine nicht unerhebliche Skepsis gegenüber HOLLWICH, vor allem aufgrund seines so unorthodoxen akademischen Werdegangs sowie wegen seines schon recht fortgeschrittenen Alters. Wie schwer THIEL sich hiermit getan haben muss, zeigen unter anderem die folgenden Zei-

auf den Münchner Lehrstuhl, den er schließlich bis zu seinem fast achtzigsten Lebensjahr, 1952, innehatte; vgl. KÜCHLE, S. 83–85.

[121] Walter REICHLING (1894–1972) studierte neben Medizin auch Musikwissenschaft und promovierte 1926 in Berlin. Nach mehrjähriger Tätigkeit an der Augenklinik der *Charité* in Berlin unter Richard GREEFF, wo er sich auch 1935 habilitierte, übernahm er 1947 die Leitung dieser Klinik, bevor er 1951 als Nachfolger PASSOWs auf den Würzburger Lehrstuhl für Augenheilkunde berufen wurde, den er bis 1964 vertrat; vgl. KÜCHLE, S. 97.

[122] Mag.-Akte 7201/1 Bd.-Nr. 6, ISGFfm.

len eines vertraulichen Schreibens THIELs an den früheren Lehrer HOLLWICHs und ehemaligen Ordinarius der Münchner Augenklinik, Wilhelm MEISNER, Anfang Januar 1954, in dem es heißt:

> Ich habe mit ihm [Hollwich] vereinbart, dass er mal – unverbindlich für beide Teile – vier Wochen als Gast in die Klinik kommt. Es ist sehr schwer für jemand, der nie hintereinander ordnungsgemäß seine Zeit abgedient hat, aus einer Praxis in den Klinikbetrieb überzusiedeln. Ich weiß auch nicht, wie viel er diagnostisch und operativ kann. Ich brauche in meiner Situation einen handfesten Mann, der auch zu organisieren versteht. [...] Bin neugierig, wie es geht.[123]

Doch auch nach besagter Probezeit bedurfte es für HOLLWICH immer wieder einer jährlichen Beantragung auf Verlängerung seines Frankfurter Arbeitsverhältnisses. So war und blieb das Verhältnis zwischen HOLLWICH und THIEL zunächst ein sehr ambivalentes, geprägt vom Aufeinandertreffen zweier grundverschiedener Charaktere, bei gleichzeitig immer tiefer werdendem Respekt voreinander. Auf eine 1955 an THIEL ergangene Anfrage der Universität Rostock im Zusammenhang mit der damals anstehenden Neubesetzung des dortigen Lehrstuhls für Augenheilkunde äußerte sich THIEL seinerzeit noch in betont zurückhaltender, zugleich aber auch anerkennender Weise über HOLLWICH:

> Hollwich ist seit einem Jahr Oberarzt in meiner Klinik. Wenn die Zeit auch nicht ausreicht, um ein endgültiges Urteil über ihn abzulegen, so glaube ich doch sagen zu können, dass er, auf eigene Füße gestellt, wohl in der Lage sein müsste, eine Klinik nach wissenschaftlichen Gesichtspunkten zu leiten und für die Ausbildung der Ärzte und Studenten zu sorgen. Seine operativen Fähigkeiten kann ich besser beurteilen. Er operiert sicher, wenn auch etwas langsam, aber absolut einwandfrei.[124]

Vermutlich war es doch gerade der bisweilen als so komplementär empfundene, bei sich selbst fehlende Wesenszug des jeweils anderen, was allmählich zu einer immer größeren gegenseitigen Wertschätzung und Zuneigung führte: hier das ‚gradlinig Preußische' eines THIELs und dort das ‚bayerisch Lebensfrohe' eines HOLLWICHs. In einer späteren Widmung seines Standardwerkes „Atlas der Augenkrankheiten" hatte THIEL diesen Sachverhalt einmal selbst in einer für ihn ungewohnt selbstironischen Weise auf den Punkt gebracht:

[123] Akte Fritz HOLLWICH, DAFfm. Archiv-Box 7.
[124] Ebenda.

> Herrn Professor Hollwich zur Erinnerung an die mit echt oberbayerischem Charme und Temperament ertragenen schweren Jahre preußischer Knechtschaft in Frankfurt am Main.[125]

Die allmählich immer stärker werdende Verbundenheit zwischen HOLLWICH und THIEL zeigte sich unter anderem auch in THIELs späterer nachhaltiger Unterstützung, als es um die Besetzung eines geeigneten Lehrstuhls für seinen Schüler ging.[126]

Einem bereits im Februar 1954 von THIEL eingebrachten Antrag auf Umhabilitierung HOLLWICHs von München nach Frankfurt wurde allerdings erst knapp ein Jahr später seitens der Frankfurter Medizinischen Fakultät offiziell stattgegeben. Der Grund dieser Verzögerung lag in der eher nebensächlichen, aber überdauernden unterschiedlichen Auffassung zwischen THIEL und der hiesigen Fakultät hinsichtlich der Notwendigkeit eines persönlichen Erscheinens des entsprechenden Fachvertreters zur Fakultätssitzung. Nach damaliger mehrheitlicher Ansicht der Fakultätsmitglieder sollte und musste jeder Antrag auf Habilitierung beziehungsweise Umhabilitierung zwingend vom jeweiligen Fachvertreter persönlich begründet und vertreten werden. THIEL hatte jedoch aufgrund persönlicher Verärgerung über den nach seiner Ansicht unkorrekten Verlauf einer mittlerweile vier Jahre zurückliegenden Fakultätssitzung für sich entschieden, an keiner einzigen derartigen Sitzung mehr teilzunehmen.[127]

So begann HOLLWICHs Vorlesungstätigkeit in Frankfurt erst zum Sommersemester 1955, nachdem die Fakultätsmitglieder seiner Umhabilitierung – auch ohne persönliches Erscheinen THIELs – letztlich doch zugestimmt hatten, mit der Begründung, dass es nicht richtig sei, „dass eine anerkannt gute Nachwuchskraft darunter leiden sollte, dass der zuständige Klinikdirektor der Fakultät fern

---

125 HOLLWICH (1967).

126 So hatte THIEL mehrfach bei der seinerzeit angestandenen Neubesetzung des Jenaer Lehrstuhls für Augenheilkunde zugunsten HOLLWICHs interveniert, wie es unter anderem aus einem Schreiben an die dortige Medizinische Fakultät hervorgeht: „ …mir liegt am Herzen, dass Herr Hollwich ein Ordinariat bekommt […] Ich darf im Namen von Herrn Hollwich noch einmal darauf hinweisen, dass er durchaus bereit ist, den Lehrstuhl in Jena zu übernehmen." Und an anderer Stelle hieß es: „ich fühle mich Herrn Hollwich gegenüber verpflichtet, ihm jetzt zu helfen."; vgl. Akte Fritz HOLLWICH, DAFfm. Archiv-Box 7

127 Die Entscheidung THIELs an keiner Fakultätssitzung mehr teilzunehmen, ging auf ein Zerwürfnis während einer Anfang Februar 1950 stattgefundenen Sitzung zurück, bei der THIEL diese vorzeitig und unter Protest verlassen hatte, um, wie er damals ausführte, „…bis zur Durchführung einer korrekten Geschäftsführung, an solchen Veranstaltungen künftig nicht mehr teilzunehmen."; vgl. UAF Abt. 4 Nr. 224.

bleibt.“[128] HOLLWICHs sodann folgende Lehrveranstaltungen umfassten neben einem „Augenspiegelkurs für Fortgeschrittene“ und einer „Einführung in die Augenheilkunde“ insbesondere auch Vorlesungen über „Neuroophthalmologie“ sowie „Auge und Allgemeinleiden“.

Mit Datum des 10. Mai 1956 wurde HOLLWICH seitens der hessischen Landesregierung der Titel eines außerplanmäßigen Professors verliehen, hatte er sich doch in den mittlerweile vergangenen nahezu acht Jahren seit seiner Habilitierung auch weiterhin sehr erfolgreich wissenschaftlich betätigt. Längst schon zählte er zum Kreis der stets gefragten Referenten auf nationalen und internationalen Kongressen. Knapp vier Jahre verbrachte HOLLWICH in seiner Funktion als leitender Oberarzt an der Frankfurter Augenklinik – und wenn es gar nach dem erklärten Willen THIELs gegangen wäre, so wäre er späterhin selbst noch dessen Nachfolger im Amt geworden (s.a. Kap. 5).

Bezüglich HOLLWICHs bleibenden Verdiensten für die Augenheilkunde ist anderweitig schon mehrfach ausgiebig berichtet worden, sodass es hier genügen darf, nur schwerpunktmäßig einige Ergebnisse aus seiner Frankfurter Zeit zu erwähnen.

Wann immer man HOLLWICHs wissenschaftliches Werk von mehr als dreihundert Fachveröffentlichungen und zahlreichen Buchbeiträgen betrachtet, so zieht sich von Anfang an ein Thema wie ein roter Faden durch nahezu sämtliche seiner Schriften und rankt sich auch beinahe um alles andere. Gemeint ist HOLLWICHs immer tiefer gehende Erforschung des Einflusses des Augenlichtes auf die vegetativen Funktionen des menschlichen Organismus. Durch langjährige, teils mühevolle Untersuchungen anhand zahlreicher Tierexperimente, wie auch in klinischen Prüfungen an Blinden, hatte er erstmals den einwandfreien Nachweis erbracht, dass das menschliche Auge nicht nur ein Organ des Sehens darstellt, sondern auch Lichtreize über nicht-optische Anteile der Sehbahn in direkter Faserverbindung zu vegetativen Zentren im Zwischenhirn leitet, und dass es im Falle eines Ausbleibens dieser sogenannten vegetativ-energetischen Anteile zwangsläufig zu Fehlsteuerungen im Organismus kommt. Neben den hierbei nachgewiesenen Veränderungen, die vor allem den Wasser- und Zuckerhaushalt sowie die Regeneration roter Blutkörperchen betrafen, war es nur naheliegend – wie schon von THIEL vermutet –, einen solcherart zentralnervösen Zusammenhang auch beim Glaukomgeschehen zu postulieren.[129]

[128] Ebenda.

[129] THIEL, Rudolf und HOLLWICH, Fritz: Auge- Zwischenhirn-Reflexe und Augendruck. In: Bücherei des Augenarztes, Heft 23, Stuttgart 1955, S. 166–209.

Ein weiteres grundlegendes Arbeitsgebiet seiner Frankfurter Zeit betraf die Wirkung der Digitalis-Alkaloide am Auge, wobei HOLLWICH erstmals feststellen konnte, dass Digitalis, in geeigneter nichtreizender Lösung in den Bindehautsack eingetropft, eine Affinität zum menschlichen Ziliarmuskel besitzt, was sich auch in einer messbaren Steigerung der Akkommodationsleistung belegen ließ.[130]

Mit der Übernahme des Lehrstuhls für Augenheilkunde an der Friedrich-Schiller-Universität in Jena, im Januar 1958, fand die Zusammenarbeit mit THIEL ein harmonisches Ende. So kurz sich HOLLWICHs Frankfurter Zeit – gemessen an den vielen Jahren seines ophthalmologischen Wirkens – damit auch ausnimmt, so fällt doch gerade diesem seinem Lebensabschnitt eine ganz besondere Bedeutung zu. Einer seiner Schüler vermerkte hierzu später rückblickend:

> Die Zusammenarbeit, aber auch wissenschaftliche Auseinandersetzung mit Rudolf Thiel wurde zum Schlüsselerlebnis in seiner weiteren Karriere.[131]

Von Jena aus folgte im Herbst 1964 HOLLWICHs Berufung als Ordinarius und Direktor der Universitäts-Augenklinik nach Münster, wo er schließlich bis zu seiner Emeritierung im Jahre 1977 wirkte. Vierzehn Jahre später, am 4. September 1991, mittlerweile mit zahlreichen Auszeichnungen und Ehrungen verschiedener nationaler und internationaler Gesellschaften bedacht, verstarb HOLLWICH im Alter von 82 Jahren in seiner geliebten bayerischen Heimat in Oberaudorf am Inn.

4.3.7 Joachim OTTO (1951–1966)

Joachim Erich OTTO[132], der langjährigste ärztliche Mitarbeiter und strenggenommen einzige Habilitand THIELs, begann seine augenärztliche Tätigkeit und Ausbildung an der Frankfurter Universitätsklinik für Augenkrankheiten am 1. April 1951.

Geboren wurde OTTO am 19. Dezember 1922 als Sohn des Justizamtmannes Erich Otto und seiner Ehefrau, geb. Hostein, in Berlin. Nach dem Abitur im März 1941 folgte seine Einberufung zum Reichsarbeitsdienst und kurz darauf zum Wehrdienst. Aufgrund einer Kriegsverwundung konnte er noch als Soldat zum Wintersemester 1942/43 in Berlin mit dem Studium der Medizin beginnen und an der Universität Würzburg bis zur ärztlichen Vorprüfung im September

---

130 Klin. Mbl. Augenhk. 130 (1957), S. 395–396.

131 BUSSE, S. 89.

132 Hierzu wie im Folgenden nach den von Joachim OTTO freundlicherweise zur Verfügung gestellten Unterlagen sowie persönlichen Aufzeichnungen.

1944 fortsetzen. Wegen eines erneuten Fronteinsatzes in einem Kriegslazarett und anschließender amerikanischer Gefangenschaft bis Februar 1946 verzögerte sich die Fortsetzung seines Studiums bis zur offiziellen Wiederaufnahme des Lehrbetriebes an der Frankfurter Universität zum Sommersemester 1946. Nach sechs klinischen Semestern in Frankfurt am Main bestand OTTO die ärztliche Prüfung mit dem Gesamturteil „sehr gut" und erhielt die Bestallung als Arzt mit Datum vom 24. Februar 1949. Zeitgleich erfolgte seine Promotion über das Thema „Organische Hirnveränderungen nach Anoxämie". Nach Absolvierung der Medizinalpraktikantenzeit, zunächst am Hygienischen Institut der Stadt und der Universität Frankfurt unter SCHLOSSBERGER[133] und anschließend in der Medizinischen Universitätsklinik Frankfurt unter VOLHARD[134], blieb OTTO hier noch für ein weiteres Jahr als unbezahlter Volontärarzt, bevor er seine Tätigkeit unter THIEL aufnahm.

Auch hier begann er zunächst als unbezahlter Volontärarzt, bis er im Oktober 1952, nach Ausscheiden des damaligen Assistenzarztes Oskar REMLER[135], auf dessen freigewordene planmäßige Stelle rückte. Im April 1957 erhielt OTTO seine Anerkennung als Facharzt für Augenkrankheiten und kaum ein Jahr später, nach dem Weggang HOLLWICHs, im Februar 1958 seine Ernennung zum Oberarzt. Als damit zugleich ständiger Vertreter des Direktors der Klinik fiel OTTO sodann auch immer häufiger die Aufgabe zu, während der ausgedehnten Auslandsaufenthalte seines Chefs die Klinik über längere Zeiträume zu leiten.

Ende Juli 1959 wurde OTTO nach ordnungsgemäß durchgeführtem Habilitationsverfahren seitens der hiesigen medizinischen Fakultät die venia legendi für das Fach Augenheilkunde erteilt. Seine Antrittsvorlesung Anfang November desselben Jahres war den „Durchblutungsstörungen der Netzhaut und des Sehnervs" gewidmet. Seine darauffolgende Dozententätigkeit in Frankfurt erstreckte sich anfangs vor allem auf Kurse über ophthalmologische Untersuchungsmethoden sowie augenärztliche Operationstechniken. Später kam eine „Einführung in die Augenheilkunde" hinzu, und ab dem Wintersemester 1960/61 weist das Vorlesungsverzeichnis als weiteren festen Bestandteil eine gemeinsam mit GRAFF (s. Kap. 4.3.5) angebotene Veranstaltung über „Das Schielen" aus.

[133] Hans SCHLOSSBERGER (1887–1960), Schüler von Paul EHRLICH und Emil VON BEHRING, war von 1941 bis 1945 Ordinarius in Jena; 1946 zum Direktor des Hygiene-Instituts der Stadt und der Universität Frankfurt am Main berufen. Infolge einer schweren Krankheit wurde er bereits 1955 emeritiert und ist 1960 in seiner Heimatstadt Stuttgart verstorben.

[134] Siehe Kap. 4.1, Anm. 20.

[135] Oskar REMLER (1915–2014) durchlief seine Ausbildung zum Facharzt für Augenheilkunde von 1948 bis 1952 unter THIEL; danach eröffnete er eine eigene Praxis in Neu-Isenburg und war zugleich langjähriger Schriftführer der Rhein-Mainischen Augenärzte.

Als langjähriger Mitarbeiter und Oberarzt THIELs war OTTO wie kaum ein anderer geradezu zwangsläufig mit den jeweiligen wissenschaftlichen Fragestellungen und Forschungsprojekten der Klinik verbunden, was sich auch über all die Jahre in der thematischen Breite seiner Publikationen widerspiegelte.

Entsprechend dem Anliegen seines Lehrers THIEL, die Augenheilkunde niemals isoliert zu betrachten, weisen viele seiner frühen Arbeiten deutliche Berührungspunkte zur Inneren Medizin und Neurologie auf. So finden sich Publikationen über die Behandlung der diabetischen Retinopathie, den Zusammenhang von Blutgerinnungsstörungen und intraokularen Blutungen und solche über die Bedeutung des Augenhintergrundbefundes als neurologisches Diagnostikum. Darüber hinaus waren für ihn die medikamentöse und operative Therapie des Glaukoms, aber auch die Erforschung der ursächlichen Zusammenhänge von chronisch-rezidivierenden intraokularen Entzündungen, wiederholt Gegenstand seines wissenschaftlichen Arbeitens.

In enger Zusammenarbeit mit der I. Medizinischen Abteilung am Frankfurter Klinikum hatte OTTO bereits ab Ende der 1950er Jahre weitreichende experimentelle Untersuchungen zum Krankheitsbild der Uveitis durchgeführt. Hieraus resultierte unter anderem auch seine spätere Habilitationsschrift, in der er auf der Basis von Leberbiopsiebefunden bei an Periphlebitis retinae und Uveitis erkrankten Patienten sowie durch zahlreiche Tierexperimente erstmals einen Zusammenhang zwischen pathologischen Leberveränderungen und chronischen intraokularen Entzündungen detailliert nachweisen konnte.[136] Weitere Untersuchungen betrafen die Frage, inwieweit Autoantikörper beim akuten wie chronischen Verlauf der Uveitis – wie auch im besonderen Fall der so gefürchteten sympathischen Ophthalmie – eine Rolle spielen könnten. Hierbei kam OTTO nach wiederholt experimentell erzeugter Panophthalmitis bei Ratten und ihrer Übertragung durch Parabiose zu dem damals bemerkenswerten Ergebnis, dass es sich bei der Entstehung und dem Verlauf der sympathischen Ophthalmie aller Wahrscheinlichkeit nach um ein immunassoziertes Geschehen handelt.[137]

Eine zusammenfassende Darstellung von OTTOs ausgedehnten insgesamt fast ein Jahrzehnt beanspruchenden klinischen und labortechnischen Untersuchungen bei Uveitispatienten gibt seine Veröffentlichung über „Die Bedeutung latenter Infekte für Ätiologie und Therapie chronisch intraokularer Erkrankungen“, in der er insbesondere die Bedeutsamkeit unmerklicher Infekte, beziehungsweise chro-

---

[136] OTTO, Joachim: Pathologische Leberveränderungen bei chronischen intraokularen Entzündungen. Habilitationsschrift, 1959 Frankfurt a.M.

[137] Klin. Mbl. Augenhk. 142 (1963), S. 139–162.

1935–1965

nischer Entzündungsherde, für die Auslösung und den Verlauf der Uveitis herausgearbeitet und gegenüber der längst ad absurdum geführten früheren sogenannten Fokallehre als eine in erster Linie immunologisch wirkende Störung im Sinne einer Reaktionskrankheit abgegrenzt hat.[138]

Im Juli 1964, fünf Jahre nach seiner Habilitation, erfolgte OTTOs Ernennung zum außerplanmäßigen Professor. Ein Jahr später, zum August 1965, wurde er nach dem endgültigen Ausscheiden THIELs (s. Kap. 5) vom hessischen Kultusministerium mit der kommissarischen Wahrnehmung des ordentlichen Lehrstuhls für Augenheilkunde sowie der kommissarischen Wahrnehmung der Dienstgeschäfte des Direktors der Frankfurter Universitätsaugenklinik betraut.[139]

In den folgenden Monaten seiner kommissarischen Leitung der Klinik fällt unter anderem auch die Einrichtung von eigenen Untersuchungszimmern auf sämtlichen Krankenstationen. Dies bedeutete zugleich eine große Erleichterung für den Klinikbetrieb, hatten doch zuvor noch sämtliche stationären Patienten zur Feststellung von Augenbefunden, einschließlich der Sehschärfebestimmung, hierzu in die Poliklinik gebracht werden müssen.

Doch schon Ende März 1966 verließ OTTO die Klinik, um die ihm vom damaligen Leiter der Augenklinik des Kantonspitals in Sankt Gallen/Schweiz, Alfred BANGERTER[140], angebotene Stelle des leitenden Arztes der Ostschweizerischen Pleoptik- und Orthoptik-Schule (OPOS) zu übernehmen. Spätestens hiermit zeigte sich ein noch ganz anderer, bislang völlig unerwähnt gebliebener Schwerpunkt im ophthalmologischen Wirken OTTOs: sein starkes Interesse für strabologische und neuroophthalmologische Fragestellungen, für das sich bereits Anfang der sechziger Jahre deutliche Hinweise finden lassen.

So hielt er 1960 auf der 64. Versammlung der Deutschen Ophthalmologischen Gesellschaft in Heidelberg einen Vortrag über „Anisometropie und Binokularse-

---

[138] Klin. Mbl. Augenhk. 145 (1964), S. 801–826.

[139] Jahresbericht für das Jahr 1965 des Klinikums der Goethe-Universität Frankfurt am Main, S. 40.

[140] Alfred BANGERTER (1909–2002) absolvierte von 1936 bis 1941 seine Ausbildung an der Universitäts-Augenklinik in Bern und arbeitete dort von 1942 bis 1944 als Oberarzt. 1946 folgte seine Ernennung zum Privatdozenten, danach war er bis 1974 Chefarzt der Augenklinik des Kantonspitals Sankt Gallen/Schweiz. 1947 gründete er die dortige Pleoptik- und Orthoptikschule. 1956 wurde er zum Honorarprofessor der Universität Bern ernannt. Von 1961 bis 1966 war er Leiter der *Ostschweizerischen Pleoptik- und Orthoptikschule* (OPOS) in St. Gallen/Schweiz. Nach seiner Emeritierung 1974 betrieb er eine Privatpraxis/Tagesklinik in St. Gallen. Er verstarb am 22.03.2002; vgl. https://hls-dhs-dss.ch/de/articles/042367/2023-06-27/, abgerufen im März 2024.

hen". Aus der intensiven Zusammenarbeit mit der bereits erwähnten langjährigen Orthoptistin der Klinik, Gisela RABETGE (s.a. Kap. 4.3.5), waren dann in den folgenden Jahren 1963 bis 1965 mehrere Veröffentlichungen mit speziell orthoptisch-pleoptischer Thematik erschienen. Als ein zentrales, immer wiederkehrendes Motiv erwies sich hierbei der spezifische Zusammenhang zwischen Motorik und zentral-sensorischen Hemmungsvorgängen bei exzentrisch fixierenden amblyopen Augen – ein Zusammenhang, den es nach Ansicht OTTOs in jedem einzelnen Fall diagnostisch aufzuspüren und therapeutisch zu berücksichtigen galt.

Wenngleich OTTO selbst auch nicht als Erstbeschreiber solcherart sensomotorischer Zusammenhänge bezeichnet werden kann, so hat doch kaum ein anderer so konsequent wie er, trotz mancher im Laufe der Zeit mehrfach wechselnder orthoptischer und pleoptischer Therapieempfehlungen und Lehrmeinungen, hieran festgehalten.

In fast allen, auch seinen nachfolgenden Arbeiten aus Sankt Gallen – sei es über das „Akkommodationsverhalten bei amblyopen Augen" oder den unter seinem Namen späterhin bekannt gewordenen speziellen „Schulungen hochgradig organisch Sehgeminderter" – ging OTTO stets von der grundlegenden Bedeutung sowie Berücksichtigung eines wechselseitig sich bedingenden integrativen Zusammenwirkens zwischen Okulomotorik und Sensorik aus. So war es auch nur naheliegend, dass dieser Ansatz bald in einer speziellen, zusammen mit RABETKE entwickelten Therapie, der sogenannten „optomotorischen Reizmethode"[141], seinen Niederschlag fand.

Im Sommer 1968 erfolgte auf Antrag der medizinischen Fakultät der Universität Basel OTTOs offizielle Übertragung seiner in Frankfurt am Main erworbenen Lehrbefugnis an die dortige Universität. Seine nachfolgende Lehrtätigkeit dauerte bis zu seiner Pensionierung 1987, nachdem ihm mit Wirkung vom 24. März 1970 vom Regierungsrat des Kantons Basel der Titel eines außerplanmäßigen Professors verliehen worden war.

Auch nach seiner Pensionierung verblieb OTTO in St. Gallen. Er starb dort am 26.02.2022 hochbetagt im Alter von 99 Jahren.

[141] Bei der von OTTO und RABETGE gemeinsam entwickelten „optomotorischen Reizmethode" handelte es sich um eine motorische Erweiterung der im Rahmen der Pleoptik sensorischen Behandlungsmethode für amblyope Augen, bei der durch ein zusätzliches Setzen von optomotorischen Reizen mittels spezifischer Fixationsübungen (Blickbewegungen) eine vermeintlich stärkere „Aufwertung der zentralen Netzhaut" erzielt werden sollte, als es bei einer alleinigen sensorischen Stimulierung möglich wäre. In der Fachwelt kam es allerdings nie zu der erhofften Anerkennung der besagten Methode, da sie sich doch insgesamt als wenig brauchbar erwies.

Gisela RABETGE, die seinerzeit zeitgleich mit OTTO die THIELsche Klinik verließ und gleichfalls bis 1974 an der Ostschweizerischen Pleoptik- und Orthoptik-Schule tätig war, zog nach ihrer Pensionierung wieder nach Frankfurt am Main, wo sie 1998 verstarb.

4.3.8 Wolfgang LIEB (1953–1955 und 1959–1968)

Wolfgang Albert LIEB[142] wurde am 4. April 1927 in Tübingen geboren. Aufgewachsen und zur Schule gegangen ist er in Freudenstadt/Schwarzwald, wo sein Vater Dr. Albert LIEB als niedergelassener Augenarzt eine Praxis betrieb. Nach bestandener Reifeprüfung im Frühjahr 1944 folgte LIEBs Einberufung zur Wehrmacht. Während seines darauffolgenden Einsatzes in verschiedenen Panzerregimenten geriet er mit Ende des Krieges in französische Gefangenschaft, aus der er im Dezember 1945 wegen Kriegsverwundung vorzeitig entlassen wurde. Sein unmittelbar anschließendes Medizinstudium absolvierte er in zwölf Semestern an der Universität Tübingen und erhielt dort im Frühjahr 1951 die Approbation als Arzt. Noch im selben Monat promovierte er mit einer Arbeit über „Ontogenetische Hemmungsmissbildungen und ihre Beziehung zu klinischen Krankheitsbildern". Es folgte eine jeweils einjährige Assistenzarzttätigkeit, zunächst in der Inneren Medizin am Marienhospital in Stuttgart, sodann in der Chirurgie und Geburtshilfe am Unfallkrankenhaus in Neckarsulm. Nach kurzzeitigem Aufenthalt im Forschungslaboratorium der Firma *ZEISS Ikon* in Stuttgart begann LIEB im Frühjahr 1953 seine Facharztweiterbildung an der Frankfurter Universitätsaugenklinik als wissenschaftlicher Assistent unter THIEL. Gut zwei Jahre später, im September 1955, setzte er seine Ausbildung an der Augenklinik der *Johns-Hopkins-Universität* in Baltimore (USA) fort. Im Oktober 1956 erwarb LIEB die Facharztanerkennung für Augenheilkunde durch die Landesärztekammer von Baden-Württemberg. Ab September 1956 war er als *Assistant Professor* und Direktor der Titmus-Ophthalmologischen-Forschungslaboratorien an der Universitäts-Augenklinik des *Medical College* in Virginia, Richmond (USA) tätig. Hier übernahm er mit Datum des 14. März 1958 als *Associate Professor* die Leitung der Augenklinik sowie deren Forschungsabteilung. Am 4. Dezember 1958 erfolgte LIEBs Umhabilitierung an die Medizinische Fakultät der Universität Frankfurt am Main, wobei als offizielles Habilitationsdatum der Tag seiner Ernennung zum *Associate Professor* zugrunde gelegt wurde.

[142] Hierzu wie im Folgenden nach Akte Wolfgang Lieb, UAF Abt. 4 Nr. 765; sowie Habil.-Akte Nr. 262, DAFfm.

Zum 1. April 1959 nahm LIEB erneut seine Tätigkeit an der Frankfurter Universitätsaugenklinik unter THIEL auf, jetzt als Privatdozent und weiterer Oberarzt neben Joachim OTTO. Seine Antrittsvorlesung war dem Thema „Sichelzellerkrankung und Sehorgan" gewidmet. Damit hatte LIEB ein Thema aufgegriffen, über das er bereits erstmals 1956 auf der 60. Versammlung der Deutschen Ophthalmologischen Gesellschaft berichtete und welches ihn seitdem immer wieder zu neuen, weiteren Veröffentlichungen hierüber veranlasste. Anhand einer Vielzahl noch in den Vereinigten Staaten gesammelter Befunde von an Sichelzellanämie erkrankten Patienten hatte LIEB die hierbei regelmäßig auftretenden Augenhintergrundsveränderungen in vier Schweregrade eingeteilt. Als ursächlichen Pathomechanismus dieser Veränderungen postulierte er die infolge der Sichelung der roten Blutkörperchen in den Kapillaren bedingte unzureichende Versorgung mit Sauerstoff.[143]

Darüber hinaus befasste sich LIEB neben pharmakologischen Fragestellungen auch wiederholt mit klinischen und experimentellen Themen, welche unter anderem die Gefäßversorgung des Auges, das Glaukom und die Immunologie zum Gegenstand hatten.

Ohne im Einzelnen auf sämtliche der von ihm bearbeiteten Gebiete einzugehen, verdient vor allem eines seiner reichen Betätigungsfelder, welches aus medizinhistorischer Sicht wohl auch als das interessanteste angesehen werden kann, der besonderen Erwähnung: Die frühe Entwicklung und technische Durchführung der Implantation intraokularer Kunstlinsen beim aphaken menschlichen Auge.

Spätestens mit seiner gemeinsam mit Dupont GUERRY im Jahr 1957 veröffentlichten Arbeit über „Vorderkammerlinsen zur Korrektion unilateraler Aphakien"[144] hatte sich LIEB unwiderruflich in die lange Reihe der Pioniere der ophthalmologischen Implantatchirurgie eingefunden. Ausgehend von zahlreichen Tierversuchen, bei denen Kaninchen-, Katzen- und Hundeaugen künstliche Linsen aus verschiedensten Materialien und von unterschiedlichster Form in die vordere Augenkammer eingepflanzt wurden, präsentierten LIEB und GUERRY schließlich ihre eigene kammerwinkelgestützte Intraokularlinse für das menschliche Auge, welche im Vergleich zu den zuvor entwickelten Modellen eine deutlich grazilere Form mit tangential befestigten, geschlossen-flexiblen Nylonschlaufen als Haltebögen aufwies.

---

[143] LIEB, Wolfgang: Retinopathie bei der Sichelzellerkrankung. In: Klin. Mbl. Augenhk. 137 (1960), S. 60–70.

[144] Klin. Mbl. Augenhk. 132 (1958), S. 465–475; sowie Amer. J. Ophthalm. 44 (1957), S. 579–598.

Wenngleich auch bei dieser Linse postoperativ ähnliche Komplikationen[145] wie bei den meisten anderen Modellen dieser sogenannten Vorderkammerlinsen-Generation[146] auftraten, so erinnert doch der seinerzeit von LIEB und GUERRY beschriebene Zugang ins Auge – beginnend mit einem temporal ausgeführten limbusparallelen Lanzenschnitt – bereits stark an den heute allgemein praktizierten clear-cornealen Zugang bei Kataraktoperationen. Auch wissen wir mittlerweile aufgrund mikroskopischer Nachuntersuchungen etlicher später wieder explantierter Linsen dieser Art, dass die Gründe für das damalige ‚Scheitern' weniger im prinzipiell-konzeptionellen als vielmehr im herstellungstechnischen Bereich, insbesondere in einer zu groben Verarbeitung des Materials lagen.[147] Auch sei erwähnt, dass das grundlegende Konzept von kammerwinkelgestützten Intraokularlinsen bis heute – wenn auch nur mehr optional als sogenanntes Standby-Verfahren – durchaus noch mit Erfolg praktiziert wird.

Persönlich sehr betroffen über die im Nachhinein aufgetretenen Komplikationen bei den von ihm (mit)entwickelten Linsenmodellen, hatte es LIEB dann vorerst für längere Zeit grundsätzlich abgelehnt, überhaupt noch Kunstlinsen zu implantieren. Heute, aus einer zeitlich größeren Distanz betrachtet und eingedenk der Tatsache, dass der Weg eines jeden Fortschritts grundsätzlich weniger über die Bestätigung als über die Widerlegung von Theorien – d.h. über die Ausmerzung von Irrtümern – verläuft, hat LIEB damit doch, trotz aller damit verbundenen Rückschläge, einen nicht unbedeutenden Beitrag hinsichtlich der Entwicklung intraokularer Linsenimplantate geleistet.

---

145 Die besagten Komplikationen der frühen „Vorderkammerlinsen" resultierten vor allem aus der ausschließlich im Kammerwinkel des Auges abgestützten Halterung, was neben chronischen Reizzuständen auch häufig zu sekundären Augeninnendrucksteigerungen sowie Hornhautendothelschädigungen mit bisweilen vollständiger Eintrübung der Hornhaut führte, in dessen Folge viele Linsen wieder explantiert werden mussten.

146 Medizingeschichtlich unterscheidet man zwischen den allerersten im Kapselsack des menschlichen Auges gehaltenen Kunstlinsen der sogenannten *ersten* Generation und den nachfolgend entwickelten, allein im Kammerwinkel des Auges abgestützten Linsen der *zweiten* Generation. Eine deutliche Verbesserung brachte erst die Entwicklung von irisgetragenen Linsen der sogenannten *dritten* Generation. Aufgrund der hierbei gegebenen Befestigung am Irisdiaphragma (Iriscliplinse) beziehungsweise an der Iris und zugleich vorderer Linsenkapsel (Iridokapsuläre Schlingenlinse) konnte durch die damit insgesamt stabilere Fixation die Rate von postoperativen Komplikationen gegenüber der frühen Vorderkammerlinsen deutlich reduziert werden. Die dann seit Anfang der 1970er Jahre zu verzeichnende Renaissance der *extrakapsulären* Extraktionsmethode im Rahmen der Kataraktchirurgie, die vor allem auf die Verfügbarkeit neuer Operationstechniken beruhte, führte schließlich zu den heutigen Intraokularlinsen, welche fast ausschließlich in die hintere Augenkammer (Kapselsack bzw. Sulcus ciliaris) implantiert werden (s.a. Kap. 6.1).

147 FECHNER, S. 8; s.a. AUFFARTH u. APPLE (2001).

Auch nach Erlangung seiner Dozentur für Frankfurt am Main blieb LIEB weiterhin unermüdlich wissenschaftlich tätig, sodass dem im Februar 1963 vom hiesigen Dekanat eingebrachten Antrag auf seine vorzeitige Ernennung zum außerplanmäßigen Professor mit Wirkung vom 19. Juli 1963 offiziell entsprochen wurde. Seine nachfolgende langjährige Lehrtätigkeit an der Frankfurter Medizinischen Fakultät erstreckte sich neben der regelmäßigen Ausrichtung von Augenspiegelkursen vor allem auf Vorlesungen über „Auge und Allgemeinleiden" sowie die „Pathologische Anatomie des Auges".

Nach dem Ausscheiden von Joachim OTTO (s.a. Kap. 4.4.7) rückte LIEB am 1. April 1966 in die weitere kommissarische Nachfolge des Klinikdirektors sowie Lehrstuhlvertreters für das Fach Augenheilkunde in Frankfurt am Main. Noch im selben Jahr nahm die Augenklinik ihr erstes Lasergerät in Betrieb. Hierbei handelte es sich um einen sogenannten *Rubinlaser*[148] zur Behandlung von Netzhauterkrankungen, der jedoch nur ein einziges Mal zum Einsatz kam, da er schon bei seiner ersten Anwendung ein jähes Ende fand. Nach Aussage des damaligen leitenden OP-Pflegers Franz DEITERS, soll das besagte Lasergerät in unvorhersehbarer Weise plötzlich Feuer gefangen haben, woraufhin sofort der Stecker gezogen wurde und man es hinsichtlich weiterer derartiger Eingriffe auch vorerst bewenden ließ.[149] Ein Jahr später, mit der Anschaffung eines *Argonlasers*, begann 1967 an der hiesigen Augenklinik schließlich die routinemäßige Augenbehandlung mittels Lasertechnik (s. Kap. 6.1).

Nach Übernahme der Frankfurter Universitätsaugenklinik durch Wilhelm DODEN im Mai 1967 verblieb LIEB zunächst noch für über ein Jahr als Oberarzt unter seinem neuen Chef, bevor er im Oktober 1968 die Leitung der damals neu errichteten Augenabteilung am städtischen Lehrkrankenhaus Frankfurt-Höchst übernahm. Damit sollte ein fast zeitgleich an ihn ergangener Ruf auf den ordentlichen Lehrstuhl für Augenheilkunde an der Freien Universität Berlin nicht mehr zum Tragen kommen. Bis zu seinem Ausscheiden aus dem Landesdienst zum Sommersemester 1993 gehörte LIEB weiterhin als Honorarprofessor dem Lehrkörper der Frankfurter Universität an.

LIEB verstarb am 7. Oktober 2020 im 94. Lebensjahr in Königstein im Taunus.

---

148 Der *Rubinlaser* gehörte Anfang der 1960er Jahre zu den ersten serienmäßigen Lasergeräten in der Augenheilkunde; vgl. Z. prakt. Augenheilkd. (2010), 31, S. 21.

149 DEITERS, Franz (†): persönl. Mitteilung, 1982; vgl. auch SAUL, S. 53.

4.4 Rudolf THIEL als Arzt und Wissenschaftler

Rudolf THIEL hat immer schon polarisiert. Bringt man das Thema auf ihn, so hört man kontroverse Auffassungen. Für die einen zählt er nach wie vor zu den ganz Großen innerhalb der Riege der deutschen Ophthalmologen des 20. Jahrhunderts. Für andere verkörpert er eher einen durchschnittlichen Ordinarius für Augenheilkunde, der es zudem hervorragend verstand, andere nachhaltig zu beeindrucken.

Bei einer Gesamtbetrachtung THIELs fällt zunächst einmal auf, dass sein Werk und Wirken von einer für damalige, wie auch für heutige Verhältnisse außerordentlichen Größe und Breite war. Bei der großen Zahl seiner wissenschaftlichen Publikationen[150] ist es im Rahmen der vorliegenden Arbeit bestenfalls möglich, ausschnitt- und schwerpunktmäßig zu referieren, wobei es nicht leichtfällt, eine Auswahl zu treffen, die der Bedeutung seiner Person gerecht würde. So findet man kaum ein Gebiet in der Ophthalmologie, welches nicht in irgendeiner Weise von ihm beeinflusst wurde. Aber nicht nur der Umfang seiner wissenschaftlichen Tätigkeit, sondern auch die Art seiner Darstellung, die stets aus dem Vollen schöpfte, indem alle Probleme von Grund auf erörtert wurden, lassen erkennen, dass er zweifelsohne ein außergewöhnlicher Wissenschaftler und akademischer Lehrer war.

Schon seine ersten wissenschaftlichen Arbeiten betrafen Fragen des intraokularen Flüssigkeitsdruckes und des Glaukoms, ein Gebiet, das ihn zeitlebens beschäftigt hat und das ihn in Anerkennung seiner diesbezüglichen Leistungen schon früh zur Bearbeitung im Kurzen Handbuch der Ophthalmologie von SCHIECK-BRÜCKNER übertragen wurde.[151] Nach Ansicht seines späteren Mitarbeiters und Schülers Fritz HOLLWICH (s. Kap. 4.3.6) lieferte THIEL damit zugleich die „zu dieser Zeit beste und klarste Darstellung“ dieses auch heute noch schwierigen Krankheitsbildes.[152]

Bereits zu seiner Jenaer Zeit hatte THIEL ausführlich über die Adrenalinbehandlung des Glaukoms berichtet. Auf der 44. Zusammenkunft der Deutschen Ophthalmologischen Gesellschaft 1924 in Heidelberg zeigte er Bilder, an denen man die Erweiterung der intraokularen Gefäße nach Pilokarpin- und Eseringabe und

[150] Siehe hierzu auch das Werksverzeichnis Rudolf THIELs im Anhang.

[151] Glaukom, in: Kurzes Handbuch der Ophthalmologie, Hrsg. v. F. SCHIECK u. A. BRÜCKNER, Bd.4, Berlin 1931, S. 700–842; sowie Die Physiologie und Pathologie des Augendruckes, in: ebenda, S. 666–699.

[152] HOLLWICH, (1967)

die Verengung nach örtlicher Applikation von Adrenalin erkennen konnte.[153] Fußend auf den Arbeiten von RUBERT (1909) und ERDMANN (1914), die als erste das Adrenalin therapeutisch beim Glaukom anwandten, war THIEL aufgrund eigener experimenteller und klinischer Untersuchungen zu diesem Thema zu der Überzeugung gelangt, dass, um die Gefahr einer ungewollten Drucksteigung des Auges in den ersten Stunden nach Adrenalingabe zu vermeiden, die Dosierung auf jeden Fall groß genug sein muss, um eine sichere Gefäßkontraktion zu erzielen. Auch sollten, wenn überhaupt, nur die chronischen Formen des Glaukoms für die Adrenalinbehandlung in Frage kommen und unter diesen auch nur jene, die nachweislich ohne jegliche Druckspitzen verlaufen.[154]

Es folgten weitere klinische Arbeiten über den Einfluss von *Ergotamin* auf den Augeninnendruck sowie über die Bedeutung der individuellen tages- und nachtzeitlichen Druckschwankungen bei der konservativen Glaukombehandlung – eine Erkenntnis, die erst Jahre später wieder zunehmend an grundsätzlicher Bedeutung gewann.

Im Jahr 1928 stellte THIEL eine von ihm in Zusammenarbeit mit der *Physiologisch-Technischen Reichsanstalt Berlin* zum Zwecke der Registrierung okulärer Blutzirkulationsvorgänge entwickelte neuartige Methode der Ophthalmodynamographie vor, bei der man sich erstmals eines plethysmographischen Verfahrens bediente und zugleich die erforderlichen Normen für eine korrekte Messung am menschlichen Auge angeben konnte. Mittels einer auf dem Augapfel aufgesetzten Spiegelvorrichtung wurden hierbei die pulsatorischen Schwankungen der Hornhaut graphisch aufgezeichnet. Dabei ergab sich der interessante Zusammenhang, dass die Amplitude der Hornhautpulskurve bei Bestimmung des Volumenpulses im umgekehrten Verhältnis zum intraokularen Druck steht, bei Messung des Druckpulses hingegen das Optimum dann erreicht wird, wenn der auf die Augeninnengefäße ausgeübte Druck den diastolischen Druck in ihnen überschreitet. Darüber hinaus konnte THIEL zugleich zeigen, dass die besagten Schwankungen der Hornhaut in erster Linie aus der rhythmischen Blutfüllung der Aderhautgefäße resultierten.[155]

Eine ganze Reihe der von THIEL entwickelten sogenannten Belastungsproben hatte zum Ziel, Hinweise auf die Lokalisation der ursächlichen Regulationsstö-

---

[153] Die medikamentöse Beeinflussung des Augendruckes. In: Ber. Dtsch. Ophth. Ges. 44 (1924), S. 118–125.

[154] Experimentelle und klinische Untersuchungen über den Einfluss des Adrenalins auf den Augendruck bei Glaukom. In: Arch. Augenhk. 96 (1925), S. 34–64.

[155] Hornhautpulsation, Blutdruck und Augeninnendruck. In: Ber. Dtsch. Ophth. Ges. 47 (1928), S. 198–206.

rung beim Glaukom zu erbringen. Von Anfang an sah THIEL das Krankheitsbild des Glaukoms in einem größeren Zusammenhang als nur in einer Erhöhung des peripheren Abflusswiderstandes des Auges begründet. Immer wieder machte er auf die ursächliche Bedeutung von zentralnervösen Faktoren, wie etwa einer allgemeinen Tonuserhöhung des vegetativ-sympathischen Systems, aufmerksam. Schon 1926 hatte THIEL bei der Ergotaminwirkung auf den Augeninnendruck einen Einfluss des Vasomotorenzentrums und einen Angriffspunkt im Zwischenhirn für möglich gehalten und damit als erster eine diencephale Steuerung angenommen.[156] Seine späteren Versuche an der Frankfurter Augenklinik zeigten dann, dass zentraldämpfende Stoffe bei Glaukompatienten den Augeninnendruck herabsetzen und zentralerregende Pharmaka wie *Koffein* und *Pervitin* sowohl bei manifestem Glaukom wie auch nur bestehender Glaukombereitschaft Erhöhungen des Augendruckes bedingen können. Durch einen retrobulbär injizierten Ganglienblocker (*Pendiomid*) konnte gar eine zentrifugale Pervitinwirkung wieder aufgehoben und damit eine vom Zentrum zum Erfolgsorgan verlaufende, den Augendruck steigernde efferente Bahn unterbrochen werden.[157] In seiner 1952 erschienenen Veröffentlichung „Über die Entstehungsursache des primären Glaukoms. Untersuchungen über die zentralnervöse Regulation des Augendruckes" unternahm THIEL, gestützt auf den zahlreichen unter seiner Direktive an der Frankfurter Augenklinik entstandenen Arbeiten, den eindrucksvollen Versuch, sämtliche damaligen Ergebnisse und Erkenntnisse zu einer Synthese zusammenzuführen.

Nicht zuletzt verdanken wir THIEL zudem die Einführung der Kombination von lokal und systemisch wirkender drucksenkender Mittel, wie Ganglienblocker und ‚Cocktail'[158], mit denen es erstmals gelang, den Augeninnendruck selbst im akuten Anfall zu senken, um damit bei erniedrigten Druckwerten operieren zu können, was den Operationserfolg entscheidend verbesserte.[159] Hinsichtlich der stets so schwierigen Frage, zu welchem Zeitpunkt beim chronischen Glaukom schließlich operiert werden muss, hatte THIEL bereits 1937 die bis heute gültige Antwort gegeben, nämlich genau dann, „wenn sich ein Fortschreiten der Krankheit

156 Experimentelle und klinische Untersuchungen über den Einfluss des Ergotamins auf den Augendruck bei Glaukom. In: Klin. Mbl. Augenhk. 77 (1926), S. 753–775.

157 Über die Entstehungsursache des Glaukoms. In: Bücherei des Augenarztes, Heft 21, Stuttgart 1952, S. 9 ff.

158 Hierbei handelte es sich um eine aus *Megaphen*, *Atosil* und *Dolantin* zusammengesetzte Mischung zentral dämpfend wirkender Substanzen.

159 HOLLWICH, Fritz: Entwicklung und Fortschritte der Augenheilkunde. In: Med. Klin. 61 (1966), S. 1939 –1942.

trotz konservativer Behandlung nicht aufhalten lässt."[160] Damit war erstmals in der Literatur festgestellt, dass die Operation bei der Behandlung des chronischen Glaukoms nicht an erster Stelle steht.

Aber auch über die pupillenerweiternde Wirkung verschiedener Sympathikusreizmittel lieferte THIEL fruchtvolle Erkenntnisse. So wurden von ihm und seinen Mitarbeitern diese Stoffe erstmals einer systematischen Prüfung unterzogen, um schließlich die für den klinischen Gebrauch geeignetsten Substanzen herauszufinden.[161] Ergebnisse waren die später unter dem Namen *Mydrial* und *Labotropin* auf den Markt gebrachten Mittel.

Als ein weiterer Schwerpunkt noch seiner Berliner Zeit müssen THIELs grundlegende Arbeiten über die Röntgendiagnostik und -therapie in der Augenheilkunde genannt werden. Noch heute findet zur radiologischen Beurteilung mancher Orbitaerkrankungen die auf THIEL zurückgehende röntgenologische Einteilung der Nasennebenhöhlen Verwendung, welche den genauen Entwicklungsstand des Schädels in Abhängigkeit vom jeweiligen Lebensalter berücksichtigt. Auch haben die von ihm angegebenen Kriterien zur radiologischen Unterscheidung zwischen intra- und supraselllären Tumoren ihre bleibende Geltung. Spätestens nach seiner 1932 herausgegebenen Monographie „Röntgendiagnostik des Schädels bei Erkrankungen des Auges und seiner Nachbarorgane" galt THIEL in Fachkreisen als einer der sachkundigsten Ophthalmologen auf diesem Gebiet. Dem außergewöhnlichen didaktischen Geschick THIELs kam hierbei besonders zustatten, dass er sich in seinem Werk ausschließlich auf eigene Beobachtungen stützte und jedem der beschriebenen Krankheitsfälle eine kurze Schilderung des Krankheitsverlaufes und erläuternde klinische Abbildungen beigab, teilweise ergänzt durch Augenhintergrundbilder sowie mikroskopische und makroskopische Abbildungen. Die Röntgenbilder selbst waren für damalige Verhältnisse vorzüglich wiedergegeben und durch beigefügte einfache Skizzen anatomisch klar erläutert. Sein früherer Lehrer Walther LÖHLEIN[162] urteilte seinerzeit über THIELs Werk:

> Es ist sehr zu begrüßen, dass ein auf dem Gebiete der Röntgendiagnostik so erfahrener Ophthalmologe wie THIEL es unternommen hat, uns in einem mit zahlreichen Abbildungen ausgestatteten Atlas die für den Augenarzt wichtigen Röntgenbefunde in Bild und Text nahe zu bringen. Es wird da-

---

160 THIEL, Rudolf: Gegenwartsprobleme der Augenheilkunde, Georg-Thieme Verlag, Leipzig 1937, S. 220.

161 Über die pupillenerweiternde Wirkung verschiedener Sympathikusreizmittel (Aryl-alkylamine). In: Klin. Mbl. Augenhk.108 (1942), S. 10–39.

162 Siehe Kap.3.2.1, Anm. 39.

> durch jeder Augenarzt in der Deutung der ihn interessierenden Röntgenbilder außerordentlich gefördert werden und sich sicher fühlen.[163]

Ausgehend von der Überlegung, dass von den differentialdiagnostisch schwierigsten Geschwülsten in der Orbita, den Meningiomen des Keilbeinflügels, sich diese besonders durch ihren Gefäßreichtum auszeichnen, zeigte THIEL 1938 auf der 52. Zusammenkunft der *DOG* in Heidelberg mehrere Fälle auf, bei denen er sich der Arteriographie als diagnostisches Hilfsmittel erfolgreich bedient hatte, nachdem von ihm schon ein Jahr zuvor auf die Bedeutung dieser Methode auch für die Augenheilkunde hingewiesen worden war.[164] Zur noch schwierigeren Darstellung von gefäßarmen Tumoren der Augenhöhle führte THIEL die Orthographie als brauchbares Verfahren ein, wobei mittels einer Kontrastmittelinjektion hinter den Bulbus die damit dann meist gut abgrenzbaren Tumore aufgezeigt werden konnten.[165]

Als Schüler von Emil KRÜCKMANN[166], einem der seinerzeit besten Kenner der Zusammenhänge zwischen Augenerkrankungen und Allgemeinleiden, entwickelte THIEL schon früh eine besondere Vorliebe für die Verbindung zur Allgemeinmedizin, was insbesondere in seinen grundlegenden Arbeiten über die Hypertonie und dem Diabetes mellitus zum Ausdruck kam. Als ein besonders glücklicher Umstand muss hierbei vermerkt werden, dass THIEL, als er 1935 die Leitung der Frankfurter Augenklinik übernahm, in der Person des ebenfalls am hiesigen Klinikum schon seit längerem tätigen Internisten Franz VOLHARD[167] auf einen Mediziner traf, der nicht nur auf dem Gebiet der Bluthochdruckerkrankungen zu einem der angesehensten Forscher gehörte, sondern auch an ophthalmologischen Zusammenhängen stark interessiert war. THIEL schloss sich anfangs zunächst weitgehend der Auffassung VOLHARDs an, wonach grundsätzlich zwei verschiedene Formen der Hypertonie und deren Folgen am Augenhintergrund zu unterscheiden sind und trennte ebenso wie VOLHARD – ausgehend von den Befunden an den Netzhautgefäßen – die „Retinitis hypertonica" von der „Retinitis angiospastica", womit er zugleich die Differentialdiagnose zwischen dem sogenannten roten Hochdruck und dem blassen Hochdruck festlegte und den bei-

[163] Zbl. Ges. Ophthalm. 25 (1933), S. 687.

[164] THIEL, Rudolf: Zur Diagnose und Differentialdiagnose der intraorbitalen und retroorbitalen Geschwülste. In: Schweiz. med. Wschr. 67 (1937), S. 800–803.

[165] THIEL, Rudolf: Zur Diagnose von Gefäßanomalien und Geschwülsten in der Augenhöhle und der mittleren Schädelgrube, in: Ber. Dtsch. Ophth. Ges. 52 (1948), S. 103–111.

[166] Siehe Kap. 4.1, Anm. 6.

[167] Siehe Kap. 4.1, Anm. 20.

den Symptomkomplexen auch eine unterschiedliche Bedeutung beimaß.[168] Als Kennzeichen des im VOLHARDschen Sinne „roten Hochdrucks“ galt neben dem charakteristischen Netzhautbild die Steigerung des an der Armmanschette abgelesenen systolischen Blutdruckwertes bei annähernd normalen diastolischen Werten, während sich der „blasse Hochdruck“ durch eine erhöhte Fixierung vor allem des diastolischen Wertes auszeichnete. VOLHARD und THIEL zeigten nun, dass am Augenhintergrund im Falle der benignen roten Hochdruckform schon früh eine deutlich vermehrte Gefäßfüllung in Erscheinung tritt. Bei der malignen, blassen Form hingegen, infolge einer ausgeprägten Engstellung des gesamten arteriellen Gefäßsystems, kommt es zu einer verminderten Durchblutung der Netzhaut mit auffallend verengten Gefäßen. Für das charakteristische Bild des Augenhintergrundes, bei dem sich die Veränderungen noch ausschließlich auf die Gefäße der Netzhaut beschränken und das Parenchym der Netzhaut im Wesentlichen intakt ist, schlug THIEL 1936 die Bezeichnung *Fundus hypertonicus* vor. Seine späterhin entwickelte Vier-Stadien-Einteilung zur Beurteilung der bei der arteriellen Hypertonie auftretenden Augenhintergrundsveränderungen stellte dann insofern eine Erweiterung dar, als THIEL die beiden bis dahin geltenden Hauptformen noch einmal nach quantitativen Gesichtspunkten unterteilte und damit zugleich zum Ausdruck brachte, dass der Übergang zwischen den einzelnen Befunden ein durchaus fließender ist.

Wenngleich auch heute immer mehr dazu übergegangen wird, auf jegliche Stadieneinteilung hypertonischer Augenhintergrundsveränderungen zu verzichten, um sich stattdessen auf die alleinige Beschreibung des ophthalmoskopischen Befundes zu beschränken, so muss doch die von THIEL damals getroffene Einteilung als eine durchaus brauchbare Klassifizierung angesehen werden, die jahrzehntelange Anwendung fand. Nach Ansicht HOLLWICHs kam und kommt dem THIELschen Schema mindestens ebenso viel Berechtigung zu, wie der im angelsächsischen Sprachraum noch heute gebräuchlichen Einteilung nach KEITH, WAGNER und BARKER.[169] Insbesondere den unterschiedlichen Befund der

[168] Die seinerzeit von VOLHARD und THIEL getroffene Unterscheidung zwischen einem genuin roten und einem genuin blassen Hochdruck, bei der der rote Hochdruck der benignen oder essentiellen und der blasse Hochdruck der malignen oder renalen Verlaufsform zugeordnet wurde, muss mittlerweile als überholt angesehen werden, da man heute von der Erkenntnis ausgeht, dass jeder Bluthochdruck, gleich welcher Genese, benigne oder maligne verlaufen kann.

[169] Wenngleich zwischen beiden Konzepten der hypertonischen Stadieneinteilung niemals grundsätzliche Gegensätze bestanden – beiden gemeinsam ist die Gliederung in vier Stadien, von denen die beiden ersten noch als benigne und die beiden letzten als maligne Ausformungen anzusehen sind –, so ist doch nicht zu verkennen, dass THIEL, ganz in der Tradition VOLHARDs stehend, in seinen beiden ersten Stadien vor allem volumenbedingten, mechanischen Gefäßveränderungen das Hauptgewicht beimaß, während KEITH, WAGNER und BARKER (1939) in

Papille zur Unterscheidung zwischen den benignen und den malignen Stadien als entscheidendes Kriterium herausgearbeitet zu haben – welcher im Falle der malignen Verlaufsform stets ischämisch-ödematös verändert ist –, wird wohl für immer mit dem Namen THIEL verbunden bleiben.

Die historische Gerechtigkeit gebietet es an dieser Stelle aber auch, zu erwähnen, dass die Zusammenarbeit mit VOLHARD hinsichtlich hypertonischer Netzhautveränderungen bereits während der Amtszeit Otto SCHNAUDIGELs ihren Anfang nahm und hierbei maßgeblich auf Befunderhebungen des bereits 1933 aus der Klinik ausgeschiedenen Oberarztes Wilhelm HEIDER basierten.[170] HEIDER hatte seine diesbezüglichen klinischen Forschungen und Publikationen seinerzeit als Grundstock für eine angestrebte Habilitation vorgesehen, was jedoch aufgrund seines Ehestandes mit einer Jüdin dann nicht mehr zu verwirklichen war.[171]

In der 1956 erschienenen Monografie „Der Diabetes mellitus, ein Gefäßproblem?“, welche eine hervorragende Übersicht über den damaligen Stand der Diabetesforschung in statistischer, chemischer und anatomischer Hinsicht gibt, hatte THIEL ganz besonderen Wert auf die Bedeutung der durch den juvenilen Diabetes bedingten Veränderungen an den Gefäßwänden gelegt. Aufgrund eigener Untersuchungen konnte er zeigen, dass die diabetischen Schädigungen nicht nur die Kapillaren, sondern sämtliche Gefäßabschnitte der Netzhaut und der Uvea betreffen und auch mit denen in anderen Organen übereinstimmen. Zudem führte er den morphologischen Nachweis, dass es sich hierbei um eine Degeneration der Gefäßwände mit Einlagerung von Substanzen handelt, die histochemisch als Mucopolysaccharide und andere Glykoproteide sowie Fett- und Glykolipoide zu identifizieren sind und als deren Folge es zu der bekannten abschnittsweisen Erweiterung des Gefäßlumens, der Bildung von Aneurysmen und des bisweilen völligen Gefäßverschlusses (Hyalinisierung) kommt.[172]

Auf operativem Gebiet verdanken wir THIEL die von ihm 1939 eingeführte Methode der *Polyviolplomben*verwendung zur besseren plastischen Stumpfbildung

ihrer Einteilung von Anbeginn an den Schwerpunkt auf primär arteriosklerotische Gefäßwandveränderungen legten.

170 HEIDER, Wilhelm: Hochdruck und Augenhintergrund. In: Klin. Mbl. Augenhk. 87 (1931), S. 848–849; sowie HEIDER, W. und O. LÜRMANN: Zur Prognose der Retinitis albuminurica. In: Münch. med. Wschr. 79 (1932), S. 1585–1589.

171 Siehe auch Kap. 3.1. sowie Kap. 4.4.

172 THIEL, Rudolf: Der Diabetes mellitus ein Gefäßproblem? In: Bücherei des Augenarztes, Heft 25, Stuttgart 1956, S. 1 –58.

nach Entfernung des Augapfels[173], ein Verfahren, das später von vielen Kliniken und Operateuren übernommen wurde. Nicht zu vergessen ist auch seine 1942 beschriebene Methode zur chirurgischen Wiederherstellung der Tränenwege unter Zuhilfenahme eines konisch gegossenen Polyviolstiftes.[174] Vor allem aber auch seine 1943 herausgegebene Monographie „Ophthalmologische Operationslehre", die ebenso wie sein monumentales Standardwerk „Atlas der Augenkrankheiten" bald „beispielgebend für das ophthalmologische Schrifttum des In- und Auslandes" wurde.[175] Insbesondere der THIELsche Atlas, erstmals 1936 erschienen und ursprünglich nur als Ergänzung für den Anschauungsunterricht der Studenten gedacht, galt lange Zeit als eines der unverzichtbaren Lehr- und Nachschlagewerke für Generationen von Augenärztinnen und Augenärzten. Seiner Bedeutung entsprechend, wurde er mit Erreichen seiner sechsten Auflage (1963) in alle führenden Weltsprachen übersetzt.

Wie bereits erwähnt hat THIEL als weit über die Grenzen Deutschlands hinaus bekannter Wissenschaftler in unermüdlicher Arbeitskraft nach dem Zweiten Weltkrieg wesentlich zum Wiederaufbau der stark gestörten wissenschaftlichen Beziehungen Deutschlands zum Ausland beigetragen und damit der deutschen Augenheilkunde insgesamt wieder zu maßgeblichem Ansehen verholfen. Immer wieder reiste er zu auswärtigen Kongressen, hielt Vorträge und Gastvorlesungen. Im Gegenzug wurde die Frankfurter Augenklinik unter seiner Führung bald zum Anziehungspunkt vieler namhafter ausländischer Ophthalmologen. Als Ausdruck seines wachsenden internationalen Ansehens wurden ihm im Laufe der Zeit zahlreiche Ehrungen zuteil. So war THIEL nicht nur Ehrenmitglied vieler in- und ausländischer augenärztlicher Gesellschaften, sondern auch lange Jahre als Vertreter Deutschlands Mitglied des *Internationalen Ophthalmologenrates* und bis zuletzt Mitglied des Rates der *Europäischen Ophthalmologischen Gesellschaft.*

Mit Abstand am bedeutungsvollsten jedoch sollten für THIEL die Jahre 1956/57 werden. So wurde auf der im Mai 1956 in Paris abgehaltenen Sitzung des Internationalen Ophthalmologenrates, an dem THIEL als Vertreter der Deutschen Ophthalmologischen Gesellschaft teilnahm, unter anderem der bemerkenswerte Beschluss gefasst, künftig wieder die deutsche Sprache als Kongress- und Vortragssprache zuzulassen.

---

[173] THIEL, Rudolf: Polyviolplomben zur plastischen Stumpfbildung nach Enucleatio bulbi. In: Klin. Mbl. Augenhk. 103 (1939), S. 530–541.

[174] THIEL, Rudolf: Zur Wiederherstellungschirurgie der Tränenwege. In: Klin. Mbl. Augenhk. 108 (1942), S. 576.

[175] HOLLWICH (1967).

Ein Jahr später, während der 61. Jubiläumstagung zum 100jährigen Bestehen der Deutschen Ophthalmologischen Gesellschaft im Herbst 1957 in Heidelberg, bei der THIEL zudem als Präsident der Tagung auch den Vorsitz führte, wurde ihm – insbesondere in Anerkennung seiner grundlegenden Arbeiten auf dem Gebiet der Glaukomforschung – die *Albrecht von Graefe-Medaille* verliehen, welche nach dem Wortlaut der Statuten dieser erstmals 1885 an Hermann von HELMHOLTZ verliehenen Auszeichnung „alle zehn Jahre demjenigen zuerkannt werden soll, der sich unter den Zeitgenossen ohne Unterschied der Nationalität die größten Verdienste um die Förderung der Ophthalmologie erworben hat". Bis heute gilt sie als eine der höchsten Auszeichnungen innerhalb der internationalen Ophthalmologie.

Als äußere Anerkennung seiner besonderen Verdienste um den Wiederaufbau der Frankfurter Universitätsaugenklinik nach dem Kriege sowie seines Beitrages, „den Ruf Frankfurts in aller Welt gefestigt und gemehrt" zu haben, wurde THIEL 1964 anlässlich seines 70. Geburtstages die Ehrenplakette der Stadt Frankfurt am Main verliehen.

Trotz seiner ausgedehnten wissenschaftlichen Arbeits- und Reisetätigkeit hat THIEL die Hauptaufgabe des Klinikers, die Krankenbeobachtung und -behandlung, nie außer Acht gelassen. Dieses dürfte ihm wohl auch deshalb so gelungen sein, da er stets peinlich auf die Einhaltung eines straffen und ordnungsgemäßen Klinikbetriebes achtete. Aus dem von HOLLWICH später verfassten Nachruf auf THIEL erfahren wir hierzu Folgendes:

> Sein Tagesablauf war mit minutiöser Genauigkeit eingeteilt. Nichts, was zu bearbeiten war, blieb auch nur für kurze Zeit unerledigt. Für Phrasen oder bloße Höflichkeiten fehlten ihm Zeit und Sinn. Seine Klinikleitung war straff, für manchen Mitarbeiter, der es nicht verstand, seine ganzen Kräfte zu mobilisieren, zu straff. Wer je versucht hatte, eine unerledigte Aufgabe, ein ärztliches Missgeschick, ein Versehen oder eine Nachlässigkeit vor ihm zu verbergen, der musste bald erkennen, dass schon die ersten Ansätze dieses Tuns im Keime erkannt waren. Sein Blick als Vorgesetzter war „röntgenartig" durchdringend, sofort mit untrüglicher Sicherheit auf den neuralgischen Punkt gerichtet. Vieles Gerede empfand er als überflüssig und schädlich. Nur knappe sichere Formulierung, die überzeugend zu vertreten war, ließ er gelten. Mit kurzen Zwischenbemerkungen informierte er sich in kürzester Zeit über ein langwieriges Geschehen, das Unwesentliche in Gedanken überspringend und ausklammernd.[176]

[176] Ebenda.

Die Persönlichkeit THIELs bliebe jedoch nur unvollständig dargestellt, ohne zugleich den akademischen Lehrer hervorzuheben, war doch die augenärztliche Aus- und Fortbildung stets eines seiner besonderen Anliegen. Auch wenn aus dem großen Kreis seiner Schüler und Mitarbeiter strenggenommen nur ein einziger Habilitand hervorging,[177] so waren es andererseits nicht wenige, die ganz oder zumindest zum Teil ihre augenärztliche Ausbildung bei ihm durchliefen und es später noch zu weit über das normale Maß hinaus gehendem Ansehen in ihrem Fach bringen sollten. Zu erwähnen wären hier insbesondere Günther BADTKE (s. Kap. 4.1), der spätere Ordinarius der Universitätsaugenklinik in Halle/Saale, sowie Wolfgang LEYDHECKER (s. Kap. 4.1), der spätere Ordinarius der Würzburger Augenklinik. Aber auch Curt CÜPPERS[178], der von 1949 bis 1951 an der Frankfurter Augenklinik wirkte und später den Lehrstuhl für Augenheilkunde an der Universität Gießen übernahm.

In seiner langjährigen Funktion als Vorsitzender der Rhein-Mainischen Augenärzte vermochte THIEL stets namhafte Wissenschaftler als Vortragende zu gewinnen, wie auch seine eigenen Vorträge und Referate oft Höhepunkte wissenschaftlicher Tagungen des In- und Auslandes waren.

Besondere Verdienste erwarb sich THIEL zudem um die Ausgestaltung der einst von Carl Wilhelm von ZEHNDER 1863 begründeten *Klinischen Monatsblätter für Augenheilkunde*, einer der ältesten und renommiertesten ophthalmologischen Zeitschriften des deutschen Sprachraumes. In über 30-jähriger Tätigkeit als Hauptschriftführer verstand er es, diese Zeitschrift mit größter Sachkenntnis zu redigieren, sodass sie während all dieser Jahre nicht nur ihre wertvolle Tradition fortsetzte, sondern auch stets Wege der ophthalmologischen Forschung voraus-

---

177 Abgesehen von Wilhelm KREIBIG (s. Kap. 4.3.2), dessen eigentliche Habilitationsarbeit im Wesentlichen doch noch aus seiner Wiener Zeit stammte sowie den Umhabilitierungen verschiedener anderer Mitarbeiter und Dozenten, so war es doch allein Joachim OTTO (s. Kap. 4.3.7), der sich unter THIEL vollumfänglich zu habilitieren vermochte.

178 Curt CÜPPERS (1910–1995) gilt als Wegbereiter der Strabologie und Neuroophthalmologie in Deutschland. Er studierte in Freiburg, Innsbruck und Köln. Zunächst erfolgte seine Ausbildung zum Facharzt für Neurologie und Psychiatrie, dann war er von 1938 bis 1939 an der Kölner Augenklinik als Assistent bei Karl v. HOFE. Nach Kriegseinsatz mit anschließender Gefangenschaft setzte er 1949 seine augenärztliche Weiterbildung bei THIEL in Frankfurt am Main fort, von wo aus er 1951 als Oberarzt an die Gießener Universitäts-Augenklinik wechselte und sich dort 1954 habilitierte. 1958 zum außerplanmäßigen und 1963 zum außerordentlichen Professor ernannt, übernahm er die dortige Leitung der von ihm aufgebauten neuen Abteilung für Pleoptik, Orthoptik und Motilitätsstörungen. 1966 wurde er schließlich als ordentlicher Professor und Nachfolger von Walther RAUH auf den Gießener Lehrstuhl für Augenheilkunde berufen, den er bis zu seiner Emeritierung 1976 innehatte. Unter ihm entwickelte sich die Gießener Augenklinik zu einem führenden Zentrum für Strabologie in Deutschland (s.a. Kap. 4.2.).

schauend zu beschreiben vermochte. Nicht zuletzt aber auch durch die erstmals 1938 von ihm herausgegebenen und in der Folge in losen Zeitabständen erschienenen wertvollen Beihefte *Bücherei des Augenarztes*, in der jeweils Themen von aktuellem Interesse zusammenfassend behandelt wurden, war er zu einer Art „Lehrmeister der Augenärzte“ geworden.

Noch im Sommer 1967 gedachte das Redaktionskollegium der Klinischen Monatsblätter für Augenheilkunde in Form eines zweiseitigen Sonderdruckes der langjährigen Mitarbeit THIELs, womit gleichzeitig der Wunsch zum Ausdruck gebracht wurde, dass „er [Thiel] mit seinem Wissen und Können noch lange zum Nutzen der Zeitschrift tätig sein möge“.[179]

Wenige Wochen später, am 7. September 1967, verstarb THIEL auf einer Spanienreise völlig unerwartet an einem Herzinfarkt – nur zwei Monate vor Vollendung seines 73. Lebensjahres. Es entsprach THIELs ausdrücklichem Wunsche, dass seine Beisetzung nur im engsten Familienkreis in Berlin stattfand.

Soweit zu dem bis hier gezeichneten Bild eines Rudolf THIELs. Wie jede Medaille bekanntlich zwei Seiten hat, so gibt es auch zur Person THIEL ganz unterschiedliche Ansichten. Und so lassen die Schilderungen manch anderer, zum Teil heute noch lebender Zeitzeugen sowie eine Vielzahl schriftlicher Dokumente noch ein völlig anderes, bisweilen gar verstörendes Bild von THIEL als Mensch entstehen.

HOLLWICH würdigt in seinem Nachruf die außergewöhnliche Person Rudolf THIELs als Wissenschaftler und akademischer Lehrer, nennt zudem aber auch noch weitere Aspekte aus dem Spektrum seiner Persönlichkeit:

> Wie sein Lehrer Krückmann war er [Thiel] impulsiv und von zwingender Art. Da er jeden Kompromiss ablehnte, konnte es nicht ausbleiben, dass Kontroversen ihn sein ganzes Leben begleiteten. Seine Ziele erreichte er stets mehr gegen als mit dem Strom schwimmend. Es ist deshalb nicht überraschend, wenn die Zahl seiner Gegner allezeit größer war als die seiner Freunde.[180]

Um THIELs sprichwörtliche Temperamentausbrüche ranken sich viele Erzählungen. Sie reichen vom wiederholten Zerreißen von Krankenakten im Rahmen der Visiten – am liebsten vor versammelter Mannschaft und Patienten – bis hin zum

---

[179] Klin. Mbl. Augenhk. 150 (1967) S. 1.
[180] HOLLWICH (1967).

Werfen mit dem Skalpell während laufender Operationen, meist schon aus geringfügigem Anlass.[181]

Auch in der Festschrift zum 150-jährigen Bestehen der Deutschen Ophthalmologischen Gesellschaft wird THIEL als „berühmter" und „gefürchteter" Ophthalmologe beschrieben, was zugleich die mit jedem Versuch einer Charakterisierung THIELs zwangsläufig verbundene Ambivalenz treffend zum Ausdruck bringt.[182]

Der bereits mehrfach erwähnte und spätere Ordinarius der Würzburger Augenklinik Wolfgang LEYDHECKER urteilt in seinen schriftlich festgehaltenen Lebenserinnerungen über seine Zeit als Assistent an der Frankfurter Universitätsaugenklinik:

> Ich hatte an der Frankfurter Universitätsaugenklinik während der letzten sechs Kriegsmonate an der Wehrmachts-Augenambulanz gearbeitet, dann ein Jahr als unbezahlter außerplanmäßiger Volontärassistent. Es gab keine Anleitung im klinischen Bereich des Faches und erst recht nicht zur wissenschaftlichen Arbeit, man war ein mürrisch geduldeter Beobachter, der nur daraus lernen konnte, dass er für Fehler laut beschimpft wurde. [...] Der nach einem positiven Hinweis zum Richtigen lechzende Jüngling erhielt nur Beschimpfungen, es gab keine Anleitung. [...][Thiel] war nur zufrieden, wenn er im Kasernenhofton seine Assistenten zur Schnecke machen konnte.

Und etwas weiter im Text ist zu lesen, dass sich „unter diesem Chef nur Masochisten wohlfühlen konnten".[183]

Doch auch THIELs Ruf als ‚Wissenschaftler ersten Ranges' lässt in der Rückschau einige Fragen entstehen. So gingen doch, wie bereits erwähnt, THIELs Arbeiten über die hypertoniebedingten Augenhintergrundsveränderungen nicht zuletzt auf die noch zu Zeiten seines Vorgängers Otto SCHNAUDIGEL wegweisenden Untersuchungen des damaligen Oberarztes Wilhelm HEIDER zurück (siehe Anm. 170). Ein Zusammenhang, den THIEL stets zu verschweigen wusste und der nachweislich in keiner der nachfolgend von ihm darauf aufbauenden Arbeiten, beziehungsweise Veröffentlichungen, jemals Erwähnung fand.

Ebenso müssen die gleichfalls schon beschriebenen, unter der Direktive THIELs immer wieder „zurechtgekämmten" Untersuchungsergebnisse bezüglich Ge-

[181] LEYDHECKER (1992), S. 150; sowie persönl. Mitteilung (1982) des damaligen langjährigen OP-Pflegers Franz DEITERS (†).

[182] „Visus und Vision" 150 Jahre DOG (2007), S.141.

[183] LEYDHECKER (1992), S. 150.

sichtsfeld- und Fundusbefunde (s. Kap. 4.1 u. 4.2) genannt werden. Hierzu erfahren wir aus der Feder LEYDHECKERs ergänzend:

> Nachträglich wurde mir klar, dass manches demonstrative Können in Wirklichkeit auf Irrtümern und Mangel an Selbstkritik beruhte, z.B. das Erkennen einer Regenbogenhautentzündung an der Spaltlampe als „typisch tuberkulös". [...] Änderungen des Tonometerausschlags wurden von Thiel als Zeichen von Druckänderungen beschrieben, obgleich sie im Bereich des Ablesefehlers lagen.[184]

Und selbst als Ophthalmochirurg dürfte sich THIEL – mit Ausnahme der ELLIOTschen Glaukomoperation – nicht über den Durchschnitt erhoben haben; hatte er sich doch noch bis zum Ende seiner Amtszeit beharrlich geweigert, überhaupt mit einem Operationsmikroskop zu arbeiten, wie auch während all der Jahre nur eine Trage als Operationstisch und eine „Hammerlampe" zur Beleuchtung des Operationsfeldes dienten.[185] Jahre später, auf der 129. Tagung des *Vereins Rheinisch-Westfälischer Augenärzte* 1975, referierten Wilhelm DODEN und Maria SAUL rückblickend über die Ophthalmochirurgie an der THIELschen Klinik:

> Die Frankfurter Universitätsaugenklinik hat den Anschluss an die Entwicklung zum Teil ein wenig später als manch andere Klinik gefunden, weil es hier an modernem Gerät, mikrochirurgischen Instrumenten und Einrichtungen und an hinreichenden Operationsräumen mangelte. Diese Mängel sind seit 1967 systematisch behoben worden.[186]

Hierzu gehört auch die noch zu erwähnende Tatsache, dass die bereits 1950 von Ernst CUSTODIS[187] inaugurierte Plombenaufnähung zur operativen Behandlung von Netzhautablösungen erst unter THIELs Nachfolger DODEN ab 1967 an der Frankfurter Augenklinik etabliert wurde (s.a. Kap. 6.1).

---

184 Ebenda, S. 151.

185 So waren es insbesondere THIELs letzten Jahre seiner Amtszeit, die nicht nur viel Angriffsfläche für berechtigte Kritik boten, sondern auch zu einer zunehmenden persönlichen Verbitterung und Isolierung innerhalb der Fachbereichskollegenschaft führten.

186 DODEN, W. u. M. SAUL (1975), S.144.

187 So berichtete Ernst CUSTODIS (Düsseldorf) 1951 auf der 57. Versammlung der DOG über die von ihm entwickelte Methode der Operation der rhegmatogenen (rissbedingten) Netzhautablösung, indem er eine Plombe in dem Bereich des Risses auf die Sklera (Lederhaut) des Augapfels aufnähte mit dem Ziel, eine Vernarbung des Netzhautrisses mit der Aderhaut und der Lederhaut zu gewährleisten beziehungsweise zu verbessern. Zwei Jahre später, 1953, konnte er bereits über rund 340 Patienten berichten, die auf diese Weise behandelt worden waren. Das Prinzip seiner Methode, wenn auch in dieser oder jener Modifikation, wird bis heute in der ganzen Welt angewandt.

Was THIEL besonders auszeichnete, war sein offensichtliches, geradezu instinktives Gespür für die jeweiligen Zeichen der Zeit – und das nicht nur auf ophthalmologischem Gebiet. Neue Strömungen und Entwicklungen schnell aufgegriffen und genutzt zu haben, verbunden mit einem starken Hang zum ‚Egomanisch-Cholerischen', dürfte wohl zu einem wesentlichen Zug seiner Persönlichkeit gehört haben. Auffallend ist auch, mit welcher Geschmeidigkeit er, je nach Situation und ganz im Kontrast zu seinem vermeintlich so gradlinig preußischen Charakter, eigene Ansichten und Positionen zu wechseln vermochte.[188] Zugleich aber muss es THIEL mit seiner „impulsiv-zwingenden Art" (Hollwich) überaus gut verstanden haben, seine Zeitgenossen nachhaltig zu beeindrucken. Dass, im Nachhinein betrachtet, vielleicht sogar die 1957 an ihn verliehene *Graefe-Medaille* etwas voreilig geschah – darauf lassen zumindest einige Ungereimtheiten bei der ein Jahr zuvor beschlossenen Zuerkennung dieser Auszeichnung schließen.[189]

Bei einem Urteil, das der ambivalenten Persönlichkeit THIELs, insbesondere mit Blick auf seine Haltung zum Nationalsozialismus (s. Kap. 4.1), gerecht wird, ist

[188] Ein Urteil, welches aufgrund der Quellenlage des reichlich dokumentierten und bis heute erhaltenen Schriftverkehrs zwischen THIEL und der Krankenhaus-, Universitäts- und Stadtverwaltung sowie aufgrund zahlreicher Aktennotizen kaum anders gefällt werden kann. Dafür spricht auch die Tatsache, dass THIEL sowohl bei seiner Berufung auf den Frankfurter Lehrstuhl (1935) als auch zehn Jahre später nach Ende der Naziherrschaft (1945) gleichermaßen offiziell als jeweils „politisch zuverlässig" eingestuft wurde; vgl. Kap. 4.1 u. 4.2.

[189] Bemerkenswert ist in diesem Zusammenhang weniger die Tatsache, dass THIEL im Jahr 1957 selbst die Präsidentschaft der DOG innehatte, als dass es bei der ein Jahr zuvor erfolgten Zuerkennung dieser Auszeichnung, entgegen den hierzu eigens geltenden Statuten, einer *drei*maligen mündlichen Abstimmung der Mitgliederversammlung bedurfte. (Nach den Statuten hätte *eine* Abstimmung mit *geschlossenen* Zetteln erfolgen müssen, und im Falle des Nichterreichens einer absoluten Mehrheit wäre allenfalls noch *ein* weiterer Wahlgang erforderlich gewesen.) Bezeichnend auch, dass bei der nachfolgenden Zusammenkunft der DOG 1960 in Berlin sodann die Gründung einer Kommission beschlossen wurde, welche das künftige Verfahren für die Zuerkennung der *Graefe-Medaille* neu auszuarbeiten hatte, da, wie es hieß: *„es nicht der Würde dieser Auszeichnung entspricht und deshalb nicht angängig ist, die Zuerkennung der Graefe-Medaille vom Ausfall einer mündlichen Abstimmung der zufällig anwesenden Mitglieder abhängig zu machen, zumal ein Teil derselben zweifellos überhaupt nicht genügend für so eine Entscheidung vorbereitet ist."* [Ber. Dtsch. Ophth. Ges. 63. Versammlung (1960), S. 528; sowie „Visus und Vision" 150 Jahre DOG (2007), S. 100.] Bei der folgenden 64. Zusammenkunft der DOG 1961 in Heidelberg wurde sodann eine Neufassung der Statuten bezüglich der Verleihung der *Graefe-Medaille* beschlossen, wonach künftige Entscheidungen über deren Zuerkennung nun nicht mehr wie zuvor von der Mitgliederversammlung direkt, sondern erst nach einer „sorgfältig vorbereiteten" Vorauswahl – mittels einer von Vorstand und Mitglieder gemeinsam festzulegenden fachkundigen Kommission – zu treffen sind; [vgl. Ber. Dtsch. Ophth. Ges. 64. Versammlung (1961), S. 620]. Die erste nach den neuen Statuten zuerkannte Medaille wurde 1966 anlässlich des *Internationalen Ophthalmologischen Kongresses* in München an Hans GOLDMANN verliehen.

Zurückhaltung geboten, denn die Faktenlage ist uneindeutig. So müssen wir uns THIEL als den klassischen „Mitläufer“, gepaart mit einem sicheren Gespür für die jeweilige Gunst der Stunde, jedoch ohne wirkliche innere Überzeugung vorstellen. Bei allem, was wir heute wissen, war THIEL kein glühender Nationalsozialist, weder Parteimitglied noch nachweislich Antisemit, wohl aber ein Opportunist, der das System in erster Linie für seine Zwecke zu nutzen suchte.

Fritz HOLLWICH, der mit Abstand prominenteste Schüler THIELs, schließt seinen Nachruf auf THIEL mit den Worten:

> Rückblickend und im Ganzen gesehen war Wissenschaft, mit lebendigem Arzttum vereint, die eigentliche Mitte des THIELschen Denkens und Lebens.[190]

[190] HOLLWICH (1967).

5 DAS RINGEN UM DIE NACHFOLGE THIELS UND DIE NEUBESETZUNG DES LEHRSTUHLS MIT WILHELM DODEN (1965–1967)

Zum Zeitpunkt der Emeritierung THIELs im März 1963 – und auch noch während seiner nachfolgenden Verpflichtung zur kommissarischen Weiterführung der Dienstgeschäfte der Klinik – glaubte man offenbar noch an eine schnelle Wiederbesetzung des Lehrstuhls; wie auch jegliche Vakanz des Ordinariats vermieden werden sollte.

Erst über ein Jahr später, Anfang Juni 1964, war eine Berufungsliste für die Neubesetzung des Frankfurter Lehrstuhls für Augenheilkunde von der zuständigen Kommission – der THIEL zu diesem Zeitpunkt selbst noch angehörte – erstellt.[1] Im Einzelnen fanden sich hierbei nach HOLLWICH (s. Kap. 4.3.6) *primo loco*, Eugen SCHRECK[2] *secundo loco* und Alfred BANGERTER[3] *aequo loco* noch Arno NOVER[4] *tertio loco* in Vorschlag gebracht. In dem dazugehörigen Begleitschreiben an das hessische Kultusministerium drängte der damalige Dekan Joachim FREY auf eine baldige Weiterbearbeitung der Vorschlagsliste, da, wie es hieß, „in der letzten Zeit eine Reihe von Lehrstühlen für Augenheilkunde in der Bundesrepublik frei geworden sind, sodass wohl die Nachfrage nach bewährten und bedeutenden Ordinarien groß ist.“[5]

---

1 Hierzu wie im Folgenden: UAF Abt. 13 Nr. 188; sowie DAFfm. Archiv-Box 8.

2 Eugen SCHRECK (1911–1993), in Stuttgart geboren, studierte Medizin in Tübingen, wo er 1937 auch promovierte. Nach nur drei Jahren als wissenschaftlicher Mitarbeiter an der Heidelberger Klinik unter Ernst ENGELKIND erfolgte seine Habilitierung für das Fach Augenheilkunde. Seit 1946 war er dort Privatdozent und Oberarzt der Klinik. 1948 zum außerplanmäßigen Professor ernannt, hatte er 1951 den Erlanger Lehrstuhl für Augenheilkunde übernommen. Seine wissenschaftlichen Schwerpunkte lagen vor allem auf dem Gebiet der Orbitaltumoren, des intraokularen Flüssigkeitsaustausches und der sympathischen Ophthalmie; vgl. KÜCHLE, S. 175.

3 Siehe Kap. 4.3.7, Anm. 9

4 Arno NOVER (1922–1994) war zu diesem Zeitpunkt leitender Oberarzt an der Kölner Universitätsaugenklinik unter Karl vom HOFE, nachdem er zuvor seine augenärztliche Ausbildung an der Heidelberger Augenklinik absolviert hatte. In Köln vermochte er sich 1954 zu habilitieren und wurde 1960 zum außerplanmäßigen Professor ernannt. 1965 erfolgte seine Berufung auf das Mainzer Ordinariat. Seine wissenschaftlichen Arbeiten betrafen hauptsächlich pathologisch-anatomische Fragestellungen, Probleme der Sinnesphysiologie, der Ultraschalluntersuchung des Auges sowie der vergleichenden Anatomie. Während seines Direktorats an der Mainzer Augenklinik soll u.a. 1973 auch der erste Argon-Laser-Koagulator für das gesamte Rhein-Main-Gebiet angeschafft worden sein; vgl. KÜCHLE, S. 325.

5 UAF Abt. 13 Nr. 188.

Nur wenige Wochen später, im Juli 1964, erging offiziell der Ruf an HOLLWICH, dem offensichtlich „Geeignetsten und Würdigsten in der Nachfolge THIELs", wie es die Berufungskommission formuliert hatte. Doch weder HOLLWICH, der zu diesem Zeitpunkt bereits in Berufsverhandlungen mit der Universität Münster stand, noch einer der anderen Kandidaten dieser sogenannten „ersten Liste" vermochte sich letztlich für eine Nachfolge THIELs zu erwärmen.

HOLLWICH, der ja die Frankfurter Verhältnisse nur allzu gut kannte, ließ es hierbei allerdings nicht unversäumt, im Zusammenhang mit seiner Absage zugleich auf einige nach seiner Ansicht wesentlichen Punkte, die, wie er schrieb, „wohl für alle weiteren zukünftigen Berufsverhandlungen von grundlegender Bedeutung sein dürften", nachdrücklich hinzuweisen. Der alles bestimmende Punkt hierbei betraf die baldige und endgültige Klärung des im Rahmen des geplanten zweiten Bauabschnitts des Zentralbaus vorgesehenen Neubaus der Augenklinik. In einer vom hessischen Kultusministerium diesbezüglich erbetenen Stellungnahme des Magistrates der Stadt Frankfurt klang es damals noch sehr optimistisch: „... Nach unseren Vorstellungen kann mit dem zweiten Abschnitt des Zentralbaues in drei Jahren begonnen werden. [...] Wir rechnen mit einer Bauzeit von vier Jahren."[6]

THIEL, der bereits nach Fertigstellung der besagten ersten Berufungsliste offiziell um Entbindung seiner kommissarischen Pflichten gebeten hatte, um, wie er hierzu später vermerkte, „nicht auch nur den Anschein zu erwecken, die Wiederbesetzung des Lehrstuhls zu blockieren", erklärte sich jedoch als die Berufung eines Nachfolgers „sich wider Erwartens kompliziert gestaltete und mit Rücksicht auf die Fakultät und die Universität" erneut bereit, den Lehrstuhl wie auch die Klinik bis auf Weiteres kommissarisch zu vertreten.

Zu dieser Zeit, im Jahr 1964, verfügte die Augenklinik über zwei Oberarztstellen und elf Assistentenstellen, wovon allerdings vier Assistentenstellen schon seit Längerem unbesetzt waren.[7] Hinzu kamen 31 Planstellen für Pflegekräfte, bei einem Bestand von insgesamt 100 stationären Betten.

---

6 Ebenda.

7 Aus einem Schreiben der Frankfurter Stadtverwaltung an das Hessische Kultusministerium vom 15.10.1964 ist in diesem Zusammenhang zu erfahren, dass die damals bestandene Vakanz von vier Assistenzarztstellen offensichtlich wohl auch teils „hausgemacht" war. So ist hierzu zu lesen: „... Von den 11 Assistenzarztstellen sind z.Zt. 4 unbesetzt, weil der derzeitige Ordinarius [Thiel] sich nicht in der Lage sah, entsprechende Vorschläge zu machen. Es ist anzunehmen, dass diese Schwierigkeiten nach der Neubesetzung des Lehrstuhls nicht mehr auftreten werden."; vgl. UAF Abt. 50 Nr. 2098.

Erst mit Ende des Sommersemesters 1965 – mehr als zwei Jahre nach seiner offiziellen Emeritierung – sah sich THIEL im Alter von nunmehr 71 Jahren endgültig gezwungen, die kommissarische Leitung der Klinik wie auch die Wahrnehmung des Lehrstuhls aufzugeben, um sich von nun an „ganz seiner wissenschaftlichen Arbeit zu widmen", wie er es damals formulierte. Zur kommissarischen Fortführung des Lehrstuhls sowie der Dienstgeschäfte der Klinik wurde zum 1. August 1965 der langjährige Oberarzt und Privatdozent Joachim OTTO (s.a. Kap 4.3.7) beauftragt – was zugleich auch dem Vorschlag THIELs entsprach. Doch schon mit Ende des Wintersemesters 1965 schied OTTO aus der Klinik aus, um die ihm vom damaligen Leiter der Augenklinik des Kantonspitals in Sankt Gallen/ Schweiz, Alfred BANGERTER, angebotene Stelle des leitenden Arztes der Ostschweizerischen Pleoptik- und Orthoptik-Schule am Kantonspital in Sankt Gallen zu übernehmen, worauf am 1. April 1966 Wolfgang LIEB (s.a. Kap. 4.3.8) in die kommissarische Leitung der Klinik rückte.

Nachdem schließlich die erste Berufungsliste für die Neubesetzung des Frankfurter Lehrstuhls für Augenheilkunde erschöpft war, konnten im Oktober 1966 von der mittlerweile neu zusammengesetzten Berufungskommission zwei weitere Kandidaten genannt werden. Es handelte sich hierbei um Wilhelm DODEN *primo loco* und den gerade erst von Frankfurt in die Schweiz übergesiedelten Joachim OTTO *secundo loco*. Erst auf Drängen aus dem Kultusministerium, die Vorschlagsliste doch auf einen Dreiervorschlag zu ergänzen, da „in dem Fach Augenheilkunde kein Mangel an Nachwuchskräften herrsche", wurde schließlich noch Werner BEST[8] *tertio loco* hinzugefügt. Hinsichtlich der Beurteilung und Reihenfolge der genannten Kandidaten hieß es in dem dazugehörigen Begleitschreiben der zuständigen Berufskommission abschließend:

> Vergleicht man die Herren, so darf man Herrn Doden mit einigem Abstand als ersten nennen. Sowohl die vielseitige Ausbildung als auch seine wissenschaftlichen Publikationen heben ihn hervor.[9]

DODEN, der damalige Oberarzt an der Freiburger Universitäts-Augenklinik unter Wilhelm WEGNER[10], galt zu dieser Zeit längst als national wie international

[8] Werner BEST (1916–2001), in Dresden geboren, studierte in Marburg Medizin. Seit 1946 war er Assistent an der Bonner Universitäts-Augenklinik unter H.-K. MÜLLER, wo er sich 1954 habilitierte und vier Jahre später zum außerplanmäßigen Professor ernannt wurde. Sein Hauptarbeitsgebiet lag vor allem in der Elektroretinographie und der Glaukomforschung. Nach vorübergehender Oberarzttätigkeit in Tübingen erfolgte 1973 seine Berufung auf das Bonner Ordinariat für Augenheilkunde, das er bis 1979 innehatte; vgl. KÜCHLE, S. 158.

[9] UAF Abt. 13 Nr. 188.

[10] Wilhelm WEGNER (1898–1972) wurde in Thorn an der Weichsel geboren. Er studierte Medizin in Marburg und Greifswald. Von 1923 bis 1931 war er Assistent an der dortigen Augen-

anerkannter Wissenschaftler, insbesondere auf dem Gebiet der Ophthalmoneurologie sowie Ophthalmophysiologie. Bereits als Student der Medizin hatte er über den experimentellen Nystagmus gearbeitet, wobei sein Name noch vor dem Physikum erstmals in der wissenschaftlichen Literatur Erwähnung fand. Spätestens jedoch nach seiner grundlegenden Habilitationsschrift von 1957 „Über die Störung des optisch-vestibulären Systems bei Schielenden" galt DODEN als einer der profundesten Kenner hinsichtlich der Pathogenese und der Therapiemöglichkeit des Begleitschielens (s.a. Kap. 6.3).

Geboren wurde DODEN am 20. April 1919 in Leer/Ostfriesland als Sohn einer ostfriesischen Handwerkerfamilie. Bedingt durch eine frühzeitige Berufskrankheit des Vaters (Feilenhauer-Silikose) soll DODEN in eher bedrängten äußeren Verhältnissen aufgewachsen sein. Nach bestandenem Abitur am Realgymnasium in Leer begann er 1937 sein bald darauf von Krieg und Gefangenschaft unterbrochenes Medizinstudium, welches ihm durch Freunde und Förderer erst ermöglicht worden war[11] und dass er im Juni 1947 mit der Approbation in Münster abschloss. Nach einer allgemeinmedizinischen Tätigkeit am Kreiskrankenhaus in Leer sowie als ostfriesischer Landarzt und anschließend als Assistent an der Poliklinik in Rostock legte er 1948 seine Promotion mit einer experimentellen bakteriologischen Arbeit[12] in Münster ab. Nach zweijähriger Tätigkeit am Physiologisch-chemischen Institut der Universität Münster und einem weiteren Jahr im Institut für Biophysik auf Schloss Buldern[13] bei Münster absolvierte er zunächst eine internistische Weiterbildung, bevor er 1951 an die Universitäts-Augenklinik nach Freiburg wechselte, um dort unter Wilhelm WEGNER seine ophthalmologische Ausbildung zu beginnen und sich bereits sechs Jahre später zu habilitieren. Während seiner anschließenden Oberarzttätigkeit erfolgte 1962 seine Ernennung zum außerplanmäßigen Professor. Einen Anfang 1966 an ihn ergangenen Ruf auf

klinik, zunächst bei Walther LÖHLEIN und dann bei dessen Nachfolger Wilhelm MEISNER, bei dem er sich 1927 auch habilitierte. 1932 folgte er seinem ehemaligen Lehrer LÖHLEIN als Oberarzt nach Freiburg, wo er noch im selben Jahr zum außerplanmäßigen Professor ernannt und zwei Jahre später LÖHLEINs Nachfolger auf dem Freiburger Lehrstuhl wurde; vgl. KÜCHLE, S. 145.

11 STÄRK, S. 157.

12 DODEN, Wilhelm: Bakteriämie im Rahmen vergleichend-therapeutischer Untersuchungen der Lungenentzündung. Dissertationsschrift, Münster 1948.

13 Bei *Schloss Buldern* handelt es sich um ein bis ins 16. Jahrhundert zurückreichendes und seit der Mitte des 18. Jahrhunderts im Besitz der Familie von ROMBERG befindliches Anwesen, dessen Herrenhaus heute als Internat im Dülmener Ortsteil Buldern bei Münster genutzt wird. In den 1950er-Jahren war dort die Forschungsstelle für Vergleichende Verhaltensforschung des *Max-Planck-Instituts* untergebracht. An diesem Institut forschte u.a. neben dem renommierten Biologen Erich v. HOLST auch der spätere Nobelpreisträger Konrad LORENZ, der dort bis 1961 seine Vergleichende Verhaltensforschung betrieb.

den ordentlichen Lehrstuhl für Augenheilkunde an die Medizinische Akademie in Lübeck hatte DODEN seinerzeit abgelehnt.

Die im Herbst 1966 begonnenen Berufungsverhandlungen zwischen DODEN und der Frankfurter Medizinischen Fakultät wie auch dem Wiesbadener Kultusministerium gestalteten sich von Anfang an überraschend gut. Bereits Anfang Dezember noch des desselben Jahres vermochte DODEN in einem Schreiben an den damaligen Kurator der Frankfurter Universität über den aktuellen Stand seiner Verhandlungen mit dem hessischen Kultusministerium zu berichten:

> Auf jeden Fall hatte ich den Eindruck, dass man mir bezüglich der Beschaffung neuer Apparate und Instrumente durchaus entgegenkommen will. [...] Was bauliche Veränderungen angeht, so ist die Sache schon schlechter. Aber nachdem ich die Klinik gründlich angesehen habe, bin ich doch zu der Überzeugung gekommen, dass einiges getan werden muss. Ich habe die verschiedenen Alternativlösungen erwogen und bin schließlich auf die Idee gekommen, den Hörsaal zu opfern und mit dem gewonnenen Raum die Poliklinik, die ohnehin renovierungsbedürftig ist, zu vergrößern. [...] In Wiesbaden zeigte man sich von dieser Lösung einigermaßen angetan. Sie ist zweifellos die billigste und einfachste.[14]

Nur wenige Tage später, am 19. Dezember, fand sodann die wohl alles entscheidende Besprechung im hiesigen Klinikum unter Vorsitz des damaligen Verwaltungsdirektors BENZ statt, worüber kurz darauf seitens der Klinikverwaltung folgende zufriedene Mitteilung nach Wiesbaden gemacht werden konnte:

> Die Besprechung mit Herrn Doden ist insoweit positiv verlaufen, als er seine Wünsche für bauliche Veränderungen im Altbau der hiesigen Augenklinik auf ein Minimum reduziert hat. (...) Die Neubaupläne der Augenklinik hat sich Herr Professor Doden mitgenommen, um sie in Ruhe zu studieren, sie sind im Augenblick nicht aktuell und spielen auch sicher bei den Berufungsverhandlungen keine Rolle.15

So standen die Berufungsverhandlungen mit DODEN von Anbeginn an unter einem recht guten Stern, nicht zuletzt wohl auch aufgrund der damals wiederholt in Aussicht gestellten gänzlich neuen Augenklinik, wodurch sich DODEN, ganz im Sinne einer kostengünstigen Übergangslösung, nicht nur mit einem Minimum an baulichen Veränderungen zufriedengab, sondern auch hinsichtlich personel-

1965–1967

[14] UAF Abt. 13 Nr. 188.

[15] Ebenda. Bezüglich der Neubaupläne der Augenklinik handelte es sich offensichtlich um die bereits konkreten Entwürfe der im Rahmen des sogenannten 2. Bauabschnittes für späterhin geplanten südlichen Erweiterungsbauten des Zentralgebäudes (Haus 23) des Uniklinikums (s.a. Kap. 4.2, Anm. 58).

ler und apparativer Wünsche den Verhandlungspartnern offensichtlich sehr entgegenkam.[16]

DODEN, der zur gleichen Zeit zudem auf der Berufungsliste für Graz und Freiburg stand und somit fast zeitgleich mit dem Kultusministerium in Stuttgart verhandelte, entschied sich bekanntermaßen für Frankfurt am Main.

Zum 1. Mai 1967 erfolgte seine offizielle Berufung an die Johann Wolfgang Goethe-Universität in Frankfurt, nachdem er schon vier Wochen zuvor, bis zu seiner amtlichen Ernennung zum Ordentlichen Professor, mit der kommissarischen Leitung des Lehrstuhls und der Wahrnehmung der Dienstgeschäfte des Direktors der Klinik beauftragt worden war.

16 Vgl. HAMMERSTEIN (2012), S. 816.

6 DIE FRANKFURTER UNIVERSITÄTS-AUGENKLINIK UNTER DER LEITUNG VON WILHEM D O D E N (1967–1987)

Mit Amtsantritt von Wilhelm DODEN zum 1. Mai 1967 begann ein völlig neuer Zeitabschnitt in der Geschichte der Frankfurter Universitätsaugenklinik, was sowohl den klinisch-wissenschaftlichen Verlauf als auch ihren Führungsstil betraf. Die gesamte Ausrichtung der Klinik nahm schon sehr bald eine andere Wendung als es ursprünglich wohl zu vermuten war. So verlagerte sich DODENs Hauptaugenmerk innerhalb kürzester Zeit von der Neuroophthalmologie zur Ophthalmochirurgie. Zunehmend wurde die Chirurgie des vorderen Augenabschnittes – und hier insbesondere die Operation des Grauen Stars – das künftige Hauptarbeits- und Forschungsgebiet der Klinik.

6.1 Die weitere Entwicklung der Klinik

1968 erfolgte gemäß den Berufungsverhandlungen (s. Kap. 5) die zugesagte Umgestaltung des Hörsaals der Augenklinik in drei Untersuchungsräume für die Poliklinik. In den Jahren 1969 bis 1970 wurde zudem ein zweiter Operationssaal eingerichtet. In diesem Zuge mussten von den ursprünglich vorhandenen 15 Privatbetten zwei Betten aufgegeben werden, um den benötigten Platz für den neuen Operationssaal einschließlich Vorbereitungsraum und Dienstzimmer für Op-Personal zu gewinnen. Etwa zur gleichen Zeit erfolgten auch in der Poliklinik bauliche Veränderungen. Hierbei konnten ohne allzu große bauliche Maßnahmen durch Umgestaltung des Direktorenzimmers und des Sekretariats im Erdgeschoss noch zwei zusätzliche Untersuchungszimmer gewonnen werden.

Damit waren wesentliche Voraussetzungen zur Bewältigung des stetig wachsenden Patientenaufkommens geschaffen. Nach kaum fünf Jahren der Klinikleitung unter DODEN hatte sich die Zahl der jährlich durchgeführten operativen Eingriffe mehr als verdoppelt und die durchschnittliche Verweildauer der stationären Patienten von fast 30 Tagen auf knapp 15 Tage nahezu halbiert, wobei insbesondere die Zahl der Katarakt- und Netzhautoperationen sowie die der Schieloperationen am stärksten zunahm. Dies alles vollzog sich bei steter Reduzierung des Bettenbestandes, von noch 103 Betten 1967 auf nur noch 72 Betten im Jahr 1978.[1]

Als diagnostisch-therapeutische wie auch apparativ-technische Errungenschaften der Klinik während der Amtszeit DODENs seien zusammenfassend die Einführung der Fluoreszenzangiografie (1968), die Ultraschalldiagnostik (1973), die Argon-Laserkoagulation (1975), die Phakoemulsifikation (1976), die routinemäßige Implantation von Intraokularlinsen (ab 1977), die YAG-Laser-Kapsulotomie (1984) sowie die computergesteuerte statische Schwellenwertperimetrie (1987) genannt.

Insbesondere die Einführung grundsätzlich neuer Operationstechniken – vor allem die Implantation von Kunstlinsen im Rahmen der Kataraktchirurgie – verdient hierbei eine genauere Betrachtung:

Bis weit in die 70er Jahre hinein wurde an der Frankfurter Klinik, ebenso wie an den meisten Augenkliniken des In- und Auslandes, im Zuge der Operation des Grauen Stars (Katarakt) die getrübte Augenlinse *intra*kapsulär, d.h. zusammen mit der Linsenkapsel, aus dem Auge entfernt, entweder durch Extraktion mittels Kapselfasspinzette, einer Schlinge oder eines Kryoextraktors. Der anschließende postoperative Brechkraftausgleich erfolgte mittels obligater Starbrille oder Kontaktlinse. Erst mit Rückbesinnung auf die vordem ein gutes Jahrhundert lang gepflegte *extra*kapsuläre Operationstechnik – d.h. Entfernung der getrübten Augenlinse unter Erhalt der hinteren Linsenkapsel – Anfang der 70er Jahre und der gleichzeitigen Entwicklung sogenannter Hinterkammerlinsen kam es schließlich mit Ende der 70er Jahre zu der uns heute so selbstverständlich erscheinenden routinemäßigen Implantation von intraokularen Kunstlinsen.

War noch unter THIEL 1966 die fermentative Zonulolyse[2] mit *Alpha-Chymotrypsin* im Rahmen der intrakapsulären Kataraktoperation an der Frankfurter Universitätsaugenklinik eingeführt worden, so kam erst mit DODEN auch zunehmend die Kryoextraktion der Linse zur Anwendung, was zunächst einen weiteren Anstieg von intrakapsulären gegenüber extrakapsulären Linsenextraktionen zur

[1] Über die Entwicklung der Ophthalmochirurgie an der Frankfurter Universitätsaugenklinik geben neben den Jahresberichten des Klinikums auch drei in zeitlicher Reihenfolge von 1962 bis 1984 erstellte Dissertationen aus der Augenklinik detailliert Auskunft: SAUL; THIEL, M. und HANDZEL (s. Literaturverzeichnis).

[2] Bei der fermentativen Zonulolyse handelte es sich um ein von dem spanischen Augenarzt J. BARRAQUER 1958 eingeführtes und lange Zeit gebräuchliches Verfahren zur Erleichterung der intrakapsulären Extraktion. Hierbei werden die Zonulafasern, die den Linsen-Kapselapparat auf natürliche Weise im Auge halten, biochemisch aufgelöst, indem intraoperativ eine entsprechende Fermentlösung (Chimotryosin, Trypsin) in die vordere Augenkammer injiziert wird.

Folge hatte. Extraktionen mit der Kapselpinzette oder mit der Schlinge wurden mehr und mehr verdrängt beziehungsweise nur noch ganz vereinzelt durchgeführt.[3] Eine weitere operative Neuerung unter DODEN war zudem die Eröffnung des Auges mit Lanze und Schere, anstelle des zuvor gebräuchlichen Starmessers.[4]

Die sogenannte Phakoemulsifikation[5], jenes bereits Anfang der 70er Jahre neu aufgekommene und zukunftsweisende Verfahren innerhalb der extrakapsulären Kataraktchirurgie, wurde im Herbst 1976 im Rahmen eines Symposiums von namhaften auswärtigen Operateuren erstmals auch in den Operationsräumen der hiesigen Augenklinik an fünf Patienten erfolgreich durchgeführt.[6] Mit dieser neuen Technik verschob sich allmählich das Verhältnis von intrakapsulärer zu extrakapsulärer Extraktion zugunsten der extrakapsulären Vorgehensweise.

Im November 1977 wurde das erste eigene Phakoemulsifikationsgerät für die Klinik in Gebrauch genommen, und bis Ende desselben Jahres wurden noch insgesamt 20 Patienten mit dem neuen Verfahren operiert.[7]

Drei Monate zuvor, im Juli 1977, war schon mit der Implantation von Kunstlinsen begonnen worden, wobei zunächst die sogenannte irisfixierte *4-Schlingen-Linse nach Binkhorst* Verwendung fand, sowohl nach intrakapsulärer als auch nach extrakapsulärer Kataraktextraktion.

DODEN selbst äußerte sich hierzu später durchaus kritisch:

> Nach anfänglicher Zurückhaltung haben wir mit der Implantation künstlicher Linsen begonnen. [...] Die ersten postoperativen Resultate waren gut

---

3 SAUL, S. 41.

4 Ebenda, S. 42.

5 Bei der Phakoemulsifikation handelt es sich um eine mit Anfang der 1970er Jahre von Charles KELMAN (s. Kap. 6.2.4, Anm. 2) im Rahmen der Kataraktchirurgie neu eingeführte Operationsmethode, bei der mit einer durch Ultraschall angeregten, mit hoher Frequenz vibrierenden Kanüle die getrübte Augenlinse zerkleinert und die Fragmente mit Hilfe eines feinen Saug-Spülrohrs abgesaugt werden. Durch diese bahnbrechende Methode konnte die notwendige Eröffnung des Auges auf wenige Millimeter Schnittweite reduziert und damit zugleich die Rehabilitationsdauer wie auch die Komplikationsrate solcher Eingriffe minimiert werden. Bis heute gilt dieses Verfahren als Standardmethode der Kataraktchirurgie.

6 Wenngleich auch der Beginn der Phakoemulsifikation an der Frankfurter Universitätsaugenklinik offiziell mit November 1977 angegeben wird, so kann doch das besagte, bereits ein Jahr zuvor durchgeführte Symposium durchaus als Geburtsstunde dieser Operationstechnik an der Frankfurter Klinik angesehen werden. Zu den auswärtigen Operateuren gehörten damals neben M. U. DARDENNE, dem damaligen Leiter der Abteilung für klinische Mikrochirurgie des Auges der Universitäts-Augenklinik in Bonn und späteren Gründer der *Dardenne-Klinik*, insbesondere auch Charles KELMANN, der Erfinder der Phakoemulsifikation (s.a. Anm. 5).

7 THIEL, Michael, S.43.

> [...] konnten aber bei retrospektiven Studien sehen, dass eine Reihe von Komplikationen auftraten, die nur durch die Kunstlinse bedingt waren.[8]

Bei den angesprochenen Komplikationen handelte es sich in erster Linie um Luxationen der Kunstlinse sowie persistierende Schädigungen des Hornhautendothels, verursacht vor allem durch die ungenügende Stabilisierung der nur von der Iris gehaltenen Kunstlinse. Dieser Linsentyp, die sogenannte *Iris-clip-Linse*, wurde insgesamt vier Jahre lang an der hiesigen Klinik implantiert, bis 1981 ein weiterentwickeltes Modell, die *2-Schlingen-Linse nach Binkhorst*, zur Anwendung kam und die erwähnten Komplikationen aufgrund der stabileren (iridokapsulären) Fixierung deutlich seltener auftraten.

Infolge des sich allgemein immer stärker durchsetzenden extrakapsulären Operationsverfahrens kamen dann auch schon bald die ersten Hinterkammerlinsen auf den Markt und damit auch an der Frankfurter Augenklinik zur Implantation. So berichtete DODEN über seine ersten Erfahrungen mit der Implantation dieses grundsätzlich neuen Linsentyps rückblickend:

> Im Herbst 1980 begannen wir mit der Implantation von Hinterkammerlinsen nach extrakapsulären Operationstechniken, da hierbei die Möglichkeit gegeben ist, postoperativ die Pupille gefahrlos zu erweitern. [...] Die Technik der Einpflanzung dieser Linsen vermeidet jeglichen Endothelkontakt durch die Bügel und durch die Linse selbst, weil alle hierzu erforderlichen Manipulationen sich unter einem Luftkissen in der Vorderkammer abspielen. Dies ist auch am durchschnittlichen postoperativen Endothelverlust zu erkennen, der von 35 Prozent auf 18 Prozent sank.[9]

Über die hierbei zur Implantation gekommenen Linsenmodelle lässt sich zudem erfahren:

> Nach der Shearing-Linse mit ihren kleinen starren Bügeln, von der wir 173 Linsen in die Hinterkammer in den Sulcus ciliaris implantierten, benützen wir seit Herbst 1981 die Simcoe-Linse mit ihren großen weichen Bügeln. [...] Beide hinsichtlich ihrer Position vergleichbare Linsentypen wurden von uns prä- und postoperativ untersucht. Sie zeigen neben fast optimaler Lage an der Stelle der natürlichen Linse keine Beeinträchtigung der Hornhautrückfläche, der Iris und meist auch nicht der Pupille. [...] Nachstar haben wir bis jetzt noch nicht beobachtet, was möglicherweise durch den direkten Kontakt der Kunstlinsenrückfläche mit der hinteren Linsenkapsel bedingt ist. Hier sind weitere Beobachtungen abzuwarten.[10]

---

8 DODEN (1983), S. 263–264.

9 Ebenda.

10 Ebenda

In den folgenden Jahren entwickelte sich die *Simcoe-Linse* schließlich zur Standardlinse an der hiesigen Klinik. Im Zuge der routinemäßigen Implantation von Hinterkammerlinsen trug die Frankfurter Universitätsaugenklinik somit auch weiterhin zur allgemeinen Erfolgsgeschichte der modernen Kataraktchirurgie bei.[11] Das Prinzip der extrakapsulären Operationstechnik ist bis heute als Standardverfahren erhalten geblieben, womit sich DODENs damalige Überzeugung, wonach überhaupt nur eine extrakapsuläre Operationstechnik „als Grundtechnik für Linsenimplantationen" gelten kann,[12] klar bestätigte.

Mit der wachsenden Gesamtzahl an extrakapsulären Kataraktoperationen wuchs allerdings auch die Anzahl der sogenannten Nachstare, die nach Anschaffung eines YAG-Lasers im Jahre 1984 ausschließlich ambulant operiert wurden.

Einen deutlichen Auftrieb erfuhren unter DODEN auch hornhautchirurgische Eingriffe, insbesondere bei den Transplantationen. Wenngleich die perforierenden Keratoplastiken, verglichen mit anderen augenchirurgischen Eingriffen, immer schon zu den selteneren Operationen zählen, so gehörten sie doch bald zu jener Operationsgruppe mit der stärksten Frequenzzunahme: von lediglich zwei Operationen im Jahre 1962 auf 53 Operationen allein im Jahre 1972; bisweilen auch kombiniert mit gleichzeitiger Linsenextraktion.[13]

Darüber hinaus kam ab 1968 auch erstmalig die sogenannte Hughes-Plastik[14] zur Deckung von Liddefekten zur Anwendung.

Bezüglich der an der Frankfurter Universitätsaugenklinik durchgeführten Glaukom-Operationen zeichnete sich unter DODEN ebenfalls ein deutlicher Wandel ab. Eine Neuerung, insbesondere für die primär chronische Verlaufsform dieser Erkrankung, stellte die erstmals 1970 von dem griechischen Augenarzt Joannis FRONIMOPOULUS beschriebene Modifikation der bis dahin gängigen fistulierenden Operation nach Elliot (s. Kap. 3.3) dar. Hierbei wird vor dem Anlegen einer Fistel im Sklerabereich eine fensterartige Skleralamelle abpräpariert und

[11] Hierauf aufbauend führte der Weg, in ständiger Verbesserung des Operativ-Technischen einerseits und den hierzu parallel verlaufenden Linsenentwicklungen andererseits, zu den heutigen in den Kapselsack zu implantierenden faltbaren Hinterkammerlinsen. Einen guten geschichtlichen Überblick zu dieser auch in der Nachfolge DODENs an der Frankfurter Universitätsaugenklinik mitgetragenen weiteren Entwicklung der Kataraktchirurgie gibt die Dissertationsschrift von ÖZER ARASLI, Mehmet (2002).

[12] DODEN (1983), S. 264.

[13] SAUL, S. 124.

[14] Hierbei handelt es sich um einen plastisch-operativen Eingriff im Augenbereich, bei dem der Unterlidersatz aus dem Oberlid beziehungsweise der Oberlidersatz aus dem Unterlid vorgenommen wird, verbunden mit einem zeitweiligem Verschluss des Auges.

anschließend mit wenigen Nähten über dem Trepanationloch in ihrer ursprünglichen Lage wieder fixiert. Diese unter der Bezeichnung Operation nach Elliot-Fronimopoulus benannte Technik wurde ab 1973 zur Domäne sämtlicher Glaukomoperationen an der Frankfurter Augenklinik, womit zugleich auch das Ende eines weiteren bis dahin häufiger durchgeführten fistulierenden Glaukomeingriffs – der Operation nach Scheie[15] – besiegelt war.[16] Der sodann mit Beginn der 1980er Jahre zunehmende Einsatz der in Tropfenform angewandten *Betablocker* führte schließlich auch an der hiesigen Klinik zu einem generellen Rückgang von fistulierenden glaukomchirurgischen Eingriffen.

Während in den Fällen von Netzhautablösungen die Bulbusumschnürung (Cerclage aequatoriale) bereits Mitte der 1950er Jahre an der Frankfurter Universitätsaugenklinik praktiziert wurde, gehörte die episklerale Aufnähung einer Kunststoffplombe (Plombenaufnähung nach CUSTODIS) – als gleichfalls bulbuseindellende Maßnahme – erst unter DODEN zum festen operativen Leistungsspektrum der Klinik (s.a. Kap. 4.4). Von 1973 an wurde die Plombenaufnähung auch vermehrt mit der Cerclage äquatoriale kombiniert.[17] Die Anschaffung eines ersten Argon-Laser Gerätes in der Abteilung für Funktionsdiagnostik, im Jahre 1975, führte alsbald zu einem rapiden Anstieg von Netzhauteingriffen, sowohl als isolierte eigenständige Behandlungen als auch in Kombination und Ergänzung mit anderen Operationsverfahren bei gleichzeitiger Reduzierung der zuvor vielfach eingesetzten Photo-, Diathermie-, und Xenonlichtkoagulationen.[18] Ab 1982 findet sich keine Diathermiekoagulation in den Operationsbüchern mehr dokumentiert. Vier Jahre zuvor war ein weiterer Argon-Laserkoagulator in der Poliklinik in Betrieb genommen worden.[19]

Auch auf dem Gebiet der Strabologie kam es zu einer deutlichen Zunahme an operativen Eingriffen sowie der Einführung grundsätzlich neuer Operationstechniken. So wird unter anderem die Operation nach Kestenbaum beim kongenitalen Nystagmus erstmals 1970 in den Operationsbüchern der Klinik erwähnt. Neben einem starken Anstieg von Operationen an schrägen Augenmuskeln wurden jetzt zunehmend auch beide Augen in einer Sitzung operiert. Hinzu kommt, dass spätestens ab 1973 jeder einzelne zur Operation gekommene Augenmuskel als eige-

[15] Bei der Glaukomoperation nach Scheie handelt es sich um eine erstmals 1958 veröffentlichte filtrierende Operation ohne Skleralappen, bei der nach erfolgter Sklerotomie durch anschließende Kauterisation der Wundränder eine thermisch bedingte Filtrationsnarbe verbleibt.

[16] THIEL, Michael., S. 63.

[17] Ebenda, S. 56.

[18] Ebenda, S. 50.

[19] HANDZEL, S. 39.

ner operativer Eingriff gewertet wurde.[20] Nach einer ab 1975 zunächst schnell anwachsenden Zahl der sogenannten Fadenoperationen[21] – sowohl isoliert als auch in Verbindung mit anderen Augenmuskeloperationen ausgeführt – kam es bereits vier Jahre später, 1979, wieder zu einem deutlichen zahlenmäßigen Abfall dieser Eingriffe.[22] Der Grund hierfür dürfte vor allem in der allgemeinen Ernüchterung hinsichtlich längerfristiger Operationsergebnisse gelegen haben, was sich zwangsläufig auch auf die Indikationsstellung dieser Operation auswirkte.

Im Jahr 1973, dem sechsten Jahr der Klinikleitung unter DODEN, erfuhr die Klinik dann eine grundlegende Neugestaltung in noch ganz anderer Hinsicht. So entstanden im Rahmen der damaligen Universitätsreform sowie der nachfolgenden Hessischen Hochschulgesetzgebung[23], neben der Hauptabteilung für Allgemeine Ophthalmologie im Hauptgebäude (Haus 8), zwei völlig neue Abteilungen, welche im Nachbargebäude der ehemaligen Hautklinik C (Haus 7) ihre feste Bleibe fanden: Die Abteilung für Kinderaugenheilkunde – die seinerzeit deutschlandweit erste Einrichtung dieser Art – unter der Leitung von Norbert STÄRK (s. Kap. 6.2.2) sowie die Abteilung für Funktionsdiagnostik und Lasertherapie unter der Leitung von Rokuro MAKABE (s. Kap. 6.2.1). Alle drei Abteilungen wurden hierbei zu einem neu etablierten *Zentrum für Augenheilkunde* zusammengefasst und mussten künftig im Rahmen der Facharztweiterbildung turnusgemäß durchlaufen werden.

Schon zwei Jahre zuvor, 1969, war zum Zwecke einer gemeinsamen klinisch-wissenschaftlichen Zusammenarbeit zwischen der sinnesphysiologischen Außenstelle des Kerckhof-Instituts der *Max-Planck-Gesellschaft* und der Augenklinik eine

[20] THIEL, Michael, S. 73.

[21] Bei diesem von CÜPPERs erstmals 1973 der Fachwelt präsentierten Eingriff handelt es sich um eine Schieloperation, bei der die Zugwirkung des betreffenden Augenmuskels chirurgisch gemindert wird, indem zur Verkürzung seiner Abrollstrecke der entsprechende Muskel hinter seinem ursprünglichen Ansatz an der Sklera des Auges zusätzlich fixiert wird.

[22] HANDZEL, S. 63.

[23] Nachdem die Frankfurter Universität 1967 Landesuniversität geworden war, trat nur wenige Jahre später im Rahmen der Universitätsreform und der nachfolgenden hessischen Hochschulgesetzgebung vom 20. Mai 1970 die sogenannte Gruppenuniversität an die Stelle der vorherigen Ordinarienuniversität. Hierbei wurden unter anderem die jeweiligen Kliniken in Abteilungen gegliedert und zu übergeordneten Zentren zusammengefasst. Aus der Universitätsaugenklinik ging auf diese Weise das Zentrum der Augenheilkunde mit den drei oben genannten Abteilungen hervor. Mit dieser Neuordnung sollte u.a. die traditionsreiche Institution des Klinikdirektors aufgehoben, zumindest doch eingeschränkt werden. Eine weitere organisatorische Neuerung stellte die Ablösung der Fakultäten durch Fachbereiche dar.

elektroophthalmologische Abteilung errichtet worden,[24] die unter der Leitung von Eberhard DODT[25] stand. Aus dieser, wie auch den anderen Abteilungen, ging in den nachfolgenden Jahren eine große Zahl an wissenschaftlichen Arbeiten hervor.

DODENs Vorlesungstätigkeit begann laut amtlichem Vorlesungsverzeichnis der Frankfurter Universität zum Wintersemester 1967. Die mannigfaltigen zu diesem Zeitpunkt im Vorlesungsverzeichnis aufgeführten augenärztlichen Lehrveranstaltungen stammten weitgehend noch aus der Zeit der kommissarischen Leitung der Klinik durch Wolfgang LIEB (s.a. Kap. 4.3.8), unter anderem wären hier zu nennen: „Übungen im Laboratorium", „Auge und Allgemeinleiden", „Ophthalmologische Propädeutik mit Kompendium" sowie „Motilitätsstörungen des Auges". Selbst THIEL war im Verzeichnis für das Wintersemester 1967/68 noch mit einem Kolloquium und Repetitorium über „Ausgewählte Kapitel aus der Augenheilkunde" – nach entsprechender Voranmeldung – in seiner Privatwohnung vertreten.[26]

DODENs feierliche Antrittsvorlesung in Frankfurt, die im Hörsaal des Anatomischen Instituts des Frankfurter Klinikums stattfand und das Thema „Diagnostische und therapeutische Fortschritte bei okulomotorischen Störungen"[27] zum Inhalt hatte, lag thematisch noch ganz auf der Linie eines seiner bisherigen Hauptinteressensgebiete aus der Freiburger Zeit. Seine nun folgende Lehrtätigkeit in Frankfurt erstreckte sich anfänglich zunächst auf eine zweimal wöchentlich angesetzte Hauptvorlesung „Klinik und Poliklinik der Augenkrankheiten" sowie eines zusätzlich angebotenen Kurses zur „Anleitung wissenschaftlichen Arbeitens". Die Hauptvorlesung wie auch den besagten Kurs zur wissenschaftlichen Anleitung behielt DODEN bis zu seiner Emeritierung bei. Ab dem Sommersemester 1970 kamen noch zwei weitere Dozenten als außerplanmäßige Professoren unterstützend hinzu: Horst MÜLLER[28], der damalige Chefarzt der Augenabteilung des

[24] Diese anfänglich nur provisorisch in drei Kellerräumen der Klinik untergebrachte elektroophthalmologische Abteilung fand später im Dachgeschoß des Hauptgebäudes der Augenklinik (Haus 8) ihren langjährigen festen Platz. Nach der Emeritierung von DODT 1989 wurde die Abteilung schließlich auf Beschluss der Max-Planck-Gesellschaft nicht weiter fortgeführt.

[25] Eberhard DODT (1923–1994) studierte Medizin in Freiburg, Erlangen und Marburg. 1954 erfolgt seine Habilitation in Freiburg über die Flimmer-Elektroretinologie, danach war er außerplanmäßiger Professor an der Universität Gießen. Ab 1966 leitete er die zweite physiologische Abteilung am Kerckhoff-Institut in Bad Nauheim und war dort von 1974 an Direktor am Max-Planck-Institut für Physiologische und klinische Forschung.

[26] Vorlesungsverzeichnis der Frankfurter Universität für das WS 1967/68.

[27] DAFfm. Archiv-Box 7.

[28] Horst MÜLLER (1921–2010) war von 1955 bis 1985 Chefarzt der Augenklinik am Bürgerhospital in Frankfurt am Main. Sein Studium der Medizin erfolgte in München, das er 1945 mit Approbation und Promotion abschloss. Danach begann er seine ophthalmologische Ausbildung

Frankfurter Bürgerhospitals, sowie Hans-Josef LINNEN[29], der gleichfalls habilitierte damalige Leiter der Augenabteilung des Frankfurter Marienkrankenhauses.

Für Studierende und Hörer der Hauptvorlesung bestand ab dem Sommersemester 1971, laut amtlichem Vorlesungsverzeichnis und nach vorheriger Rücksprache mit der Klinik, zudem die Möglichkeit, bei augenärztlichen Operationen zu hospitieren, was für die damalige Zeit außergewöhnlich gewesen sein dürfte und bis zum Ende der Amtszeit DODENs beibehalten blieb.

Weitere Lehrveranstaltungen im Fach Augenheilkunde waren neben den sogenannten Spiegelkursen, welche zunächst allein von Rokuro MAKABE, Norbert STÄRK und Wolfgang LIEB abgehalten wurden, auch noch ein für höhere Semester von Theobald GRAFF (s. Kap. 4.3.5) angebotenes Kolloquium über „Ophthalmologische Optik“ sowie ein gleichfalls von ihm ausgerichteter Kurs über „Methoden zur Untersuchung und Funktionsprüfung des Auges“.[30]

Nachdem LINNEN zum Wintersemester 1974/75 ausgeschieden war, folgte wenig später erstmals eine Dozentin für die Hauptvorlesung im Fach Augenheilkunde: Hildegund SCHMITT (s. Kap. 6.2.3).

Aufgrund der, gemäß der neuen Approbationsordnung, ab dem Wintersemester 1975/76 hinzugekommenen scheinpflichtigen Kurse der „allgemeinen klinischen Untersuchungen“ kam es im „Kursteil Augenheilkunde“ zu folgender Arbeitsaufteilung: Am hiesigen Klinikum gestalteten fortan MAKABE und STÄRK die neuen Kurse; LIEB die entsprechenden Praktika in der Augenklinik des Lehrkrankenhauses Frankfurt-Höchst und Peter GRÜTZNER[31] – als Honorarprofessor und Direktor der Augenklinik in Darmstadt Eberstadt – die besagten Kurse am

bei ENGELKING in Heidelberg, wo er 1952 habilitierte. 1958 erfolgte seine dortige Ernennung zum außerplanmäßigen Professor. Er verstarb am 08.06.2010 in Schliersee.

29 Hans-Josef LINNEN (1913–1980), von 1961 bis 1980 Chefarzt der Augenklinik am St.-Marienkrankenhaus in Frankfurt am Main, absolvierte sein Studium mit Approbation (1939) in Berlin. Von 1944 bis 1961 erfolgte seine ophthalmologische Ausbildung und anschließende Tätigkeit in Düsseldorf bei CUSTODIS. Im Jahr 1951 habilitierte er sich mit dem Thema „Lokale und oder parenterale Therapie bei intraokularen Infektionen“.

30 Beide Veranstaltungen GRAFFs finden sich letztmalig zum Sommersemester 1973 im Vorlesungsverzeichnis der Frankfurter Universität aufgeführt.

31 Peter GRÜTZNER (1925–2018) in Breslau geboren, war von 1974 bis 1991 Chefarzt der neu gegründeten Augenklinik am Klinikum Darmstadt-Eberstadt. Nach Abitur 1943 und Wehrdienst begann er zunächst ein Studium der Zoologie und Botanik und studiert ab 1947 Medizin in Bonn und Göttingen. Nach seiner Approbation begann er 1953 seine ärztliche Tätigkeit in der Sinnesphysiologie in Tübingen bei Arnt KOHLRAUSCH. Ab 1956 ist er wissenschaftlicher Assistent an der Universitäts-Augenklinik in Heidelberg unter ENGELKING und JÄGER. Nach erfolgter Habilitation (1965) war er von 1970 bis 1974 außerordentlicher Professor in Freiburg.

dortigen Lehrkrankenhaus. Zur weiteren Unterstützung in Frankfurt kamen zum Wintersemester 1976/77 schließlich noch Klaus Günther WULLE[32] und 1980 Reiner TÄUMER[33] als Lehrbeauftragte hinzu.

Ab dem Sommersemester 1978 erscheinen zwei weitere Namen im amtlichen Vorlesungsverzeichnis der Universität: Rüdiger WELT (s. Kap. 6.2.4) und Otto-Ernst SCHNAUDIGEL (s. Kap. 6.2.5). Über beide Dozenten sowie die bereits erwähnte Dozentin Hildegund SCHMITT wird noch im Kapitel 6.2 – die Habilitierenden DODENs – ausführlich zu berichten sein.

Eine fraglos günstige Fügung ergab sich, als DODEN Anfang 1972 in die engere Wahl für die damals angestandene Neubesetzung des Lehrstuhls für Augenheilkunde an der II. Wiener Augenklinik kam und seitens des dortigen Klinikums gebeten wurde, sich hierzu bereits im Vorhinein im Falle eines offiziell an ihn ergehenden Rufes verbindlich festzulegen.[34] Hieraufhin hatte es DODEN dann überaus geschickt verstanden, diese Anfrage zum Anlass für Verhandlungen mit der hiesigen Fakultät wie auch mit dem Kultusministerium in Wiesbaden zu nehmen. Von Seiten des Dekanats wurde daraufhin alles nur Erdenkliche unternommen, um DODEN das Bleiben in Frankfurt zu erleichtern. In einem Schreiben des damaligen Dekans an das Hessische Kultusministerium hieß es hierzu:

> Herr Doden hat in der relativen kurzen Zeit seines Hierseins eine ausgezeichnet arbeitende, moderne Universitäts-Augenklinik aufgebaut. [...] Bitte, von Ihrer Seite alles zu tun, um Herrn Prof. Doden in Frankfurt zu halten.[35]

Er verstarb am 16.10.2018 in Heidelberg. [EMMERICH, Karl-Heinz: persönl. schriftl. Mitteilung, 2023].

32 Klaus Günther WULLE, geboren am 06.12.1933 in Berlin, studierte Medizin in Frankfurt am Main. Seine augenärztliche Ausbildung und Facharztanerkennung sowie Habilitation erfolgten an der Universitäts-Augenklinik in Hamburg. Danach war er langjähriger Leiter der Augenabteilung an der Klinik für Diagnostik (DKD) in Wiesbaden.

33 Reiner TÄUMER, geboren am 13.04.1941, war habilitierter Augenarzt mit belegärztlicher sowie ambulanter Operationstätigkeit in Frankfurt am Main, später auch an der Klinik für Diagnostik (DKD) in Wiesbaden tätig. Er starb am 11.07.2023.

34 Mit Datum vom 19.3.1972 erging vom damaligen Ordinarius der I. Wiener Augenklinik, Karl HUBRY, folgende Anfrage an DODEN: „Da die Besetzungskommission für die Nachfolge von Prof. Böck bereits aktiv ist, bitte ich Sie nunmehr um eine verbindliche Erklärung, ob Sie einem Ruf nach Wien folgen würden, falls Sie primo loco genannt würden.“; vgl. UAF Abt 4 Nr. 2323. Eine derartige Voranfrage ist zwar selten, allerdings auch nicht ganz unüblich, insbesondere wenn es sich um einen so renommierten Lehrstuhl wie in diesem Fall handelte.

35 UAF Abt 4 Nr. 2323.

Als nachhaltigstes Ergebnis der nun folgenden sogenannten „Bleibeverhandlungen“ kann die zügige Umsetzung der Neugliederung der Klinik in die drei bereits erwähnten eigenständigen Abteilungen unter gleichzeitiger Hinzunahme jener Räumlichkeiten, die durch die Schließung der Abteilungen der Hautklinik C im Nachbargebäude Haus 7 frei wurden, genannt werden. Als weiterer Gewinn konnte noch eine Personalaufstockung um zwei „wissenschaftliche Bedienstete“ sowie zwei „Kinderkrankenschwestern“ verbucht werden. Hinzu kam die tarifliche Höhergruppierung eines bestimmten Mitarbeiters sowie eine finanzielle Sonderzuweisung zur Neubeschaffung eines Ultraschallgerätes.[36]

Unter den vielen während der Amtsführung DODENs stattgefundenen Fortbildungs-veranstaltungen ragt insbesondere die *82. Tagung der Deutschen Ophthalmologischen Gesellschaft* heraus, welche DODEN vom 23. bis 26. September 1984 in seiner Funktion als Präsident der Gesellschaft in den Festsälen des Frankfurter Palmengartens ausrichtete. Gemäß dem Schwerpunkt der Klinik stand die Tagung unter dem Thema „Kataraktchirurgie und Ausgleich der Aphakie“.

Vor Beginn des eigentlichen wissenschaftlichen Programms dieser Veranstaltung erfolgte zunächst ein vom damaligen Leiters des Frankfurter Senckenbergischen Instituts für Geschichte der Medizin Gert PREISER gehaltener Vortrag zur Vorgeschichte der hiesigen Augenklinik, im Zusammenhang mit der Gründung der Frankfurter Universität.[37] Auch erinnerte man sich gemeinsam daran, dass fast auf den Tag genau vor 100 Jahren, auf der *DOG*-Tagung 1884 in Heidelberg, erstmals über die segensreiche lokal betäubende Wirkung des Kokains in der Augenheilkunde berichtet wurde.[38] Anschließend kamen die aktuellen Themen der Ophthalmologie zur Sprache. Hierzu hatte DODEN auch schon in seiner Eröffnungsansprache – ganz im Hinblick auf das Hauptthema der Tagung – auf die großen Fortschritte der mittlerweile bewährten neuen Operationsverfahren zur Behandlung des Grauen Stars, einschließlich Kunstlinsenimplantationen hingewiesen. Der damalige Leiter des Instituts für experimentelle Ophthalmologie an der Universität Bonn, Otto HOCKWIN, stellte mittels der von ihm neu entwickelten sogenannten *Scheimpflugtechnik* eine beeindruckende fotografische Dokumentation

---

[36] Ebenda

[37] PREISER, Gert (1925).

[38] Wenngleich auch die lokalanästhetische Wirkung des Kokains bereits 1860 entdeckt worden war und dessen medizinische Vermarktung schon ab 1862 durch die Fa. Merck erfolgte, so war es doch der Wiener Augenarzt Carl KOLLER, der die lokalanästhetische Wirkung am Auge erkannte und somit als Begründer der modernen Lokalanästhesie in der Augenheilkunde in die Geschichte einging. Da KOLLER damals das Geld für eine Fahrt nach Heidelberg fehlte, bat er seinen Augenarztkollegen Joseph BRETTHAUER, Primararzt in Triest, seine Entdeckung auf dem Kongress der *Heidelberger Ophthalmologischen Gesellschaft* an seiner Statt vorzutragen.

von Linsentrübungen vor. Auch wurde erstmals ein neues Krankheitsbild namens *Toxic-Lens-Syndrom* beschrieben, dessen genaue Pathogenese selbst heute noch nicht endgültig geklärt ist. Die große Anzahl der Vorträge rund um das Thema Kataraktchirurgie zeigte eindrücklich den damaligen Stand der Technik wie auch die seinerzeit rasche Ausbreitung der extrakapsulären Operationsmethode.

In vielen Referaten, Vorträgen und Demonstrationen wurden neuartige Linsentypen und Variationen von Operationsmethoden vorgestellt.[39] Vortragende zu diesem Themenbereich waren u.a.: Cornelius D. BINKHORST (Terneuzen/Niederlande), Jürgen Reiner WOLTER (Ann Arbor/USA), Fritz HOLLWICH (Münster), Wolfgang HAMMERSTEIN (Düsseldorf), Hans Dieter GNAD und Christian SKORPIK (Wien), Reinhard BURK und Dietrich von DOMARUS (Hamburg), Rainer ROCHELS und E.-J. SCHMITT (Mainz), Jochen KAMMANN (Dortmund) und Lutz WELGE-LÜSSEN (Frankfurt). Aus der hiesigen Augenklinik berichteten Rüdiger WELT, Norbert STÄRK und O.-E. SCHNAUDIGEL über ihre einschlägigen Erfahrungen in der Kataraktchirurgie.

Dass trotz all der ernsten Wissenschaft der gesellschaftliche Aspekt nicht zu kurz kam, davon zeugte das einschlägige Rahmenprogramm der Tagung. So fanden nicht nur der Empfang und die Eröffnung der damaligen Veranstaltung im namhaften Frankfurter Senckenberg Museum statt – auch eine Aufführung in der wiederaufgebauten Frankfurter Alten Oper sowie der Gesellschaftsabend im Festsaal des Palmengartens dürften allen Beteiligten in nachhaltiger Erinnerung geblieben sein.

Nicht unerwähnt bleiben soll aber auch ein völlig unerwartetes wie unschönes Störfeuer gegen die besagte Tagung. So war in unmittelbarem Nachgang hierzu in der *Frankfurter Allgemeinen Zeitung* ein ganzseitiger Artikel erschienen, der eindringlich vor den generellen Risiken und Folgen von Kunstlinsenimplantationen im menschlichen Auge warnte und stattdessen alternativ für Starbrille und Kontaktlinse warb.[40]

Als letzte Baumaßnahme unter DODEN kam es 1986 zu der seit langem ersehnten Übernahme eines Teils der bereits 1978 freigewordenen Räumlichkeiten im Erd-

---

[39] Siehe auch „Visus und Vision". 150 Jahre DOG (2007), S. 192–193. Auf sämtliche Referenten und Referate der verschiedenen Themenbereiche der 82. Tagung in Frankfurt/Main einzugehen, würde den gesteckten Rahmen der vorliegenden Arbeit weit überschreiten.

[40] „Das Einpflanzen von Kunststofflinsen birgt Risiken". In: Frankfurter Allgemeine Zeitung vom 29.09.1984, S. 10. Auch wenn dieser Artikel keinen direkten Hinweis auf eine ophthalmologenseitige Autorenschaft gibt, so zeigt er doch sehr deutlich, dass zu jener Zeit noch kein einhelliger Konsens bezüglich routinemäßiger Kunstlinsenimplantationen bestand.

geschoss des carolinischen Gebäudekomplexes, nachdem das zahnärztliche Institut *Carolinum* in ihr neu errichtetes Zentrum für Zahn-, Mund- und Kieferheilkunde im Westteil des Klinikums (Haus 29) umgezogen war. In diesen zwischen Poliklinik und angrenzender HNO-Klinik neu hinzugewonnenen Räumlichkeiten konnten jetzt weitere Zimmer als Funktions- und Schreibräume in Gebrauch genommen werden.

Von den zahlreichen Schülern DODENs, die während all der Jahre ihre Weiterbildung in der Augenheilkunde erfuhren, vermochten sich nicht wenige zu habilitieren, und etliche sind späterhin leitende Krankenhausärzte geworden. Zu den Habilitanden während des Ordinariats von DODEN zählen – neben den bereits erwähnten Abteilungsleitern Rokuro MAKABE (1970) und Norbert STÄRK (1972) –: Hildegund SCHMITT (1976), Rüdiger WELT (1984), Otto-Ernst SCHNAUDIGEL (1984) und Wolfgang HEIDER (1988).

Nicht zu vergessen aber auch die vielen anderen, die unter DODEN ihre auf solidem Wissen basierende Facharztanerkennung erwarben. In diesem Zusammenhang ist auch Christa THRANBEREND zu nennen, die nach ihrer Facharztweiterbildung 1975 die Leitung der damals neu gegründeten Augenabteilung am Klinikum Leer/Ostfriesland übernahm, womit zugleich deutschlandweit erstmals eine Frau einer hauptamtlichen Augenabteilung vorstand. Darüber hinaus Rudolf GUTHOFF[41], der spätere Direktor und Ordinarius für Augenheilkunde der Universität Rostock, der von 1975 bis 1977 als Assistenzarzt bei DODEN an der Frankfurter Augenklinik seine ophthalmologische Laufbahn begann. Neben Rüdiger WELT, dem späteren Chefarzt der Augenklinik in Ludwigshafen (s.a. Kap. 6.2.4), kommen zudem noch zwei weitere Mitarbeiter DODENs hinzu, die gleichfalls leitende Klinikärzte wurden: Ulrich FRIES[42], als Chef der Augenabtei-

---

41 Rudolf Friedrich GUTHOFF, 1948 in Ingelheim geboren, studierte von 1967 bis 1974 Medizin in Frankfurt am Main. Nach erfolgter Approbation und Promotion in Frankfurt beginnt er 1975 seine augenfachärztliche Weiterbildung unter DODEN. Im Jahr 1977 setzte er seine Facharztausbildung an der Hamburger Universitäts-Augenklinik fort, wo er zunächst unter Hans SAUTTER und anschließend unter Jörg DRAEGER arbeitete und sich 1985 habilitierte. 1991 zum außerplanmäßigen Professor ernannt, folgte ein Jahr später seine Berufung auf den Lehrstuhl für Augenheilkunde der Universität Rostock, den er bis 2014 innehatte.

42 Ulrich Karl FRIES, geb. 1958 in Wiesbaden, studierte ab 1978 Humanmedizin in Mainz und Frankfurt am Main. 1984 Staatsexamen, Approbation und Promotion sowie Beginn der fachärztlichen Weiterbildung an der Frankfurter Universitätsaugenklinik. Im Jahr 1988 Facharztanerkennung mit anschließender Oberarztfunktion und ab 1992 Leiter des Ultraschall-Labors. Im Jahr 1999 Habilitation für das Fach Augenheilkunde und von 1999 bis 2000 leitender Oberarzt der Augenabteilung am *Johanniterkrankenhaus* in Bonn. Seit 2001 dort Chefarzt der Abteilung für Augenheilkunde.

lung am Johanniter Krankenhaus in Bonn, sowie Hermann GÜMBEL[43], als Leiter der Augenabteilung am Bundeswehrkrankenhaus in Ulm.

6.2 Die Habilitierenden

6.2.1 Rokuro MAKABE (1960–1996)

Rokuro MAKABE zählt zu jenen Mitarbeitern und Dozenten DODENS, die noch zur Zeit THIELs in die Frankfurter Universitätsaugenklinik eintraten. Wie bereits erwähnt, kam MAKABE 1960 als Stipendiat des *Deutschen Akademischen Austauschdienstes* (AAD) und noch junger Assistenzarzt seiner Heimatstadt Niigata/ Japan an die Frankfurter Universitätsaugenklinik. Hierbei war er einer persönlichen Einladung THIELs gefolgt, dem er zwei Jahre zuvor anlässlich eines Gastvortrag THIELs auf der 62. Jahreshauptversammlung der *Japanischen Ophthalmologischen Gesellschaft* als persönlicher Dolmetscher zur Seite gestellt worden war. THIEL lud ihn anschließend ein, an der Frankfurter Augenklinik zu hospitieren (s.a. Kap. 4.2.).

Geboren wurde MAKABE[44] am 19.04.1930 als Sohn des Lehrers Matsutaro Makabe in Niigata (Japan). Nach dem Studium der Medizin an der dortigen staatlichen Universität erhielt er 1956 die Approbation als Arzt. Bis zu seinem Eintritt in die Frankfurter Augenklinik war er bereits vier Jahre als Assistenzarzt an der Universitäts-Augenklinik in Niigata tätig, wo ihm 1960 auch der Doktorgrad der Medizin verliehen wurde. In seiner vorherigen Dissertationsarbeit über die „Blutdruckmessung der Netzhautgefäße bei Apoplektikern" hatte er sich schon damals intensiv mit den Durchblutungsverhältnissen im menschlichen Auge befasst – ein Thema, welches ihn schließlich zeitlebens beschäftigen sollte.

---

[43] Hermann GÜMBEL, geb. 1958 in Landstuhl/Pfalz, studierte zunächst Biochemie in Tübingen. Von 1980 bis 1985 Studium der Humanmedizin in Frankfurt am Main. 1985 Assistenzarzt in der Infektiologie am Frankfurter Universitätsklinikum. Im Jahr 1986 Approbation, Promotion und Beginn der Facharztausbildung an der Frankfurter Universitätsaugenklinik und ab 1996 Oberarzt der Abteilung für Netzhaut-Glaskörperchirurgie. 1998 Habilitation und Ernennung zum Privatdozenten. Von 2000 bis 2019 Leiter der Abteilung Augenheilkunde am Bundeswehrkrankenhaus in Ulm.

[44] Hierzu wie im Folgenden nach Akte Rukoro Makabe, UAF Abt. 4 Nr. 780.

An der Frankfurter Universitätsaugenklinik war MAKABE von November 1960 bis März 1962 zunächst als unbezahlter und nach Auslaufen des Stipendiums als bezahlter Assistenzarzt tätig. 1965 erhielt er die deutsche Facharztanerkennung und von 1970 an hatte er eine der Oberarztstellen inne. Ursprünglich wollte MAKABE nur ein bis zwei Jahre in Deutschland bleiben. Dass daraus dann mehr als fünf Jahrzehnte wurden, lag an einer jungen Medizinstudentin, die 1963 seine Assistentin an der Klinik war und ein Jahr später seine Ehefrau wurde.

Mit Fakultätsbeschluss vom 16. Juli 1970 erhielt MAKABE die venia Legendi für das Fach Augenheilkunde. Das Thema seiner Habilitationsschrift lautete „Verbesserte Auswertung und Vergleich der Glaukombelastungsproben und der Tonographie“. Im Dezember 1972 erfolgte seitens der hessischen Landesregierung die Ernennung zum Professor, verbunden mit der Berufung ins Beamtenverhältnis auf Lebenszeit.

Auch in seiner ab 1973 neuen Funktion als Leiter der neu geschaffenen Abteilung für *Funktionsdiagnostik und Lasertherapie* (s.a. Kap. 6.1) im Erdgeschoss der ehemaligen Hautklinik C (Haus 7) blieb MAKABE mit der Hauptabteilung für Allgemeine Ophthalmologie (Haus 8) aufs engste verbunden. So wurden hier nicht nur eine Vielzahl der aus der Hauptabteilung zugewiesenen Patienten weiterführend diagnostiziert, sondern auch – bis zur Anschaffung eines weiteren Argon-Lasergerätes für die Poliklinik in der Hauptabteilung im Jahr 1978–sämtliche der von dort benötigten Laserbehandlungen durchgeführt. Hinzu kamen zahlreiche von außerhalb des Klinikums zur spezifischen Abklärung sowie zur ambulanten Laserbehandlung überwiesene Patienten.

Mit der bereits erwähnten, im Dachgeschoss des Hauptgebäudes (Haus 8) gelegenen Abteilung des Max-Planck-Instituts für ophthalmologische Elektrophysiologie (s.a. Kap. 6.1) hat MAKABE im Interesse der interdisziplinären und internationalen Zusammenarbeit über viele Jahre hinweg die Kooperation gepflegt und während dieser Zeit auch selbst zahlreiche japanische Wissenschaftler vermittelt. Darüber hinaus brachte sich MAKABE immer wieder mit diversen allgemeinverständlichen Beiträgen zu Augenkrankheiten für die Zeitschrift der Euro-Japanischen Gesellschaft ein.

Wenngleich MAKABE auch während all der Jahre an der hiesigen Medizinischen Fakultät wenig mit Vorlesungstätigkeiten in Erscheinung trat, so war er doch als Wissenschaftler außerordentlich aktiv und kann bezüglich seiner wissenschaftlichen Reputation wie auch der Anzahl seiner Veröffentlichungen uneingeschränkt als der mit Abstand fruchtbarste Mitarbeiter DODENs genannt werden. Allein in dem Zeitraum von 1967 bis 1977 sind aus seiner Abteilung mehr als fünfzig wissenschaftliche Artikel erschienen, die sich nahezu allesamt mit Fragen der Glaukomdiagnostik, der Regulation des intraokularen Druckes, der Blutdruck- und Kalibermessung der Netzhautgefäße, der Fluorescenzangiographie sowie der ophthalmologischen Elektrophysiologie befassten[45]. Insgesamt wurden es bis zum Zeitpunkt seiner Emeritierung mehr als 160 Publikationen in deutschen und internationalen Zeitschriften und Büchern – etliche davon auch ins Japanische übersetzt.[46] Damit hat MAKABE ganz wesentlich zum grundlegenden Verständnis physiologischer und krankhafter Vorgänge von Durchblutungsstörungen am Auge beigetragen, wie auch seine Untersuchungen über den Zusammenhang von Blut- und Augeninnendruck zur Früherkennung von Schlaganfallrisiken von bleibender Bedeutung sind.[47]

Ein unvergessliches wie einmaliges Erlebnis erwartete alle Mitarbeiter und Mitarbeiterinnen, die in der besagten Abteilung für Funktionsdiagnostik und Lasertherapie einen Abschnitt ihrer Facharztweiterbildung absolvierten. So lud MAKABE zum jeweiligen Ende der dort verbrachten Zeit stets die gesamte Belegschaft der Abteilung, einschließlich des medizinischen Fachpersonals, in ein japanisches Restaurant ein, was für manche neben dieser großzügigen und wertschätzenden Geste zugleich auch eine ganz neue kulturelle Erfahrung gewesen sein dürfte.

Dass MAKABE neben der Augenheilkunde und über sein medizinisch wissenschaftliches Engagement hinaus noch andere Interessen besaß und diese auch kultivierte, zeigte seine bis ins hohe Alter gepflegte Leidenschaft für die Kunstsprache Esperanto[48]. Hierzu brachte er sich von Anbeginn in Deutschland aktiv in verschiedenen Esperanto-Organisationen ein. Pflege und Verbreitung dieser Plansprache, zum Zwecke der internationalen Verständigung und des Kulturaustausches, war ihm ein Leben lang ein wichtiges Anliegen. Für seinen nachhaltigen Beitrag zur gemeinsamen Forschungsarbeit von Japan und Deutschland sowie

---

[45] „Veröffentlichungen 1967–1977"; herausgegeben von der Frankfurter Universitätsaugenklinik anlässlich der 50. Tagung der Vereinigung Rhein-Mainischer Augenärzte im Oktober 1977 in Frankfurt am Main.

[46] HESSISCHES ÄRZTEBLATT 6/2012, S. 401.

[47] Klin. Mbl. Augenhk.140 (1962), S. 221–235.

[48] Esperanto gilt als die am weitesten verbreitete Plansprache der Welt, die heute von mehr als einer Million Anhängern gesprochen wird. Ihre Erfindung im Jahr 1887 geht auf den jüdischen Augenarzt Ludwik Lejzer ZAMENHOF (Pseudonym *Doktor Esperanto*) zurück. Die dieser Kunstsprache zugrunde liegende idealistische Absicht war und ist, dass mit einer grammatikalisch einfachen, leicht zu erlernenden neutralen Sprache der allgemeinen Völkerverständigung Rechnung getragen und somit letztlich auch ein Beitrag zum Weltfrieden geleistet werden soll. Sowohl unter dem Stalinregime wie auch unter der Hitlerherrschaft war Esperanto verboten, und deren Anhänger waren politischer Verfolgung ausgesetzt.

sein persönliches Engagement für den internationalen Kulturaustausch wurde ihm 2008 das Bundesverdienstkreuz am Bande der Bundesrepublik Deutschland verliehen. Bereits fünf Jahre zuvor war er seitens der japanischen Regierung „für seine Verdienste bei der ärztlichen Versorgung und seinen Beitrag zur Wohlfahrt von Japanern in Deutschland“ mit dem mittleren Orden des Heiligen Schatz am Band geehrt worden.[49]

Mit Vollendung seines 65. Geburtstages wurde MAKABE zum Ende des Sommersemesters 1996 pensioniert. Zu seiner Verabschiedung hatten sich viele Freunde, Kollegen und ehemalige Mitarbeitende im *Frankfurter Museum für Kunsthandwerk* zusammengefunden. In dem hierzu von Christian OHRLOFF, dem seit 1988 amtierenden Ordinarius der Frankfurter Universitätsaugenklinik und Lehrstuhlvertreter seines Fachs, verfassten Einladungsschreiben heißt es:

> Herr Makabe hat über 34 Jahre den guten Ruf der Universitätsaugenklinik Frankfurt wesentlich mitgeprägt und dazu beigetragen, dass neue Untersuchungsmethoden und moderne Behandlungsmethoden in diesem Klinikum eingeführt wurden. Viele Patienten sind von ihm behandelt und betreut worden; genauso aber haben viele Kollegen im Rahmen ihrer Ausbildung von ihm fachlich viel gelernt und konnten gleichzeitig seine menschlichen Qualitäten schätzen.

Am 7. April 2012 verstarb MAKABE nur wenige Tage vor seinem 82. Geburtstag im Kreis seiner Familie in Dreieich-Buchschlag.

6.2.2 Norbert STÄRK (1963–2000)

Norbert STÄRK, der zweite Habilitand DODENs und langjährige Leiter der Abteilung für *Kinderaugenheilkunde und Schielbehandlung* am Zentrum der Augenheilkunde, begann seine Tätigkeit als wissenschaftlicher Mitarbeiter an der Frankfurter Universitätsaugenklinik 1963 noch unter der Leitung Rudolf THIELs.

Am 15. Mai 1935 in Frankfurt am Main als Sohn des promovierten Chemikers Hermann Stärk und seiner Ehefrau Paula geboren, begann STÄRK[50] nach bestandener Reifeprüfung 1955 in seiner Geburtsstadt das Studium der Medizin, welches er im Juli 1961 mit dem Staatsexamen abschloss. Nahezu zeitgleich promovierte er mit einer Arbeit über „Experimentelle Untersuchungen zur funktionellen Anatomie des Trabekulum corneosklerale“ mit magna cum laude. Seine

---

49 Pressemitteilung der Stadt Dreieich vom 25.02.2008.

50 Hierzu wie im Folgenden nach den von Norbert STÄRK dankenswerterweise erhaltenen Informationen.

daran anschließende zweijährige Medizinalassistentenzeit verbrachte er zunächst am Marienkrankenhaus in Stuttgart und die letzten sechs Monate an der Frankfurter Universitätsaugenklinik.

Ende September 1963 erhielt STÄRK seine Approbation als Arzt und arbeitete nachfolgend ohne Unterbrechung als wissenschaftlicher Mitarbeiter an der Frankfurter Augenklinik, zunächst als Assistenzarzt und ab April 1966 in der Funktion eines stellvertretenden Oberarztes. Anfang Oktober 1966 erfolgte seine Anerkennung als Facharzt für Augenheilkunde. Mit Beginn der neuen Klinikleitung unter DODEN avancierte STÄRK bald zum leitenden Oberarzt, und von 1974 an bekleidete er die Stelle des stellvertretenden Klinikdirektors.

Ende März 1972 wurde ihm nach Abschluss seines Habilitationsverfahrens gemäß des Hessischen Universitätsgesetzes „als Nachweis qualifizierter Befähigung zu selbständiger Forschung und Lehre" die Habilitation für das Fach Augenheilkunde zuerkannt. Die dabei zugrunde liegende Habilitationsarbeit hatte die „Intrasklerale Implantation eines Tränenkanälchen zur langfristigen Senkung des Augeninnendruckes" zum Thema. Ein Jahr später erfolgte STÄRKs Berufung zum Professor für Augenheilkunde sowie Vereidigung als Beamter auf Lebenszeit. Seine Antrittsvorlesung, gehalten am 28. Juni 1973, zeigte mit dem Thema „Tendenzen der modernen Schielbehandlung" ein ganz neues, bis dahin kaum in Erscheinung getretenes Interessensgebiet.

In seinen frühen wissenschaftlichen Publikationen, wie auch schon in seiner Dissertationsarbeit, hatte sich STÄRK zunächst mit anatomisch-histologischen Fragestellungen im Bereich der Ophthalmologie befasst. Neben der wiederholten Beschäftigung mit der „Phylogenese und Morphologie der Kammerbucht"[51] galt sein Interesse auch den „Lymphatischen Tumoren im Augenbereich", dem „Papillenödem bei Kindern", der „Toxischen Sehnervschädigung durch Myambutol" sowie dem Zusammenhang von „Glaukom und Diabetes mellitus".

Spätestens mit seinen ab 1972 folgenden Veröffentlichungen über „Augenverletzungen im Kindesalter"[52], den „Ptosisoperationen"[53] sowie den „Resultaten bei Penalisation"[54] hatte STÄRK seinen wissenschaftlichen Schwerpunkt innerhalb des breiten Gebiets der Ophthalmologie in der Strabologie gefunden. Ein Schwerpunkt, welcher 1973 mit Übernahme der Leitung der deutschlandweit ersten und

---

[51] Klin. Mbl. Augenhk.144 (1964), S. 1–27.
[52] Med. Klin. 68 (1975) S. 274.
[53] Klin. Mbl. Augenhk.166 (1975), S. 858.
[54] Klin. Mbl. Augenhk.167 (1975), S. 227.

einzigen Abteilung für *Kinderaugenheilkunde* (mit angegliederter Sehschule) noch eine über die alleinige Strabologie hinausgehende Erweiterung erfuhr.

Wenngleich auch während der folgenden Jahre die konservative und operative Schielbehandlung – einschließlich der Orthoptik und Pleoptik – zahlenmäßig immer im Vordergrund standen, so wurden doch in dieser Abteilung auch Lidoperationen, Hornhauttransplantationen und Netzhauteingriffe im Säuglings- und Kleinkindalter durchgeführt, wie auch sämtliche strabologischen Fälle von Erwachsenen eine entsprechende Behandlung erfuhren.[55] Weitere Forschungsschwerpunkte waren zudem die Amblyopieprophylaxe und -therapie bei Buphthalmus sowie die Behandlung des angeborenen Grauen Stars.

Nach der Emeritierung von DODEN im September 1987 übernahm STÄRK bis zur Neubesetzung des Lehrstuhls für ein Jahr die kommissarische Fortführung der Dienstgeschäfte des Direktors der Augenklinik.

Mit Ende des Sommersemesters im September 2000 und Erreichen seines 65. Lebensjahres erfolgte STÄRKs Pensionierung. Die Nachfolge der von ihm aufgebauten und mittlerweile weit über die Grenzen Frankfurts hinaus bekannten Abteilung übernahm Alexandra Alina ZUBCOV, die bereits seit 1996 als Oberärztin an der Klinik tätig war.

Zu den vielen Hobbys und Interessen, die STÄRK während all der Jahre neben seiner ophthalmologischen Tätigkeit pflegte und kultivierte, zählt bis heute seine starke Leidenschaft für das Westernreiten, welches er auch nach seiner Pensionierung noch für lange Zeit aktiv ausübte. Mit bald 90 Jahren lebt er derzeit im Ruhestand im Landkreis Offenbach.

6.2.3 Hildegund SCHMITT (1966–1982)

Hildegund SCHMITT, geboren am 8. Dezember 1938 in Glückstadt/Elbe im Kreis Steinburg, begann ihre augenärztliche Ausbildung als wissenschaftliche Mitarbeiterin an der Frankfurter Universitätsaugenklinik im Dezember 1966 noch unter Wolfgang LIEB (s.a. Kap. 4.3.8), der zu diesem Zeitpunkt interimsweise die Klinik kommissarisch leitete. Vier Monate später trat Wilhelm DODEN (s.a. Kap. 5.1) als Leiter der Klinik in die Nachfolge THIELs.

[55] Der Tatsache entsprechend, dass hier nicht nur Kinder Behandlung fanden, wurde durch die späterhin erweiterte Bezeichnung dieser Abteilung zu *Kinderaugenheilkunde und Schielbehandlung* Rechnung getragen.

SCHMITTs Interesse an der Ophthalmologie war, wie sie selbst rückblickend schreibt, bereits während ihres Medizinstudiums in den Jahren 1958 bis 1964 in Hamburg und München geweckt worden.[56] Insbesondere die Vorlesungen des damaligen Hamburger Ordinarius für Augenheilkunde, Hans SAUTTER[57], sollen sie schon als Studentin „für die Augenheilkunde begeistert" haben. So absolvierte sie auch die letzten Monate ihrer Medizinalassistentenzeit von November 1965 bis März 1966 in der Augenabteilung des Allgemeinen Krankenhauses Barmbek in Hamburg. Ihre Promotion zu dem Thema „Die Beeinflussung des Atmungsstoffwechsels in Yoshida-Ascites-Sarkomzellen durch Treniom und Röntgenstrahlen" hatte sie ein Jahr zuvor abgeschlossen.

Im April 1967, als Wilhelm DODEN die Leitung der Frankfurter Universitätsaugenklinik übernahm, sah sich SCHMITT „in der langen Reihe der Oberärzte und Assistenten" noch immer als die „jüngste Ärztin" an der Klinik. Nach einer mehrjährigen Assistentenzeit wurde ihr 1970 die Facharztqualifikation für Augenheilkunde zuerkannt, und im selben Jahr begann ihre nachfolgend lang andauernde Oberarzttätigkeit an der Frankfurter Augenklinik.

Mit nachdrücklicher Unterstützung und Förderung ihres damaligen Chefs DODEN war SCHMITT sodann für ein Jahr (1973) von ihrer klinischen Tätigkeit an der hiesigen Klinik freigestellt, um sich – insbesondere in Hinblick auf ihre beabsichtigte Habilitation – in die Histopathologie des menschlichen Auges einzu-

[56] Hierzu wie im Folgenden nach den von Hildegund SCHMITT persönlich verfassten und dankenswerterweise überlassenen Aufzeichnungen.

[57] Hans SAUTTER (1912–1984), geboren in Ebingen, Studium der Medizin in Tübingen und München. 1936 Beginn der augenärztlichen Ausbildung bei Wolfgang STOCK in Tübingen, wo er 1938 promovierte und zwei Jahre später habilitierte. 1947 zum außerplanmäßigen Professor ernannt, wird er 1953 auf das Hamburger Ordinariat für Augenheilkunde berufen, welches er bis 1981 vertrat. Drei Jahre später verstarb er unerwartet an den Folgen eines Verkehrsunfalls. Neben seinem breiten klinischen und wissenschaftlichen Wirken sollen es insbesondere seine Vorträge und Vorlesungen gewesen sein, die seine Hörer stets zu fesseln vermochten; vgl. KÜCHLE, S. 277.

arbeiten: in Frankfurt am Main bei Klaus HÜBNER[58], in Hamburg bei Gottfried Otto NAUMANN[59] und in Kiel bei H.-J. THIEL[60].

1976 vermochte sich SCHMITT mit einer histologischen Arbeit über das Thema „Histochemische Untersuchungen über das Verhalten der sauren Mucopolysaccharide bei Wundheilungsvorgängen in der Kaninchenhornhaut unter besonderer Berücksichtigung der lamellierenden Keratoplastik" erfolgreich zu habilitieren. Zwei Jahre später wurde ihr der Titel einer Privatdozentin verliehen, nachdem sie laut Vorlesungsverzeichnis bereits seit dem Sommersemester 1975 im Lehr- und Vorlesungsbetrieb am Frankfurter Fachbereich für das Fach Augenheilkunde fest eingebunden war.[61] Ihre Lehrtätigkeit betraf neben der „Vorführung augenärztlicher Operationen" und dem „Praktikum der Augenheilkunde" auch die Hauptvorlesung „Klinik und Poliklinik für Augenkrankheiten", die von ihr – als erste weibliche Lehrkraft in der Geschichte der Frankfurter Universitätsaugenklinik überhaupt – im Wechsel mit DODEN und Horst MÜLLER zweimal wöchentlich gelesen wurde (s.a. Kap. 6.1).

In ihren mehr als 50 wissenschaftlichen Veröffentlichungen im Bereich der Augenheilkunde war sich SCHMITT thematisch weitestgehend treugeblieben. Fast immer bearbeitete sie histologische beziehungsweise histochemische Themen;

58 Klaus HÜBNER (1927–2007), in Bunzlau/Schlesien geboren, studierte Humanmedizin in Jena und Mainz. Nach Staatsexamen und Promotion (1953) habilitierte er sich 1965 in der medizinischen Fakultät der Universität Frankfurt am Main für das Fach Pathologie und pathologische Anatomie. 1978 wurde er auf den Frankfurter Lehrstuhl für Pathologie berufen, den er bis 1996 vertrat. Hübner verstarb am 12. Mai 2007.

59 Gottfried Otto NAUMANN (1935–1921), der Gründervater der Ophthalmopathologie in Deutschland, wurde in Wiesbaden geboren. Er studierte von 1952 bis 1957 Humanmedizin in Leipzig. Nach seiner Flucht aus der damaligen DDR, 1958, erhielt er von 1961 bis 1964 seine ophthalmologische Ausbildung an der Hamburger Universitäts-Augenklinik unter SAUTTER sowie am *Armed Forces Institute of Pathology* (AFIP) in Washington, D.C. Im Jahr 1968 habilitierte sich NAUMANN in Hamburg und wurde 1975 als Ordinarius an die Universitäts-Augenklinik Tübingen berufen. Nach fünf Jahren wechselte er an die Universitäts-Augenklinik Erlangen, der er bis zu seiner Emeritierung 2003 vorstand. Am 5.06.2021 verstarb Naumann nach langer Krankheit in Erlangen.

60 Hans-Jürgen THIEL (1934–2020) (keine Verwandtschaft mit Rudolf Thiel!) wurde am 5. März 1934 in Gelsenkirchen geboren, anschließend studierte er Medizin in Freiburg, Heidelberg und Innsbruck. 1962 folgten Staatsexamen und Promotion in Freiburg. Von 1963 an war er Assistent an der Universitäts-Augenklinik Kiel und ab 1967 dort Oberarzt. Er habilitierte sich 1969 in Kiel unter W. BÖKE, und 1973 erfolgte seine Ernennung zum außerplanmäßigen Professor. Von 1980 bis 1999 hatte er den Lehrstuhl für Allgemeine Augenheilkunde an der Universität Tübingen inne. Er verstarb am 22. August 2020. Wenngleich H.-J. THIEL auch kein Pathologe im engeren Sinne war, so galt er doch unter den Ophthalmologen als ausgesprochener Kenner der speziellen Pathologie der Hornhaut des Auges.

61 Vorlesungsverzeichnis der Frankfurter Goethe-Universität, SS 1975.

ganz gleich, ob es sich hierbei um „Haftschalenverträglichkeit an der Hornhaut“, „Histologische Befunde an Trepanaten nach Glaukom-Operationen“[62], „Melanotische Tumoren im Augenbereich“ oder „Mikroskopische und bakteriologische Untersuchungen an Kunststoff-Fäden nach längerer Verweildauer im Hornhautgewebe“[63] handelte.

Im Jahr 1982, dem Jahr ihres Ausscheidens aus der Klinik, wurde SCHMITT der akademische Titel einer Honorarprofessorin verliehen, womit sie zugleich dem Lehrkörper des hiesigen Fachbereichs bis zu ihrem 65.Lebensjahr weiterhin angehörte.

Zum 1. April 1982 erfolgte SCHMITTs Niederlassung in eigener Praxis in Frankfurt am Main, wobei sie zunächst mit zehn Belegbetten im Frankfurter Hospital zum Heiligen Geist und nachfolgend in einem privat geführten operativen Zentrum im Süd-Westen Frankfurts weiterhin operativ tätig blieb. Nach damit insgesamt zehnjähriger ambulanter Kataraktchirurgie beendete sie 1996 schließlich ihre operative Tätigkeit. Ihre konservative Praxistätigkeit hingegen führte sie noch bis Ende 2005.

6.2.4 Rüdiger WELT (1970–1986)

Rüdiger WELT[64] wurde am 27.07.1941 in Allenstein/Ostpreußen geboren. Nach bestandener Hochschulreife am Mathematisch-Naturwissenschaftlichen Gymnasium in Wattenscheid und nach Ableistung seines Militärdienstes begann er 1962 mit dem Medizinstudium, zunächst in Münster und anschließend in Essen. Nach bestandenem Staatsexamen (1968) arbeitete er von 1968 bis 1970 als Medizinalassistent in der Inneren Medizin und anschließend in der Chirurgie am Marienkrankenhaus in Wattenscheid. Während dieser Zeit führte er auch seine Dissertationsarbeit mit dem Thema „Pathophysiologie und therapeutische Probleme bei schweren Verbrennungen“ erfolgreich zu Ende. Bedeutsam für WELTs späteren Lebensweg soll vor allem seine erwähnte Medizinalassistentenzeit in der Chirurgie in Wattenscheid gewesen sein; reifte doch hier, aufgrund eines eher zufälligen Zusammentreffens mit einem gleichfalls dort tätigen augenärztlichen Belegarzt, sein Entschluss, selbst „Ophthalmologe zu werden“.

---

[62] Klin. Mbl. Augenhk.167 (1975), S. 291.

[63] Klin. Mbl. Augenhk.161 (1972), S. 654.

[64] Hierzu wie im Folgenden nach den von Familie WELT dankenswerterweise überlassenen schriftlichen Aufzeichnungen.

Gleich im Anschluss an seine Medizinalassistentenzeit erhielt WELT im Jahr 1970 seine ersten ophthalmologischen Anleitungen an der Frankfurter Universitätsaugenklinik unter DODEN, wo er von 1975 bis 1982, nach mittlerweile fünfjähriger Assistentenzeit und Erlangung der Facharztanerkennung, die Stelle eines Oberarztes einnahm. Von 1982 an, nach dem Ausscheiden von SCHMITT, bis zum Zeitpunkt seines eigenen Ausscheidens aus der Klinik im Jar 1986, hatte er dauerhaft die Position des Leitenden Oberarztes inne.

Als sich Mitte der 70er Jahre die von Charles KELMAN[65] neu entwickelte Methode zur Operation des Grauen Stars, die sogenannte Phakoemulsifikation (s. Kap. 6.1, Anm. 5), als moderne Technik dieser Operation allmählich etablierte, gehörte WELT zu den Protagonisten dieser neuen Operationsmethode. Hierzu hospitierte er 1979 während eines mehrmonatigen Studienaufenthalt in den Vereinigten Staaten bei führenden US-Ophthalmochirurgen – so auch bei KELMAN selbst, der zudem die Bürgschaft für seine Mitgliedschaft in der renommierten *American Academy of Ophthalmology* übernommen hatte.

Seit Ende der 70er-Jahre trug WELT durch eine Vielzahl von Einzelveranstaltungen, umfangreichen Kongressvorträgen sowie Fortbildungskursen und Live-Surgery-Symposien im Rahmen von Wet-Labs europaweit, wie auch im außereuropäischen Ausland, zur Verbreitung dieses neuen Verfahrens bei. Ein in diesem Zusammenhang herausragendes Ereignis war die in Echtzeit wiedergegebene Operation an Bord des Jets der Organisation *ORBIS-Surgery* im Jahr 1982. Dabei handelte es sich um ein von US-amerikanischen Ophthalmochirurgen gegründetes Projekt, bei dem eine Augenoperation per Videoübertragung live in mehrere Länder übertragen wurde. WELT war aufgrund seiner Erfahrungen mit der besagten neuen Technik als Gastoperateur geladen.

[65] Charles David KELMAN (1930–2004), geboren in Brooklyn, New York City. Nach Abschluss seines Medizinstudiums 1956 in Genf (Schweiz) absolvierte er eine augenärztliche Ausbildung am *Kings County Hospital* in Brooklyn sowie am *Wills Eye Hospital* in Philadelphia, ab 1960 war er als niedergelassener Ophthalmochirurg in eigener Praxis in New York City tätig. Sein Hauptinteresse galt von Anbeginn an der Weiterentwicklung der Kataraktchirurgie. War es hierbei zunächst die Methode der Kryoextraktion, der er zum Erfolg verhalf, so vermochte er im Jahr 1967 erstmals über die „Phako-emulsification und Aspiration" als eine neue Technik zur Behandlung des Grauen Stars zu berichten. Die amerikanische Gesellschaft für *Cataract and Refractive Surgery* kürte ihn 1999 für sein Lebenswerk zu einem der weltweit zehn bedeutendsten Ophthalmologen des 20. Jahrhunderts. Fünf Jahre später verstarb KELMAN am 1. Juni 2004 im Alter von 74 Jahren an Lungenkrebs.

Nicht zu vergessen ist auch der 1983 unter WELTs Leitung gemeinsam mit SCHNAUDIGEL (s. Kap. 6.2.5) und HEIDER (s. Kap. 6.2.6) im hiesigen Klinikum ausgerichtete Fortbildungskurs zum Erlernen der Phakoemulsifikation.[66]

So überrascht es auch nicht, dass WELTs wissenschaftliche Publikationen während seiner Frankfurter Zeit vor allem Themen rund um die Kataraktchirurgie betrafen, insbesondere in Kombination mit intraokularen Linsenimplantaten und deren Fixationsmöglichkeiten. Ein spezielles Interesse WELTs galt hierbei den Auswirkungen des operativen Eingriffes auf die menschliche Hornhaut, was sich dann auch in seiner 1984 eingereichten Habilitationsschrift „Oberflächenmorphologische Untersuchungen des Hornhautendothels unter besonderer Berücksichtigung pleomorpher Zellstrukturen" niederschlug. In beeindruckender Weise wies er hierbei die Auswirkungen der im Zusammenhang mit der Phakoemulsifikation jeweils benötigten Menge an Ultraschallenergie auf die Morphologie des Hornhautendothels nach, wobei er zugleich die in erster Linie altersbedingten, unterschiedlichen pleomorphen Ausgangsbefunde einbezog.

Laut amtlichem Vorlesungsverzeichnis der Frankfurter Universität trat WELT erstmals zum Sommersemester 1978 als Lehrbeauftragter für das Fach Augenheilkunde am hiesigen Fachbereich Medizin in Erscheinung; zunächst im Rahmen eines für die höheren klinischen Semester vorgegebenen Praktikums, und ab dem Wintersemester 1978/79 im Wechsel mit DODEN und SCHMITT als Mitgestalter der Hauptvorlesung „Klinik und Poliklinik der Augenheilkunde" (s.a. Kap. 6.1).

Als WELT Ende Oktober 1986 aus der Frankfurter Universitätsaugenklinik ausschied, um als Nachfolger von Holger BUSSE[67] die Leitung der Augenklinik in Ludwigshafen zu übernehmen, war ihm längst das bleibende Verdienst gesichert, hinsichtlich der Etablierung des damals neuen und zukunftsweisenden Operationsverfahrens der Phakoemulsifikation wahre Pionierarbeit geleistet zu haben. Auch nach seinem Ausscheiden aus der Frankfurter Augenklinik blieb WELT

[66] Dieser Kurs, der wenige Monate später in Mainz seine Wiederholung fand, ging auf Initiative von DODEN sowie dem damaligen Ordinarius der Mainzer Universitäts-Augenklinik Arno Hermann NOVER zurück.

[67] Holger BUSSE (1945–2020) wurde am 1.4.1945 in Jena geboren und studierte von 1965 bis 1971 Medizin in Mainz und Münster. 1971 begann er seine ophthalmologische Ausbildung an der Münsteraner Augenklinik unter HOLLWICH, wurde dort Oberarzt und konnte sich 1977 habilitieren. 1980 zum außerplanmäßigen Professor ernannt, übernahm er 1984 den Chefarztposten der Städtischen Augenklinik Ludwigshafen und ließ sich an die Mainzer Medizinische Fakultät umhabilitieren. Im Jahr 1986 folgte seine Berufung auf den Lehrstuhl für Augenheilkunde der Universität Münster, den er bis zu seiner Emeritierung 2010 vertrat. Er verstarb im Alter von 75 Jahren am 29. August 2020.

dem Lehrkörper weiterhin als außerplanmäßiger Professor für das Fach Augenheilkunde erhalten.

Mit WELTs Übernahme der Augenklinik am Klinikum Ludwigshafen kam es auch dort sehr schnell zur Einführung der Phakoemulsifikation mit routinemäßiger Kunstlinsenimplantation, was alsbald zu einem raschen Anstieg der jährlichen Operationszahlen führte. Auch wurde unter seiner Direktive zeitnah ein ambulantes OP-Zentrum etabliert.

Seine Funktion als Chefarzt der Ludwigshafener Augenklinik – bei der er in zwanzigjähriger Tätigkeit die gesamte Augenheilkunde, einschließlich der ganzen Palette hornhautchirurgischer Eingriffe vertrat – endete mit Erreichen seines 65. Lebensjahres im Juli 2006. Doch es hätte dem Wesen WELTs widersprochen, sich damit schon in den verdienten Ruhestand zu begeben. Noch zwei Jahre lang leitete er das von ihm bereits 2002 am Klinikum Ludwigshafen gegründete und selbständig betriebene ambulante Laserzentrum zur refraktiven Hornhautchirurgie. Erst ein wiederholt erlittener Schlaganfall im Dezember 2013 zwang WELT schließlich, seine ophthalmologische Tätigkeit endgültig aufzugeben. Er verstarb am 1. November 2024.

Auch wenn WELT selbst nie Ordinarius geworden ist, so hat er doch als Privatdozent die Frankfurter Ophthalmologie so entscheidend mitgeprägt, dass sein Name für immer mit der Geschichte der Klinik verbunden bleiben wird.

6.2.5 Otto-Ernst SCHNAUDIGEL (1973–2003)

Otto-Ernst SCHNAUDIGEL, der Enkel des ersten Ordinarius der Frankfurter Universitätsaugenklinik Otto SCHNAUDIGEL, begann zum 1. Februar 1973 als wissenschaftlicher Mitarbeiter und Assistent unter DODEN seine ophthalmologische Laufbahn. Nicht zuletzt durch seine familiär-historische Verbundenheit mit der Frankfurter Augenklinik lässt sich vermutlich auch sein bis heute unvermindertes Interesse an der Geschichte der hiesigen Klinik verstehen – wie überhaupt an historischen und medizingeschichtlichen Themen.

Geboren wurde SCHNAUDIGEL[68] am 12.02.1947 in Völklingen (Saarland) als einziges Kind des Arztes Ottheinz Schnaudigel und seiner Ehefrau Alma. Nach Besuch des dortigen staatlichen Realgymnasiums legte er im März 1966 das Abitur ab. Sein direkt anschließendes Medizinstudium absolvierte er an der Univer-

[68] Hierzu wie im Folgenden nach den von Otto-Ernst SCHNAUDIGEL dankenswerterweise überlassenen Unterlagen.

sität des Saarlandes in Saarbrücken und Homburg/Saar, welches er im November 1971 mit dem Staatsexamen und der Note „sehr gut" abschloss. Einen Monat später erfolgte seine Promotion zum Doktor der Medizin mit dem Thema „Zur Frage der Elektronenbestrahlung von Harnblasentumoren" mit magna cum laude. Nach seiner zunächst am Frankfurter Markuskrankenhaus und anschließend am Universitätsklinikum verbrachten Medizinalassistentenzeit erhielt er am 31.01.1973 die Approbation als Arzt und nur einen Tag später seine ersten Unterweisungen in der Ophthalmologie unter DODEN. Seine damit begonnene Assistentenzeit an der hiesigen Universitätsaugenklinik – lediglich unterbrochen durch Ableistung des Grundwehrdienstes als Truppenarzt – endete im August 1978 mit der Anerkennung als Facharzt für Augenheilkunde. 1984 habilitierte sich SCHNAUDIGEL mit dem Thema „Zur Topographie der gedeckten fistulierenden Glaukomoperation". Noch im selben Jahr erfolgte seine Ernennung zum Privatdozenten für das Fach Augenheilkunde. Laut Vorlesungsverzeichnis der Frankfurter Universität begann SCHNAUDIGELs offizielle Lehrtätigkeit am hiesigen Fachbereich zum Sommersemester 1981, zunächst als Lehrbeauftragter und ab 1985 als Privatdozent.

Nach der Emeritierung von DODEN zum 1.10.1987 wurde SCHNAUDIGEL die kommissarische Leitung der Abteilung für Allgemeine Augenheilkunde und Mikrochirurgie übertragen. Im November 1988, nachdem WELT (s. Kap. 6.2.4) aus der Klinik ausgeschieden war, übernahm SCHNAUDIGEL dessen Stelle als Leitender Oberarzt. Zwei Jahre später, zum 1. Juli 1990, erfolgte seine Ernennung zum außerplanmäßigen Professor.

Zu den Schwerpunkten seiner klinischen wie wissenschaftlichen Tätigkeit zählten außer der Katarakt- und Glaukomchirurgie auch die Tumorforschung. Neben seiner Funktion als Leitender Oberarzt war er unter anderem auch als Projektleiter einer vom Land Hessen geförderten Langzeitstudie zur Wirksamkeit der kombinierten Glaukom- und Kataraktchirurgie tätig.

SCHNAUDIGELs operatives Spektrum umfasste sämtliche chirurgischen Eingriffe innerhalb der Ophthalmologie, einschließlich der Netzhautchirurgie, der Hornhauttransplantation sowie der plastisch-rekonstruktiven Lidchirurgie. Was ihn hierbei vor allem auszeichnete, war sein eindrucksvolles operatives Vorgehen – eine Kombination aus Beherztheit und offenkundiger Leichtigkeit, die sich in all seinen Eingriffen zeigte. So war es immer wieder beeindruckend zu sehen, mit welch routinierter Fertigkeit selbst schwierige Situationen unter seinen Händen fließend gelöst wurden, und dass es bei ihm prinzipiell auch keinen Unterschied in der Geschicklichkeit zwischen rechter und linker Hand gab.

Damit war SCHNAUDIGEL zweifellos zum Vorbild und Inspirator für nicht wenige der zahlreichen aus der Klinik hervorgegangenen Operateure geworden. Umso schmerzlicher musste es daher für viele Mitarbeiter und Patienten gewesen sein, als er im Juli 2003 aus persönlich-privaten Gründen dem Klinikbetrieb für immer den Rücken kehrte, um sich als praktizierender Augenarzt in freier Praxis in seinem Elternhaus in Frankfurt am Main niederzulassen.

6.2.6 Wolfgang HEIDER (1980–1994)

Wenngleich auch Wolfgang HEIDERs offizielle Habilitierung bereits in die Zeit der Klinikleitung durch Christian OHRLOFF (s.a. Kap. 7) fällt, so muss er doch zweifellos noch zum Kreis der Habilitanden DODENs gerechnet werden. Damit steht er – gleichsam den vorgenannten Dozenten MAKABE, STÄRK und SCHNAUDIGEL – für den personalen Brückenschlag in Forschung und Lehre zwischen dem Direktorat DODEN und dem Direktorat OHRLOFF.

Geboren wurde Wolfgang HEIDER am 27.03.1949 in Frankfurt am Main als Sohn des Frankfurter Augenarztes Wilhelm HEIDER (s. Kap. 3.1), dem ehemaligen Mitarbeiter und Oberarzt an der Frankfurter Universitätsaugenklinik zur Amtszeit des ersten Klinikdirektors Otto SCHNAUDIGEL.

Dem frühen Bestreben folgend, gleich seinem Vater Augenarzt zu werden, studierte Wolfgang HEIDER von 1967 bis 1974 in Frankfurt am Main Medizin. Nach Ablegen des Staatsexamens verbrachte er seine Medizinalassistentenzeit unter anderem in der Augenklinik des Städtischen Krankenhauses Frankfurt-Höchst bei Wolfgang LIEB (s. Kap. 4.3.8.), wo er nach Erlangung der Approbation, 1976, auch vorerst blieb. Nach vierjähriger Assistentenzeit unter LIEB und erfolgreicher Promotion im Jahr 1977 wechselte HEIDER 1980 an die Frankfurter Universitätsaugenklinik und erhielt dort ein Jahr später seine augenärztliche Facharztanerkennung sowie die Stellung eines Oberarztes.

HEIDERs klinisches Interesse galt in erster Linie der operativen Augenheilkunde und hier insbesondere der operativen Behandlung des Grauen und Grünen Stars – speziell auch dem kombinierten chirurgischen Vorgehen während ein und desselben Eingriffs.

Nicht unerwähnt bleiben darf HEIDERs unermüdlicher Einsatz bezüglich Planung und Durchführung der 1984 in Frankfurt stattgefundenen 82. Tagung der Deutschen Ophthalmologischen Gesellschaft, wozu er zuvor von DODEN als Hauptverantwortlicher für dessen Organisation benannt worden war und in dieser

Funktion maßgeblich zu dem bereits oben erwähnten Erfolg dieser Tagung (s.a. Kap. 6.1) beigetragen hat.

Wissenschaftliche Verdienste erwarb sich HEIDER vor allem auf dem Gebiet der computergesteuerten Gesichtsfeldmessung. Eine glückliche Situation ergab sich für die Augenklinik, als Anfang der 80er Jahre im Rahmen der damaligen *Hertie-Stiftung*, die Anschaffung eines computergesteuerten Schwellenwertperimeters (*Octopus*) ermöglicht wurde und HEIDER hierin alsbald ein leidenschaftliches Betätigungsfeld fand. Hierbei befasste er sich nicht nur mit den perimetrischen Auswertungen der im Zusammenhang des Krankheitsbildes der Multiplen Sklerose häufig bestehenden entzündlichen Sehnervschädigungen, sondern von Anfang an auch mit dem sogenannten *Uhthoff-Phänomen*[69]. Im Umkehrschluss dieses Phänomens vermochte er anhand zahlreicher Gesichtsfelduntersuchungen bei einer Vielzahl von Patienten mittels künstlich induzierter Absenkung der Körpertemperatur durchweg eine Verbesserung der Sehleistung aufzuzeigen; was sich jedoch nur bei den akuten Sehnerventzündungen im Rahmen der Multiplen Sklerose erreichen ließ.

Auch HEIDERs 1987 abgeschlossene Habilitationsarbeit „Computerperimetrische Lokalisation und Quantifizierung von Gesichtsfeldveränderungen unter künstlicher Augeninnendruckerhöhung bei normalen und glaukomatösen Augen“ basierte auf der innovativen Technik der computergesteuerten Schwellenwertperimetrie. In seiner Arbeit hatte er sich mit den Auswirkungen von temporär induzierten Augeninnendruckerhöhungen auf die computergesteuerte Gesichtsfeldmessung befasst und verglich gesunde mit glaukomatös vorgeschädigten Augen. Dabei zeigte sich, dass offensichtlich nur bei den bereits glaukomatös veränderten Augen ein signifikanter Zusammenhang zwischen zeitweilig induzierter Augendruckerhöhung und temporärer Gesichtsfeldveränderung (Verschlechterung) – abhängig vom jeweiligen Ausmaß der Vorschädigung – besteht.

Nach Zuerkennung seiner Habilitation, Anfang Oktober 1988, wurde Heider am 12.01.1989 die venia legendi für das Fach Augenheilkunde erteilt.

HEIDER gehörte grundsätzlich zu jenen Mitarbeitenden, die den jeweils aktuellen Fortschritten in der Medizin stets aufgeschlossen gegenüber standen. So war er auch immer wieder maßgeblich bei der Implementierung einer Vielzahl ophthalmologischer Neuerungen an der hiesigen Klinik beteiligt. Beispielhaft

[69] Hierbei handelt es sich um ein von dem deutschen Ophthalmologen Wilhelm UHTHOFF (1853–1927) bereits 1890 erstmalig beschriebenes Phänomen, welches eine vorübergehende Sehverschlechterung bei Patienten mit Multipler Sklerose infolge einer Erhöhung der Körpertemperatur, gleich welcher Ursache, beschreibt.

hierfür wäre zu nennen: Der Aufbau einer Hornhautsprechstunde mit kurzzeitkonservierten Spenderhornhäuten, die Einführung der sogenannten autologen Limbusstammzelltransplantation wie auch die sklerafixierte Hinterkammerlinsenimplantation, fernerhin die Inzisionale Astigmatismuskorrektur mittels libusparalleler Keratotomien.

Mit Ende des Sommersemesters 1994 verließ HEIDER die Frankfurter Universitätsaugenklinik, um zum 1. Oktober 1994 als Gemeinschaftspraxispartner in die seinerzeit von K. G. RIEDEL geführte Münchener *Augenklinik Herzog Carl Theodor*[70] einzutreten, in der er bis zum Ende seines beruflichen Werdegangs wirkte.

Noch 1995 erfolgte seitens der Frankfurter Universität HEIDERs Ernennung zum außerplanmäßigen Professor. Seine damit verbundene fortgesetzte Lehrtätigkeit am hiesigen Fachbereich für das Fach Augenheilkunde nahm er bis zur Vollendung seines 65. Lebensjahres im Jahr 2014 wahr. Ende Dezember des darauffolgenden Jahres beendete HEIDER auch seine Tätigkeit an der Augenklinik Herzog Carl Theodor.

HEIDER lebt weiterhin in München – jener Stadt, die ihm längst zur zweiten Heimat geworden ist.

6.3 Wilhelm DODEN als Arzt und Wissenschaftler

Vor allem zwei tiefgreifende Erfahrungen in DODENs Leben sollen es gewesen sein, die seine Persönlichkeit nachhaltig geprägt haben: Zum einen „das Erlebnis der unheilbaren, mit langem Siechtum einhergehenden Erkrankung des Vaters“, was schließlich auch zu dem Entschluss führte, „Arzt zu werden“, verbunden mit dem „festen Willen zum steten Einsatz für die Kranken mit den bestmöglichen Mitteln“, zum anderen die ihm schon frühzeitig entgegengebrachten Förderungen seitens der einst zu den renommiertesten Wissenschaftlern zählenden Persönlich-

[70] Die vor allem für mittellose Augenkranke 1895 in München gegründete Augenklinik war das Lebenswerk des Augenarztes und Bruders der Kaiserin Elisabeth von Österreich (Sisi) HERZOG CARL THEODOR in Bayern (1839–1909), Schüler von Ferdinand ARLT in Wien und Johann Friedrich HORNER in Zürich. 1917 überführte seine Witwe (Marie-José) die Klinik in eine Stiftung, um das Lebenswerk ihres Mannes fortzuführen und dessen Bestand auf Dauer zu sichern. So besteht die Klinik noch heute als eine der renommiertesten privaten Augenkliniken Deutschlands, zu deren Anliegen die Behandlung auf höchstem medizinischem Niveau gehört, und die gemäß ihrem unverändert karitativen Anspruch nach wie vor allen Patienten offensteht.

keiten auf dem Gebiet der Sinnes- und Neurophysiologie.[71] So arbeitete DODEN, wie bereits erwähnt, schon in den ersten Semestern seines Medizinstudiums in dem Institut für Biophysik auf *Schloss Buldern*[72] bei Münster über den experimentellen Nystagmus, was nicht nur dazu führte, dass sein Name erstmals bereits vor dem Physikum in der wissenschaftlichen Literatur Erwähnung fand, sondern vermutlich auch sein immerwährendes Bemühen erklärt, „jungen Wissenschaftlern und Studenten die bestmöglichsten Förderungen angedeihen zu lassen."[73]

Der nachfolgende Ordinarius der Frankfurter Universitätsaugenklinik Christian OHRLOFF schreibt in seinem Nachruf über DODEN:

> Aus solch einem Holz ist ein hervorragender Kliniker geschnitzt, der gelernt hat, nicht ex cathedra zu entscheiden, sondern klinische Methoden und Ergebnisse genauso differenziert zu beurteilen wie das Experiment im Labor.[74]

Vor allem DODENs ungewöhnlich breite Ausbildung in den Grundlagenfächern der Medizin war es, was ihn von Anfang an als Wissenschaftler auszeichnete – zunächst in der mehr theoretisch gelagerten Neuro- und Sinnesphysiologie, später dann auf klinisch-chirurgischem Gebiet. Schon früh war ihm der Ruf eines „sehr guten Klinikers", eines „ausgezeichneten Operateurs" sowie eines „guten akademischen Lehrers" vorausgegangen.[75]

Bis zur Übernahme des Frankfurter Lehrstuhls für Augenheilkunde hatte DODEN eine Vielzahl wissenschaftlicher Arbeiten veröffentlicht. Vor allem folgende Themenbereiche weckten immer wieder sein nachhaltiges Interesse: Probleme der Kaliumbestimmung und des Kaliumstoffwechsels, die Periphlebitis retinae, die objektive Sehschärfenbestimmung, die Nystagmographie und nicht zuletzt die vestibuläre Beeinflussung von Okulomotorik und Okulosensorik.[76]

Insbesondere hinsichtlich der letztgenannten Thematik hatte sich DODEN schon früh ausgewiesene Expertise erworben. In seiner bereits erwähnten grundlegenden Arbeit „Über die Störung des optisch-vestibulären Systems bei Schielenden" (s. Kap. 5) konnte er mit Hilfe der speziellen Elektronystagmographie nach Ri-

[71] STÄRK, S. 157.
[72] Siehe Kap. 5, Anm. 13.
[73] STÄRK, S. 157.
[74] OHRLOFF, S. 113.
[75] UAF Abt. 13 Nr. 188; sowie HAMMERSTEIN (2012), S. 816.
[76] Siehe Personalbibliographie Wilhelm DODEN im Anhang.

chard JUNG[77] bei schielenden Kindern erheblich von der Norm abweichende Befunde erheben. Auf Grundlage dieser Befunde und in Synopsis mit den bei Schielenden gegebenen physiologischen und pathophysiologischen Besonderheiten der okulären Motorik und Sensorik hatte er unter Berücksichtigung nachweisbarer hereditärer und peristatischer Faktoren schließlich eine eigene Theorie des Begleitschielens entwickelt, welche zugleich auch eine Erklärung bot, „weshalb bei einem nicht unerheblichen Prozentsatz von Schielern alle therapeutischen Bemühungen vergeblich bleiben müssen".[78]

Hinzu kamen grundlegende Beiträge zu Sammelwerken: 1961 über „Diagnostik und Therapie von Schielenden", 1963 zur „Klinik und Ätiologie der Periphlebitis retinae", und im Handbuch der Tuberkulose von 1964 war ihm das Kapitel „Die Tuberkulose des Auges und seiner Adnexe" übertragen worden.[79] Von den späteren, aus seiner Frankfurter Zeit stammenden Monographien und Handbuchbeiträgen sind zu nennen: 1970 über die „Amotio retinae" in der „Bücherei des Augenarztes", 1973 „Stellungsanomalien und Motilitätsstörungen" im großen Lehrbuch der Augenheilkunde von Th. AXENFELD und H. PAU sowie gleichfalls 1973 in dem von H. J. KÜCHLE herausgegebenen „Almanach der Augenheilkunde" ein Grundsatzreferat zum Thema Begleitschielen. 1976 kam noch das spezielle Kapitel über Nystagmus und Nystagmographie in dem Standardwerk „Die ophthalmologischen Untersuchungsmethoden" von W. STRAUB hinzu. Seine letzte Monographie aus dem Jahre 1982 war dem Thema Limbusprobleme in der Reihe „Bücherei des Augenarztes" gewidmet.

Mit Beginn der Frankfurter Zeit verlagerte sich DODENs Interesse immer mehr zur handwerklichen Seite der Augenheilkunde: der *Ophthalmochirurgie*. Seine nun folgenden Fachveröffentlichungen, bei denen er meist als Co-Autor in Er-

[77] Richard JUNG (1911–1986), in Frankenthal geboren, war ein bedeutender deutscher Neurophysiologe. Er studierte in Wien, Freiburg, Paris, Berlin und München. 1940 habilitierte er sich an der Albert-Ludwigs-Universität in Freiburg und wurde dort 1949 außerordentlicher Professor und zwei Jahre später ordentlicher Professor für Neurologe und Neuropsychologe sowie Direktor der Neurologischen Universitätsklinik Freiburg.

[78] UAF Abt. 13 Nr. 188; sowie DAFfm. Archiv-Box 8. Mit dieser seiner zentralen Aussage aus dem Jahr 1957, dass bei einem Großteil von Schielpatienten „alle therapeutischen Bemühungen vergeblich bleiben müssen", war DODEN seiner Zeit weit voraus. So sollten noch gut zehn Jahre vergehen, bis sich im Rahmen der konservativen Schielbehandlung aufgrund der meist frustranen Ergebnisse von Korrespondenz- und Fusionsschulungen allmählich die Erkenntnis durchsetzte, dass ein vollwertiges beidäugiges Sehen nicht mehr als generelles therapeutisches Ziel in der Orthoptik-Pleoptik ausgegeben werden kann, was in der Folge auch zu einer sukzessiven Verlagerung des Aufgabenbereiches von Orthoptisten/innen – von der therapeutischen Schulung hin zur Diagnostik – führte.

[79] Siehe hierzu Personalbibliographie Wilhelm DODEN im Anhang.

scheinung trat, galten zunehmend Kasuistiken oder betrafen vornehmlich operative Fragestellungen.[80] In diesem Zusammenhang muss auch seine wiederholt geäußerte Überzeugung gesehen werden, dass eigentlich „nur ein operierender Augenarzt ein richtiger Ophthalmologe sei".

Hier lässt sich durchaus der Eindruck gewinnen, als wäre DODEN mit Übernahme des Frankfurter Direktorats für sich selbst – zumindest vorerst – am Ziel seiner wissenschaftlich-beruflichen Karriere angekommen. Theoretisch-wissenschaftliche Abhandlungen wie Publikationen überhaupt scheinen ihm von nun an deutlich weniger wichtig als die klinisch-praktische Augenheilkunde im Rahmen eines gut geführten und organisierten Klinikbetriebes. Bedeutsamer als eigene Veröffentlichungen wurde ihm jetzt offenbar die Förderung seiner Schüler, was sich neben der Leidenschaft zum Dozieren auch in der Zahl seiner Habilitierenden niederschlug.

Innerhalb des breiten Gebietes der Ophthalmochirurgie galt, wie bereits ausgeführt (s. Kap. 6.1), DODENs Hauptaugenmerk vor allem der Weiterentwicklung der Kataraktchirurgie, welche mit Abstand dann auch die nachhaltigste Entwicklung erfuhr. Ein glücklicher Umstand dürfte hierbei gewesen sein, dass DODENs Frankfurter Jahre in eine Epoche des fundamentalen Wandels dieses Spezialgebietes fielen – der Entwicklung neuer Intraokularlinsen, verbunden mit innovativneuartiger Operationstechnik.

Dank DODENs sicherem Gespür für die jeweils richtige Richtung dieses Entwicklungsprozesses hat die Frankfurter Augenklinik, mit Ausnahme der frühen Vorderkammerlinsenimplantate, nahezu sämtliche Schritte mitgetragen: über die Anfänge der irisgetragenen bis zu den heute kapselsackfixierten Linsenmodellen. Diese Entwicklung nicht nur erkannt, sondern auch selbst – klinisch wie wissenschaftlich – maßgeblich mitgestaltet und vorangetrieben zu haben, muss rückblickend als DODENs größtes und sichtbarstes Verdienst innerhalb der Augenheilkunde gesehen werden. Nach fachkundiger Aussage soll DODEN ganz „wesentlich dazu beigetragen haben, dass die moderne Kataraktchirurgie in Deutschland Fuß fassen konnte".[81] Insofern konnte es auch gar nicht ausbleiben, dass ihm bald eine Vielzahl ehrenvoller Anerkennungen zukam und seine Mitglied- und Ehrenmitgliedschaften, auch ausländischer Fachgesellschaften, immer zahlreicher wurden. Für seine Verdienste in der ärztlichen Fortbildung wurde er zudem von der Bundesärztekammer mit der *Ernst-von-Bergmann Plakette* ausgezeichnet, wie er auch als deutscher Staatsbürger das Bundesverdienstkreuz am Bande erhielt.

---

80 Ebenda.

81 OHRLOFF, S. 114.

Wenngleich der Amtsantritt DODENs Ende der 60er Jahre in die Zeit der damaligen Hochschulreform – des allgemeinen Wandels von der traditionellen Ordinarienuniversität hin zur Gruppenuniversität – fiel, so verkörperte DODEN zeitlebens doch eher einen Ordinarius alter Prägung, stets gepaart mit einer zutiefst sozialliberalen Grundhaltung. Immer wieder setzte er sich völlig uneigennützig für seine Mitarbeiter ein, wenn es darum ging, bestehende Verhältnisse einer gerechteren Lösung zuzuführen, sei es, dass es sich um eine angemessene Vergütung der für die Augenklinik zuständigen Oberschwester oder auch die passende tarifliche Eingruppierung eines ärztlichen Mitarbeiters handelte.[82] Bei aller wissenschaftlichen Expertise und den vielen über die Jahre hinweg erworbenen Meriten hat DODEN doch nie die Bodenhaftung verloren. Das Wissen und die Erfahrung, was es heißt, frei von Privilegien geboren und aufgewachsen zu sein, schien ihm stets erhalten geblieben – und war ihm auch immer irgendwie abzuspüren.

Dass DODEN als ein „Mensch mit weichem Kern und rauer Schale"[83] darüber hinaus zu jenen Chefärzten zählte, die auch den Mitarbeiterinnen nicht nur formell die gleichen Rechte zubilligten wie den Mitarbeitern, zeigte sich allein schon im stets hohen Anteil von Ärztinnen in seinem Team wie auch in der nachhaltigen Unterstützung und Förderung in der beruflichen Entwicklung seiner Kolleginnen. Hierzu sei an die Worte seiner langjährigen Oberärztin Hildegund SCHMITT (s. Kap. 6.2.3) erinnert:

> Doden war ein gestrenger, aber gerechter Chef, der auch Frauen die Möglichkeit gab, ihren Weg zu machen. Davon zeugen die vielen Augenärztinnen aus seiner Schule. Er war noch ein Chef, der die gesamte Augenheilkunde beherrschte und das auch an seine Assistenten weitergab.[84]

Dass DODEN zudem auch über ein ausgesprochenes Maß an Humor, Selbstironie und wenig Standesdünkel verfügte, verdeutlicht jene kleine Anekdote, die sich

[82] So beispielsweise geschehen im Rahmen seiner 1972 geführten Bleibeverhandlungen; s.a. Kap. 6.1.

[83] OHRLOFF, S. 114.

[84] SCHMITT, Hildegund: persönl. schriftl. Mitteilung 2016. Das von Hildegund SCHMITT gezeichnete Bild der Persönlichkeit DODENs steht hierbei in einem deutlichen Widerspruch zu der Darstellung seines ehemaligen Assistenten Richard STODTMEISTER, die dieser in der Zeitschrift „DER AUGENARZT" (2007, 41. Jg., 6. Heft) publizierte. Dieser Darstellung zufolge sei eine Assistenzzeit unter DODEN als „Untertan im Wilhelminischen Zeitalter" zu erleben gewesen, bei der es angeblich auch „nur wenige Kolleginnen und Kollegen länger als unbedingt nötig ausgehalten haben" sollen. Beim Lesen des besagten Artikels kann man sich jedoch nur schwer des Eindrucks erwehren, dass es sich dabei eher um ein ‚Nachtreten' aus vermutlich ganz anderen Gründen handeln dürfte.

noch vor seinem offiziellen Amtsantritt an der Frankfurter Augenklinik zugetragen haben soll:

> Kurz vor seinem Dienstantritt als Klinikchef im April 1967 kam Professor Doden inkognito nach Frankfurt am Main, um einen Blick auf die Klinik zu werfen. Vor dem Eingang der Klinik wurde gerade etwas ausgeladen. Unter Aufsicht eines unserer Krankenpfleger. Als dieser Professor Doden erblickte, sagte er zu ihm: „Was stehst Du so blöd da und glotzt. Pack lieber mit an!“ Das tat Professor Doden dann auch, ohne sich zu erkennen zu geben. Das Erstaunen des Pflegers zwei Tage später war wohl beträchtlich.[85]

Auch über eine weitere Begebenheit, welche ganz im Kontrast zu DODENs Vorgänger THIEL auf eine völlig andere Form des sozialen Miteinanders weist, erfahren wir aus gleicher Feder:

> Seit längerer Zeit störten Professor DODEN die überquellenden und sehr antiken Abfalltonnen der benachbarten HNO-Klinik. Er beauftragte unseren Klinikfotografen, eine richtig hässliche Aufnahme dieser Mülltonnen anzufertigen, und übersandte einen Tag vor Weihnachten dem Direktor der HNO-Klinik diese Aufnahme mit freundlichen Weihnachts- und Neujahrsgrüßen. Zur allergrößten Überraschung standen am frühen Morgen des 27.12. neue Abfalltonnen vor dem Haus.[86]

Ein unvergessliches Spezifikum der Ära DODENs waren die allmorgendlichen, in steter Regelmäßigkeit abgehaltenen Dienstbesprechungen – auch „Mimik“ genannt. Hierzu hatte sich die gesamte ärztliche Belegschaft noch vor dem eigentlichen Arbeitsbeginn in der Bibliothek im Untergeschoss der Klinik einzufinden, um den ‚Worten des Meisters‘ zu lauschen. Auch wenn diese für alle gleichermaßen verpflichtenden Besprechungen später zunehmend mehr der Selbstinszenierung des Chefs als einem tatsächlichen Informationsaustausch dienten, so sind doch sicherlich einigen der damals Anwesenden manche der verkündeten Lebensweisheiten und Welterklärungen bis heute in lebhafter Erinnerung geblieben, was nicht zuletzt wohl auch an DODENs markanter, bisweilen robuster Ausdrucksweise lag. So war DODEN immer ein Mensch der klaren und direkten – gelegentlich vielleicht zu direkten – Worte. Nebulöse wie akademisch geschraubte Formulierungen waren und blieben ihm stets ein Gräuel.

Als ehemaliger Mitarbeiter und Schüler DODENs während seiner letzten Amtsjahre sind mir, als Verfasser dieser Zeilen, insbesondere seine wiederholten Ermahnungen hinsichtlich allzu oberflächlicher Augenuntersuchungen in steter

---

85 SCHMITT, Hildegund: persönl. schriftl. Mitteilung, 2016.

86 Ebenda.

Erinnerung geblieben. Eine dieser von ihm gern und häufig benutzten Formulierungen, welche durchaus schon den Status geflügelter Worte erreichten, lautete:

> In meiner Klinik dulde ich kein bloßes Nach-oben-schauen, Nach-unten-schauen – Auf Wiederschauen!

Oder bisweilen auch in leicht abgewandelter Form:

> ...kein Nach-oben-sehen, Nach-unten-sehen – Auf Wiedersehen!

Bis zu seiner Emeritierung war es für DODEN stets ein wichtiges Anliegen, dass möglichst keiner der stationär durchlaufenden Patienten – ganz gleich ob Privat- oder Kassenpatient – diese verlässt, ohne von ihm zuvor persönlich gesehen worden zu sein. Die hierfür regelmäßig angesetzten „Chefvisiten" stellten für ihn meistens auch weniger eine lästige Pflicht als eine Kür dar.

Eine weitere in nachhaltiger Erinnerung gebliebene Tradition an der Frankfurter Augenklinik während der Ägide DODENs waren die sogenannten „Starfeste", welche stets nach erfolgter Durchführung der ersten ‚eigenständigen' Staroperation des jeweiligen Assistenzarztes bzw. der Assistenzärztin organisiert und durchgeführt wurden. Hierfür stellte DODEN immer wieder großzügig sein Ferienhaus im nahegelegenen Vogelsberg zur Verfügung.

So wenig DODEN Nachlässigkeit oder Fehlverhalten in seiner Belegschaft duldete und solchem meist auch entschieden nachging – nach außen hin stellte er sich, wann immer es die Situation erforderte, stets schützend vor seine Mannschaft. Aufgrund seiner menschlichen Wärme, seines spezifisch ostfriesischen, bisweilen trockenen Humors sowie seiner patriarchalischen Güte dürften sich die Patienten bei ihm größtenteils wohl und geborgen gefühlt haben.

Neben der Augenheilkunde und der Kliniktätigkeit galt DODENs starkes Interesse zudem historischen und literarischen Themen[87], hier vor allem den Werken GOETHEs, weshalb ihm zu seiner Emeritierung Ende September 1987 seitens der Belegschaft der Klinik eine mehrbändige Goetheausgabe überreicht wurde.

Am 29. April 1994, nur neun Tage nach seinem 75. Geburtstag, verstarb DODEN im Kreise seiner Familie in Frankfurt am Main.

[87] Dass DODENs Interessen immer schon über das rein Medizinische hinaus gingen, unterstreicht auch die Tatsache, dass er schon während seiner Studienzeit neben den medizinischen Veranstaltungen immer wieder philosophische und historische Vorlesungen besuchte; vgl. STÄRK, S. 157.

7 DIE WEITERE ENTWICKLUNG DER KLINIK VON 1988 BIS 2014 IN ZUSAMMENFASSENDER DARSTELLUNG UND AUSBLICK

Nach der Emeritierung von Wilhelm DODEN bis zum Beginn der Nachfolge durch Christian OHRLOFF zum 1. Oktober 1988 erfolgte die kommissarische Wahrnehmung der Dienstgeschäfte des Direktors der Klinik durch Norbert STÄRK, während Otto-Ernst SCHNAUDIGEL die kommissarische Leitung der Abteilung für Allgemeine Augenheilkunde und Mikrochirurgie übernahm.

Zum Zeitpunkt der Übernahme des Frankfurter Lehrstuhls für Augenheilkunde durch Christian OHRLOFF betrug die durchschnittliche stationäre Verweildauer in der Klinik schon weniger als acht Tage, nachdem sich die Zahl der jährlichen operativen Eingriffe unter DODEN – verglichen mit den letzten Jahren unter THIEL – nahezu verzehnfacht hatte. Diese Entwicklung erfuhr mit OHRLOFF ihre konsequente Fortsetzung, was sich in einer weiteren Zunahme der Operationszahlen bei gleichzeitiger Abnahme der durchschnittlichen Verweildauer ausdrückte.

Die ersten Jahre von OHRLOFFs Klinikleitung waren vor allem von permanenten Bau- und Renovierungsmaßnahmen bestimmt, war doch die Übernahme des Ordinariats mit der Zusage einer kompletten Renovierung der Augenklinik seitens des zuständigen Ministeriums gegeben worden. Zu den umfangreichen Instandsetzungsarbeiten der einzelnen Krankenstationen und einer erneuten Umgestaltung der Poliklinik gehörte insbesondere die Errichtung eines völlig neuen Operationstraktes vor dem Eingangsbereich des ehemals carolinischen Eckgebäudes von Augen- und HNO-Klinik. Dieser in Modulbauweise errichtete und im August 1992 in Betrieb genommene Gebäudetrakt, in dem sich bis heute in der ersten Etage der Operationsbereich der Augenklinik mit insgesamt drei Operationssälen und in der zweiten Etage der Operationsbereich für die HNO-Klinik befindet, war ursprünglich nur als Zwischenlösung für etwa fünfzehn Jahre bis zum Bau der für später vorgesehenen völlig neuen Augenklinik gedacht.[1] Nach Abschluss der besagten Renovierungs- und Baumaßnahmen hieß es im entsprechenden Jahres-

1 Erst zwanzig Jahre später begannen im August 2012 die Bauarbeiten für die südlichen Erweiterungsbauten am Zentralgebäude (Haus 23) des Universitätsklinikums. Nach der damals noch für 2017 terminierten Fertigstellung dieses Projekts sollte im Zuge der hierbei neu zu schaffenden Räumlichkeiten dann auch ausreichend Platz für die Unterbringung der sogenannten Kopffächer wie Augenheilkunde, HNO, Neurologie und Gesichtschirurgie zur Verfügung stehen (s.a. Kap. 4.2, Anm. 58).

bericht der Klinik hierzu: „ …erstmals steht jetzt für die Augenklinik ein Operationstrakt mit einer den heutigen Anforderungen entsprechenden Infrastruktur zur Verfügung, in dem alle Voraussetzungen und Anforderungen erfüllt sind, die an einen modernen Operationsbereich gestellt werden.“[2]

Trotz den insgesamt mehr als fünf Jahre andauernden Bau- und Sanierungsarbeiten der Klinik und den damit zwangsläufig verbundenen Einschränkungen im Betriebsablauf konnte die laufende Krankenversorgung während dieser Zeit nicht nur vollständig aufrechterhalten werden, sie erfuhr darüber hinaus noch eine beachtliche Erweiterung ihres Spektrums. So wurden im Rahmen der Kataraktchirurgie ab 1991 routinemäßig flexible Intraokularlinsen in nahtfreier Kleinschnitttechnik implantiert. Drei Jahre später folgten die Inbetriebnahme eines Excimer-Lasers sowie die Einführung der Utraschallbiomikroskopie. Mit Einführung der Fluorophotometrie und Tyndallometrie (1990) konnte zudem schon frühzeitig ein zusätzlicher wissenschaftlicher Schwerpunkt im Bereich der Grenzflächenuntersuchung (Permeabilität) des Auges zur Qualitätskontrolle von intraokularen Eingriffen sowie im Bereich der Wirksamkeit und der Nebenwirkung von Medikamenten gelegt werden. Weitere Schwerpunkte betrafen die AIDS- und die Amblyopieforschung. Aufgrund der ständig steigenden Zahl an ambulanten Eingriffen wurde im Mai 2002 das Zentrum für ambulante Operationen (Ambulatorium) im ehemaligen Operationsbereich im ersten Stock der Klinik eröffnet.

Nach dem Ausscheiden von Rukoro MAKABE im Jahr 1995 erfolgte die Neuausrichtung der Abteilung für *Funktionsdiagnostik und Lasertherapie* in eine Abteilung mit Schwerpunkt für *Netzhaut- und Glaskörperchirurgie* unter der Leitung von Frank KOCH. Nach dessen Ausscheiden aus der Klinik im Jahr 2021 steht diese Abteilung unter der kommissarischen Leitung von Pankaj SINGH. Die Nachfolge der Abteilung *Kinderaugenheilkunde und Schielbehandlung* übernahm nach der Pensionierung von Norbert STÄRK im Jahr 2000 zunächst Alina ZUBCOV (s.a. Kap. 6.2.2); danach folgten Marc Udo LÜCHTENBERG und Burkhard von JAGOW. Mittlerweile unter neuem Namen *Kinderaugenheilkunde und plastische Lidchirurgie* geführt, wird die Abteilung seit 2020 von Yaroslava WENNER geleitet.

Gemäß den Anforderungen einer zeitgemäßen Augenheilkunde mit ihrem stetig größer werdenden Spektrum an diagnostisch-therapeutischen Möglichkeiten entstanden im Laufe der Jahre eine Vielzahl an Spezialsprechstunden sowie diverse Unterabteilungen: Eine Sprechstunde für Hornhauterkrankungen mit angegliederter Hornhautbank, eine andere speziell für Netzhauterkrankungen und HIV-

---

2 Jahresbericht des Klinikums der Frankfurter Goethe-Universität für das Jahr 1992, S. 316.

Patienten, wieder eine andere vornehmlich für Glaukompatienten und schließlich auch eine eigens für optisch bedingte Sehstörungen, in Zusammenarbeit mit einem hauseigenen Augenoptiker zur Anpassung von Kontaktlinsen und vergrößernden Sehhilfen. Hinzu kam die Implementierung einer spezifischen Forschungseinheit über Sehstörungen des Kindesalters. Nicht zu vergessen aber auch ein die Subspezialitäten der Augenheilkunde übergreifendes Zentrum für seltene Augenkrankheiten sowie der bereits 1994 erfolgte Aufbau einer Abteilung für Refraktive Chirurgie, welche neben der Kataraktchirurgie alsbald einen weiteren maßgeblichen Schwerpunkt in klinisch-wissenschaftlicher Hinsicht setzte.

Dass bei alledem auch und gerade das ganze Spektrum der ophthalmologischen Forschung in keiner Weise zu kurz kam, davon zeugt allein schon die Anzahl der Habilitierenden, die während der insgesamt 24 Jahre hervorgingen, in denen Christian OHRLOFF die Klinik leitete. Im Einzelnen waren dies: Rainer SCHALNUS (1995), Alina ZUBCOV (1997), Hermann GÜMBEL (1998), Ulrich FRIES (1999), Thomas KOHNEN (2000), Lars-Olaf HATTENBACH (2002), Holger BAATZ (2002), Jens BÜHREN (2009), Marc Udo LÜCHTENBERG (2009), Martin BAUMEISTER, Maria FRONIUS und Claudia HATTENBACH (2010) sowie Michael Janusz KOSS (2012).

Anfang Februar 2012 übernahm der im Jahr 2003 zum C3-Universitätsprofessor ernannte und seitdem leitende Oberarzt und stellvertretende Direktor der Klinik, Thomas KOHNEN, die Führung der Frankfurter Universitätsaugenklinik, nachdem er zuvor einen Ruf an die University of Utah in Salt Lake City wie auch auf den Magdeburger Lehrstuhl für Augenheilkunde abgelehnt hatte. Mit dieser Entscheidung zur Hausberufung sollte und konnte in gelungener Weise einer gesicherten Fortsetzung des seit langem eingeschlagenen Weges der Klinik Rechnung getragen werden – hin zu einem national wie international führenden Zentrum für angewandte Forschung auf dem Gebiet der Katarakt- und refraktiven Chirurgie.

Anfang November 2014, fast auf den Tag genau 100 Jahre nach Eröffnung der Frankfurter Universität, wurde im Rahmen der 87. *Versammlung der Rhein-Mainischen Augenärzte* erneut der Geschichte der Frankfurter Augenklinik gedacht, beginnend bei ihren allerersten Anfängen in Gestalt der einstigen Augenheilanstalt, über die nachfolgende Gründung der Städtischen Augenklinik, bis hin zur heutigen Universitätsaugenklinik.

Zu dem im Zusammenhang mit der geplanten Erweiterung des Zentralbaus im hiesigen Klinikum (Haus 23) bereits zur Zeit DODENs fest in Aussicht gestellten Neubau der Augenklinik (s. Kap. 5) ist es jedoch weder unter DODEN noch während der Amtszeit von Christian OHRLOFF gekommen. Und selbst heute, unter der Amtsführung von Thomas KOHNEN, ist festzustellen, dass sich die Klinik in ihren wesentlichen Grundzügen noch immer in den altehrwürdigen Gemäuern des – mittlerweile unter Denkmalschutz stehenden – Gebäudekomplexes des einstigen *Carolinums* befindet. Auch leistet der Anfang der 1990er Jahre im Innenhof dieses Eckgebäudes errichtete und ursprünglich für nur wenige Jahre vorgesehene Operationstrakt nach wie vor förderliche Dienste.

Der Grund für den bis heute nicht verwirklichten Umzug der Klinik in das ihr solange zugeschriebene Quartier liegt vor allem darin, dass sich im Jahr 2016 ganz unerwartet eine völlig neue Situation ergab, als man nun plötzlich dringend Platz für die nicht länger aufschiebbare Verlegung der außerhalb des Hauptcampus des Klinikumsgelände liegenden orthopädischen Klinik *Friedrichsheim* suchte und als Lösungsmöglichkeit hierfür sich die ursprünglich der Augenklinik zugedachten Räumlichkeiten anboten.

Anfang Mai 2024 erfolgte die feierliche Übergabe des mittlerweile fertiggestellten erweiterten Zentralbaus (Haus 23) für die sogenannten Kopffächer wie Neurologie, Neuro- und Gesichtschirurgie einschließlich der HNO-Klinik, jedoch ohne Augenklinik. Die hierdurch nach und nach freiwerdenden Räumlichkeiten der so viele Jahre der Augenklinik benachbarten HNO-Klinik sollten gemäß ursprünglicher Planung – nach aufwendigen Sanierungsarbeiten mit all den dabei zu erwartenden bautechnischen Widrigkeiten – zunächst großzügig der Augenklinik zukommen. Wenngleich auch die Vision eines langfristig zu errichtenden grundsätzlichen Neubaus eines Zentrums der Augenheilkunde im Westteil des Klinikgeländes offiziell nie aufgegeben wurde, so war doch damit vorerst jede Hoffnung auf eine zeitnahe Lösung für die Augenklinik erneut in weitere Ferne gerückt.

Eine gänzlich neue, durchaus interessante Perspektive ergab sich sodann mit der seitens des Universitätsklinikums offiziellen Bekanntgabe der zum 1. Januar 2025 beschlossenen Übernahme des in der näheren Umgebung des Klinikums in der Schifferstraße gelegenen *Sachsenhäuser Krankenhauses*[3], das sich bis dahin in freigemeinnütziger Trägerschaft befand.

In diesem Zusammenhang könnte die Augenklinik vielleicht schon bald – als gleichsam Außenstelle des erweiterten Uniklinikums – in das traditionsreiche „Schifferkrankenhaus" in Frankfurt-Sachsenhausens umziehen. Auch wenn über diesen, selbst nur als Zwischenlösung gedachten Umzug der Klinik noch nicht

[3] Das *Krankenhaus Sachsenhausen* wurde 1895 in der Schifferstraße in Frankfurt-Sachsenhausen als Privatklinik für Zuckerkranke und diätetische Kuren gegründet und galt seinerzeit europaweit als erste Fachklinik für Diabetes. 1932 übernahm der Deutsche Gemeinschafts-Diakonieverband (DGD) dessen Trägerschaft.

abschließend entschieden ist, so kann doch mit Sicherheit schon jetzt davon ausgegangen werden, dass die Frankfurter Universitätsaugenklinik auch weiterhin ihrem in mehr als hundert Jahren erworbenen hohen Ansehen hinsichtlich ärztlicher Versorgung, Forschung und Lehre – in welchem Quartier auch immer – in gewohnter Weise entsprechen wird.

ANHANG

ZEITTAFEL (1910–20214)

1910	1. Juni: Eröffnung der Frankfurter **Städtischen Augenklinik** mit 62 Betten
	Verpflichtung von Otto *Schnaudigel* zum Direktor der Klinik
1912	Unterzeichnung des Gründungsvertrages einer „Stiftungsuniversität" zu Frankfurt am Main
1913	Gründung der *Vereinigung Hessischer und Hessen-Nassauischer Augenärzte*
1914	18. Oktober: Mit Eröffnung der **Frankfurter Universität** wird aus der ehemals Städtischen Augenklinik eine **Universitätsaugenklinik**
	Otto Schnaudigel erster Ordinarius für Augenheilkunde in Frankfurt am Main
	Einrichtung zweier Wohnräume für Schwestern im 3. Obergeschoss der Klinik
	Überlassung von 37 Augenbetten an das Reservelazarett Frankfurt-Sachsenhausen
1915	vollständiger Ausbau des 3. Obergeschosses der Klinik zur Aufnahme von Kieferverletzten während der Kriegsdauer
1916–23	Heinrich *Gebb* als Oberarzt der Klinik und Dozent für Augenheilkunde
1926–33	Josef *Igersheimer* (Chef der Augenabteilung am Frankfurter Bürgerhospital) wird zusätzlicher Dozent für Augenheilkunde im Frankfurter Fachbereich Medizin
1928	Implementierung einer 3. Assistenzarztstelle
1929	Instandsetzung des Hörsaals der Augenklinik
1932	Habilitation mit beginnender Lehrtätigkeit von Ernst Ludwig *Metzger*
	Umbenennung der Frankfurter Universität in *„Johann Wolfgang Goethe-Universität"*
1933	7. April: „Gesetz zur Wiederherstellung des Berufsbeamtentums" mit Beginn der Vertreibung von Juden und politisch Andersdenkenden aus allen öffentlichen Ämtern
	Entzug der Lehrbefugnis für Ernst Ludwig *Metzger* und Josef *Igersheimer*
1935	**Rudolf Thiel** übernimmt die Nachfolge von Otto *Schnaudigel*
	Festakt zum 25-jährigen Bestehen der Frankfurter Augenklinik
1935–38	Hugo *Gasteiger* als Oberarzt und Dozent für Augenheilkunde
1937	Einwöchige Fortbildungsveranstaltung für Augenärzte im Uniklinikum

1938–45	Wilhelm *Kreibig* als Oberarzt und Dozent für Augenheilkunde
1939	Beginn des 2. Weltkrieges und Abtretung von 50 Krankenbetten an das Reservelazarett III Frankfurt-Sachsenhausen
1943	Einrichtung eines eigenen Luftschutzraums im Kellergeschoß der Klinik
1944	Beschädigung der Augenklinik durch Fliegerangriff
	Vorübergehende Einquartierung der Familie *Thiel* im 2. Stock der Augenklinik wegen Bombentreffer ihres Frankfurter Wohnhauses in der Burnitzstraße
1945	Mit Ende des 2. Weltkrieges Beschlagnahmung der Augenklinik durch die amerikanische Militärregierung zwecks Aufbau eines Militärlazaretts; hierdurch bedingte Ausquartierung der Augenklinik in Räume der II. Inneren Abteilung (*Alwens Bau*) im Westteil des Klinikumsgeländes
	Beginn der „Entnazifizierung" von Universitätsbediensteten, Entlassung von NSDAP-Mitgliedern aus städtischen Diensten
	Entlassung von Wilhelm *Kreibig*
	Tod von Otto *Schnaudigel*
1946	Rückkehr der Augenklinik in ihr ursprüngliches Klinikgebäude
1946–47	Heinrich *Krümmel* als Mitarbeiter der Klinik und Dozent für Augenheilkunde
1948	Einrichtung eines physiologisch-optischen Laboratoriums im Kellergeschoss der Klinik unter der Leitung von Theobald *Graff*
1949–53	Wilhelm *Kreibig* erneut Dozent und Oberarzt der Klinik
1951	Dacherneuerung der Klinik mit Schiefereindeckung
1953	Einrichtung eines Untersuchungs- und Behandlungsraums für sehschwache Kinder im Untergeschoss der Klinik
1954	Explosion des Trockensterilisators im Operationstrakt der Klinik.
	Erweiterung und Neugestaltung des Operationsbereiches
	Beginn umfassender Instandsetzungs- und Umbaumaßnahmen sämtlicher Stationen einschließlich Errichtung einer abgegrenzten Kinderabteilung im 3. Obergeschoss der Klinik
	Mit 107 Betten erreicht die Klinik den höchsten Bettenbestand in ihrer Geschichte
1955	Erstmalige offizielle Erwähnung einer Orthoptischen Abteilung im Jahresbericht der Klinik
1957	Verleihung der *Albrecht v. Graefe Medaille* der *Deutschen Ophthalmologischen Gesellschaft* an Rudolf *Thiel*
1957–58	Erweiterung des Warteraums der Poliklinik durch Anbau an das Klinikgebäude mit gleichzeitiger Verlegung des Hörsaaleingangs; hierzu

	vorübergehende Auslagerung der Poliklinik bis zum Abschluss der Bauarbeiten in das Nachbargebäude der ehemaligen Hautklinik (Haus 7)
1958	Implementierung einer zweiten Oberarztstelle
1959	Gisela *Rabetge* als erste Orthoptistin der Klinik
	Ausbau des Dachgeschosses der Klinik für zusätzliche Personalräume
	Habilitierung von Joachim *Otto*
1960	Feier zum 50-jährigen Bestehen der Frankfurter Augenklinik.
1961	Diebstahl der klinikeigenen Glaukomdatei
1962	Bezug neuer Räumlichkeiten für die orthoptische und pleoptische Abteilung im Nachbargebäude der ehemaligen Hautklinik C (Haus 7)
1963	Emeritierung von Rudolf *Thiel* mit gleichzeitiger Verpflichtung der kommissarischen Leitung der Klinik bis zur Berufung eines Nachfolgers
1965	Kommissarische Wahrnehmung der Dienstgeschäfte des Lehrstuhls und der Leitung der Klinik durch Joachim *Otto*
	Einrichtung von Untersuchungszimmern auf sämtlichen Krankenstationen
1966	Kommissarische Leitung der Klinik durch Wolfgang *Lieb*
1967	**Wilhelm Doden** übernimmt die Nachfolge von Rudolf *Thiel*
	Umgestaltung des Direktorenzimmers und des Sekretariats in zwei zusätzliche Untersuchungsräume für die Poliklinik
	Implementierung einer 3. Oberarztstelle sowie Aufstockung auf 13 Planstellen für Assistenten
	Die Frankfurter Universität wird Landesuniversität
	Tod von Rudolf *Thiel*
1968	Umwandlung des Hörsaals in drei zusätzliche Untersuchungsräume für die Poliklinik
1969–70	Errichtung und Inbetriebnahme eines zweiten Operationssaales mit eingebauter Einheit für Mikrochirurgie
	Zugewinn zweier Untersuchungszimmer im Erdgeschoss der Klinik durch Umgestaltung des Direktorenzimmers und des Sekretariats
	Beginn der wissenschaftlichen Zusammenarbeit mit der sinnesphysiologischen Außenstelle des Kerckhof-Instituts der Max-Planck-Gesellschaft (*E. Dodt*)
	Neues Universitätsgesetz beendet die „Ordinarienuniversität"
	Habilitierung von Rukoro *Makabe*
	Einführung der Fluoreszensangiografie
1971	Ausscheiden von Oberschwester Magda *Pluymakers*

1972	Habilitierung von Norbert *Stärk*
	Neubesetzung der Oberschwesterstelle mit Elfriede *Milotta* in der Nachfolge von Magda *Pluymakers*
1973	Bildung von drei Abteilungen zum „*Zentrum der Augenheilkunde*":
	1. Abteilung für Allgemeine Augenheilkunde (W. *Doden*)
	2. Abteilung für Kinderaugenheilkunde (N. *Stärk*)
	3. Abteilung für Funktionsdiagnostik und Lasertherapie (R. *Makabe*)
1974	Erweiterung bzw. Einrichtung der beiden Abteilungen *Kinderaugenheilkunde* und *Funktionsdiagnostik* im Nachbargebäude (Haus 7)
1975	Inbetriebnahme des ersten Argon-Lasergerätes
1976	Habilitierung von Frau Hildegund *Schmitt*
1977	Einführung der Phakoemulsifikation und Beginn der routinemäßigen Implantation von Intraokularlinsen
1978	Umzug des zahnärztlichen Instituts *Carolinum* in das neu errichtete Zentrum für Zahn-, Mund- und Kieferheilkunde im Westteil des Klinikgeländes (Haus 29)
	Inbetriebnahme eines zweiten Argonlaserkoagulators in der Poliklinik
1980	Bettenzahl der Klinik auf 80 reduziert
1981	Die Frankfurter Universität wird Eigentümerin des gesamten Gebäudes des *Carolinum*
1984	Ausrichtung der 82. Tagung der *Deutschen Ophthalmologischen Gesellschaft* unter dem Vorsitz von Wilhelm *Doden*
	Habilitierung von Otto-Ernst *Schnaudigel* und Rüdiger *Welt*
1986	Ausscheiden des leitenden Oberarztes und Dozenten Rüdiger *Welt*
	Übernahme von Räumlichkeiten des früheren zahnärztlichen Instituts *Carolinum*
1987	Emeritierung von Wilhelm *Doden*
	Kommissarische Wahrnehmung der Dienstgeschäfte des Direktors durch Norbert *Stärk* sowie Übernahme der kommissarischen Leitung der Abteilung für Allgemeine Augenheilkunde und Mikrochirurgie durch Otto-Ernst *Schnaudigel*
1988	**Christian Ohrloff** übernimmt die Nachfolge von Wilhelm *Doden*
	Habilitierung von Wolfgang *Heider*
1989	Installation einer Videoanlage zur Aufzeichnung operativer Eingriffe
1990	Baubeginn eines völlig neuen Operationstraktes gemeinsam für Augen- und HNO-Klinik vor dem Gebäudekomplex des ehemaligen *Carolinum*
	Beginn der vollständigen Renovierung der Augenklinik einschließlich einer erneuten Umgestaltung der Poliklinik

	Einrichtung einer Hornhautbank, Einführung der Fluophotometrie und Tyndallometrie sowie Inbetriebnahme eines Endolasers
1991	Einführung von flexiblen Intraokularlinsen mit nahtfreier Kleinschnitttechnik im Rahmen der Kataraktchirurgie
1992	Fertigstellung und Inbetriebnahme des in Modulbauweise errichteten neuen OP-Traktes
1994	Tod von Wilhelm *Doden*
	Inbetriebnahme eines Excimer-Lasers und Einführung der Ultraschallbiomikroskopie
	Gründung der „Abteilung für Refraktive Chirurgie"
1995	Beendigung der seit fünf Jahren andauernden Umbau- und Renovierungsarbeiten der Klinik
1996	Pensionierung von Rukoro *Makabe*
	Errichtung einer neuen Abteilung mit „Schwerpunkt für Netzhaut- und Glaskörperchirurgie" unter der Leitung von Frank *Koch*
	Habilitierung von Rainer Walter *Schalnus*
1997	Habilitierung von Alexandra Alina *Zubcov-Iwantscheff*
1998	Einführung der Hämodilution und rt-PA-Lyse zur Behandlung von retinalen Gefäßverschlüssen
	Habilitierung von Hermann *Gümbel*
	Ausrichtung des 1. „Vitreoretinalen Symposiums"
	Gründung des Vereins „Augenstern e.V. – helfen zu sehen"
1999	Habilitierung von Ulrich *Fries*
2000	Habilitierung von Thomas *Kohnen*
	Pensionierung von Norbert *Stärk*
	Übernahme der Leitung der Abteilung für Kinderaugenheilkunde und Schielbehandlung durch Alexandra Alina *Zubcov-Iwantscheff*
	Einführung der Photodynamischen Therapie sowie der Rheophorese bei altersbedingter Makuladegeneration
	Kataraktoperation erstmals als „ambulanter Eingriff" im Jahresbericht der Klinik aufgeführt
	Gründung und Aufbau der Forschungseinheit „Sehstörungen des Kindesalters"
2001	Einführung von wellenfrontgestützter Laser-in-situ-Keratomileusis (LASIK) im Rahmen der refraktiven Hornhautchirurgie
	Ausrichtung der 1. „Frankfurter Fortbildungstagung für Refraktive Chirurgie" (FFRC)

2002	Eröffnung des „Ambulatoriums“ im 1. Stock der Klinik
	Habilitierung von Lars-Olaf *Hattenbach* und Holger *Baatz*
2003	Ausscheiden des Leitenden Oberarztes und Dozenten Otto-Ernst *Schnaudigel*
	Thomas *Kohnen* zum C3-Universitätsprofessor ernannt
2004	Einführung der Scheimpflugfotografie sowie der Slit-Scanning-Tomographie zur weiterführenden Diagnostik des vorderen Augenabschnittes
2005	Einführung der Optischen Kohärenztomographie (OCT)
	Inbetriebnahme eines EYESI-Simulatorsystems zur simulationsgestützten Aus- und Weiterbildung in der Ophthalmochirurgie
2006	Installation eines Femtosekundenlasers zur refraktiven Hornhautchirurgie, Einführung des UV-Ribiflavin-Crosslinking-Verfahrens bei Keratokonus
2008	Die Frankfurter Universität wird „Stiftungshochschule öffentlichen Rechts“ unter dem neuen Namen *Goethe-Universität*
2009	Habilitierung von Jens *Bühren* und Marc Udo *Lüchtenberg*
2010	Christian *Ohrloff* erhält den *Albrecht von Graefe Preis* der Deutschen Ophthalmologischen Gesellschaft
	„Exzellenz in der Lehre-Preis“ des Landes Hessen für das Projekt der simulatorgestützten Ausbildung in Diagnostik und Mikrochirurgie zuerkannt
	Habilitierung von Martin *Baumeister*, Maria *Fronius* und Claudia *Hattenbach*
2011	Einrichtung einer Spezialambulanz für optisch bedingte Sehstörungen
2012	**Thomas Kohnen** übernimmt die Nachfolge von Christian *Ohrloff*
	Einführung von Femtosekundenlaser-gestützter Kataraktchirurgie
	Habilitierung von Michael Janusz *Koss*
	Gründung einer Studienzentrale zur wissenschaftlichen und logistischen Begleitung der zunehmenden Zahl an klinischen Forschungsprojekten
	Fritz *Hengerer* wird leitender Oberarzt sowie stellvertretender Direktor der Augenklinik
2013	„Preis für besonderes Engagement in der Lehre des Fachbereichs Medizin“ dem Team der Augenklinik zuerkannt
2014	Die Frankfurter **Universitätsaugenklinik** begeht ihr **100jähriges Jubiläum**

DIE ÄRZTLICHEN MITARBEITER UND DOZENTEN DER KLINIK IN CHRONOLOGISCHER REIHENFOLGE VON 1910–1967

Name	**tätig**	**später in**
ROMEICK, Franz	1910–1911	Magdeburg
KALBFLEISCH, Willy	1913–1919	Frankfurt/M
BRILL; Wilhelm	1914–?	?
FLAMM, Hugo	? –1921	Bensheim
GEBB, Heinrich	1915–1923	Frankfurt/M
KALTWASSER, Delia	1917–1919	?
BECKERT; Günther	1918–1919	?
MÜLLER, Max	1919–1921	Frankfurt/M
GRAFE, Eduard	1919–1921	Frankfurt/M
METZGER, Ernst Ludwig	1920–1933	USA
RITTER, Marcell	1920–1923	?
ROTHAN, Hermann	1923–1926	Frankfurt/M
HOFFMANN, Heinrich	1925–1926	Offenbach
WOLPERT, Kurt	1925–1929	Frankfurt/M
IGERSHEIMER, Joseph	1926–1933	Istanbul
SCHORNSTEIN, Wilhelm	1927–1929	Barmen
HEIDER, Wilhelm	1927–1933	Frankfurt/M
BERND, Willi	1928–1929	Ludwigshafen
BEISENHERZ Wilhelm	1929–1931	?
BRENTANO, Hermann	1929–1932	Berlin
GOY, Erich	1931–1935	Frankfurt/M
LOTH, Artur	1932–1935	Frankfurt/M
NELKEN, Annemarie	1933–1938	Frankfurt/M
WEBER, Max	1933–1935	Frankfurt/M
GRÜNINGER, Wolfgang	1934–1936	Göttingen
KEIL, Johannes	1935–1948	Frankfurt/M
SCHLEY, Helmut	1935–1936	Mainz
GÖLDNER, Edmund	1935–1936	Frankfurt/M
SAUL, Hugo	1935–1937	Frankfurt/M
GASTEIGER, Hugo	1935–1938	Dresden, Berlin
HEINRICH, Kurt	1935–1938	Gütersloh

v. MOERS-MESSMER, Harald	1936	Heidelberg
HILLER, Gerhard	1936–1937	Breslau
STIEGELMANN, Ludwig	1936–1938	Frankfurt/M
BADTKE, Günther	1936–1938	Innsbruck, Berlin, Halle
SCHLEIPEN, Elisabeth	1936–1940	Koblenz
UEBE, Vera	1937–1938	Berlin
DÖHMEN, Hellmuth	1937–1939	Krefeld
KILP, Helmut	1937–1939	Soest/Westf.
WEITERSCHAU, Josef	1937–1940	gefallen
KREIBIG, Wilhelm	1938–1945, 1949 –1958	Homburg/Saar
FREUSBERG, Otto	1938–1940	Brasilien
SCHALTENBRAND, Wolfgang	1938–1940	gefallen
STUKE, Friedrich Wilhelm	1939–1943	Hannover
KLAR, Fritz	1939–1946	Bad Kreuznach
WEISWEILER, Hanna	1940–1941	Berlin
SCHNEIDER, Marie	1940–1943	Butzbach
JÜRGENS, Klara	1940–1944	Bischofsheim/Rhön
HOHENBERGER, Ernst	1941	Hassfurt
HASELMANN, Günther	1942–1945	Weinheim
HEIM, Robert	1943–1945	Linz
ARMESTAR, Robert	1944–1946	Lima/Peru
LEYDHECKER, Wolfgang	1945–1946	Bonn
WINTER, Kai	1945–1946	Schweiz
WRUCK, Joachim	1945–1946	Neu-Isenburg
BECKER, Johann Georg	1945	Aschaffenburg
KRAUSE, Ernst Heinrich	1945–1948	Villingen
RAUPP, Walter	1945–1948	Friedberg
KNÜPFER, Nicolai	1945–1950	Hamburg
FRANKE, Rolf	1945–1948	Langen
KRAUSE, Ernst	1945–1948	Villingen
SCHREIBER, Alfons	1945–1946	Diez/Lahn
KOLL, Werner	1945–1948	Wuppertal
HERRMANN, Friedrich Karl	1945–1949	Dülken/Ndrhn
KRÜMMEL, Heinrich	1946–1947	Münster
NONNENMACHER, Heinz	1946–1947	Dresden, Frankfurt/M
THORNER, Walter	1946–1948	Marburg
KALBE, Georg	1946–1949	Frankfurt/M
GROSS, Gerhard	1946–1950	Frankfurt/M

HÄRTEL, Hildegard	1947–1949	Berlin
WITTICH, Klaus	1947–1951	Aschaffenburg
DENCKS, Helmut	1947–1948	Frankfurt/M
GRADL, Hans	1947–1949	Hamborn
WALTER, Karlheinz	1947–1949	Frankfurt/M
BREMER, Gisela	1947–1950	Frankfurt-Höchst
FRANK, Hans	1947	Weidenau
DOEMENS, Karl	1947	Aachen
UNTEREINER, Hans Günter	1947–1950	Groß-Gerau
GRAFF, Theobald	1948–1965	Frankfurt/M
STEIGLEDER, Albrecht	1948–1949	Frankfurt/M
SCHOTT, Christoph	1948–1950	Naila
SIEBERT, Wilhelm	1948–1950	?
SIPPEL, Florian	1948–1951	Aalen/Württ.
REMLER, Oskar	1948–1952	Neu-Isenburg
ENGELBRECHT, Dieter	1948–1952	Darmstadt
THIES, Charlotte	1949–1950	Oberursel
HARTMANN, Albert	1949–1950	Gießen
STRYZ, Rudolf	1949–1950	Regensburg
CÜPPERS, Curt	1949–1951	Gießen
SCHIRMER, Rolf	1949–1951	Lahr/Baden
FRYDRYCHOWICZ, Guido	1949–1951	Frankfurt/M
HAASE, Adolf	1949–1952	Bad Homburg
WAGNER, Eberhard	1949–1953	Kassel
v. OETTINGEN, Herbert	1950–1951	Siegen
BREMER, Heinz	1950–1955	Frankfurt-Höchst
SCHNEIDER, Willi	1950	Köln
BRÜNJES, Erika	1950	Mainz
WITTEKIND, Ingeborg	1950–1952	Heidelberg
OLBRICH, Franz	1950–1954	Pfaffenhofen
GOEMMEL, August	1951–1953	Nürnberg
SCHLICHT, Günther	1951	Bad Homburg
KESSLER, Walter	1951–1952	Neunkirchen/Saar
SCHWAIGER, Sigurd	1951–1952	Heidelberg
v. LETTOW, Günther	1951	München
OTTO, Joachim	1951–1966	St. Gallen
RÜSING, Franz	1951–1953	Düsseldorf
SCHULTE, Cezilie	1951–1953	Schlüchtern

STAIGER, Guntram	1952	Dieburg
HAENSEL, Werner	1952–1953	Hazardville/USA
WENISCH, Elisabeth	1952	Memmingen
WOLF, Helga	1952–1953	Lörrach
BÖHME, Gert	1952–1954	St. Gallen
WEBER, Karl Heinz	1952–1954	Frankfurt/M
FISCHER-WASELS, Clara	1953	Hamburg
EVANS, Peter	1953	Washington
ENGEL, Gerd	1953–1956	Frankfurt/M
HILD, Elisabeth	1953–1959	Antwerpen
LIEB, Wolfgang	1953–1955, 1959–1968	Frankfurt-Höchst
SCHUMACHER, Heinz	1953–1954	Grenzach
KUTSCHER, Eberhard	1953–1954	Essen
BURK, Martin	1953–1954	Hamburg
WEBER, Hansjürgen	1953–1955	Bamberg
EBERHARDT, Elfriede	1953–1955	Bremen
STURM, Rosemarie	1953–1957	Schweiz
NOLL, Gert	1953–1958	Frankfurt-Höchst
JACKUSEN, Christa	1954–1956	Crailsheim
HOLLWICH, Fritz	1954–1958	Jena, Münster
v. PICHT, Rosemarie	1954–1958	Ludwigshafen
WETHMAR, Armin	1954–1958	Osnabrück
KURUS, Ernst	1954–1959	Heidelberg
AYBERG, Nejat	1954–1955	Istanbul
MEYER, Günther	1954–1955	Stuttgart
GRIMM, Ursula	1954–1955	Frankfurt/M
WELLERN, Paul	1954–1955	Ratingen
SCHEFFEL, Paul	1955–1956	Offenbach
BÖHME, Gert	1955–1957	Frankfurt/M
CIZEL, Vilim	1955–?	?
ZEH, Anneliese	1955–?	?
KELLER, Berthold	1955–1961	Offenbach
VOGEL, Rudolf	1955–1961	Bad Vilbel
GÖZ, Eva	1955–1956	Heidelberg
SCHICK, Elfriede	1955–1959	Frankfurt/M
SCHICHE, Hans J.	1955–1959	Memmingen
MENK, Walter	1955–1960	Frankfurt/M
WEBER, Bruno	1956	Wetzlar

OERTEL, Hans	1958–1960	Frankfurt/M
v. BEUNINGEN, Gerhard	1958–1961	Frankfurt/M
HÄHNEL, Roland	1959–1960	Frankfurt/M
EDLER, Günther	1959–1961	Homburg/Saar
TOPPEL, Lieselotte	1959–1962	München
VÖLGER, Peter	1959–?	?
CHAMMOUT, Nizar	1960–1961	?
GALAL, Ali	1961–1962	?
PETRY, Hans Joachim	1961–1962	Mainz
OVERDICK, Hadmuth	1961–1963	Oldenburg
HAMMER, Konrad	1962	Mainz
VILLARD, Robert	1962	?
BUCHHOLZ, Eckart	1962	?
MAKABE, Rokuro	1962–1996	Dreieich
ORGÜL, Izzet	1962–1966	Sankt Gallen
SOHEILI, Mohamed	1962–1964	?
SCHAAF, Gerhard	1962–1964	Frankfurt/M
HILSDORF, Claus	1963	Frankfurt/M
WULLE, Klaus-Günther	1963–1964	Wiesbaden
STÄRK, Norbert	1963–2000	Egelsbach
LUDWIG, Helga	1964	?
DAGÜSTÜ, Nilüfer	1964–	Oberursel
KLINKE, Helga	1965–	Bad Homburg?
GRÜNFELD, Hermann	1965–	Frankfurt/M
KASCHADT, Karin	1966–	Zeilsheim
METTEN, Hanns	1966–	Mainz

PERSONALBIBLIOGRAPHIEN

OTTO SCHNAUDIGEL

Zeitschriftenaufsätze

Die Immigrationstheorie und die Lehre von den Schlummerzellen. In: Graefes Arch. Ophth. 47 (1898), S. 388–397.
Ein Fall von multiplen Blutungen des Sehorgans insbesondere der Sehnervenscheide. In: Graefes Arch. Ophth. 48 (1899), S. 490–502.
Eine interessante Augenverletzung. In: Ophth. Klin. 5 (1901), S. 177–178.
Das Suprarenin hydrochloricum. In: Ophth. Klin. 7 (1903), S. 193–194.
Die Sehorgane der Wirbeltiere. In: Ber. Senckenberg. Naturforsch. Ges. (1903), S. 188–203.
Die kavernöse Sehnerventartung. In: Graefes Arch. Ophth. 59 (1904), S. 344–358.
Neurofibrillen in den Retinalganglienzellen der Selachier. In: Ber. Dtsch. Ophth. Ges. 32 (1906), S. 229–331.
Die Durchlochung der Pupillenschwarten. In: Graefes Arch. Ophth. 70 (1909), S. 123–129.
Ein Rhabdomyom des Orbicularis. In: Graefes Arch. Ophth. 74 (1910), S. 372–387.
Ehrlich-Hata 606 in der Augenheilkunde. In: Arch. Augenhk. 68 (1911), S. 212–220.
Zur Radiumbehandlung der Conjunctivitis vernalis. In: Klin. Mbl. Augenhk. 14 (1912), S. 620–623.
Krankheiten und Verletzungen des Sehorgans im Erwerbsleben. In: Berl. Klin. Wschr. 49 (1912), S. 165–167.
Die Elliot'sche Trepanation bei Glaukom. In: Ber. Dtsch. Ophth. Ges. 38 (1913), S. 151–157.
Ein Rezidiv des Orbicularismyoms. In: Graefes Arch. Ophth. 85 (1913), S. 252–254.
Die vitale Färbung mit Trypanblau am Auge. In: Graefes Arch. Ophth. 86 (1913), S. 93–105.
Hornhautläsionen nach Narkosen. In: Münch. med. Wschr. 60 (1913), S. 1600–1601.
Die Ausführung der Limbustrepanation. In: Klin. Mbl. Augenhk. 51 (1913), S. 226.
Zur Frage der Trepanation beim Glaukom. In: Klin. Mbl. Augenhk. 52 (1914), S. 256–259.
Praktische Änderungen an einigen Augeninstrumenten. In: Zschr. Ophth. Optik 1 (1914), S. 170–172.
Beiderseitiges Hornhautstaphylom mit Pigmentauskleidung und Aphakie bei einer Antilope. In: Arch. vgl. Ophth. 4 (1914), S. 265–281.
Organische Goldpräparate in der Augenheilkunde. In: Klin. Mbl. Augenhk. 59 (1917), S. 353–369.
Ein Ganglion der Netzhaut. In: Ber. Dtsch. Ophth. Ges. 41 (1918), S. 342–353.
Conjunctiva neuro-allergica. In: Klin. Mbl. Augenhk. 64 (1920), S. 70–79.
Weitere Erfahrungen mit der Krysolganbehandlung tuberkulöser Augenerkrankungen. In: Münch. med. Wschr. 68 (1921), S. 575–576.
Über Augenprothesen bei Kriegsverwundeten. In: Handbuch der ärztlichen Erfahrungen im Weltkriege 1914/1918. Hrsg. v. Otto von Schjerning. Bd. 5. Leipzig 1922, S. 532–547.
Zur Therapie des Keratokonus. In: Klin. Mbl. Augenhk. 69 (1922), S. 466–471.
Omanadin. In: Münch. med. Wschr. 70 (1923), S. 566–567.
Ein Beitrag zur Therapie der Uveitis leprosa. In: Münch. med. Wschr. 70 (1923), S. 1047–1048.
Drei Instrumente. In: Zschr. Ophth. Optik 14 (1926), S. 68–69.
Höhlenbildung im Sehnerven. In: Ber. Dtsch. Ophth. Ges. 47 (1928), S. 108–114.

Sehen und Gesichtsausdruck bei staroperierten Kindern. In: Klin. Mbl. Augenhk. 84 (1930), S. 388–389.

Beiträge zu Sammelwerken

Über Augenprothesen bei Kriegsverwundeten. In: Handbuch der ärztlichen Erfahrungen im Weltkriege 1914/1918. Hrsg. v. Otto von Schjerning. Bd. 5., Leipzig 1922, S. 532–547.
Die Röntgenuntersuchung in der Augenheilkunde. In: Franz M. Groedels Lehrbuch und Atlas der Röntgendiagnostik in der inneren Medizin und ihren Grenzgebieten, Hrsg. v. Heinz Lossen. 5. Aufl. München 1934, S. 173–186.

RUDOLF THIEL

Zeitschriftenaufsätze

Über vier Fälle von eitriger metastatischer Ophthalmie. Dissertationsschrift. Jena 1920.
Untersuchungen des Kammerwassers und der Cerebrospinalflüssigkeit bei Erkrankungen des Zentralnervensystems. In: Klin. Wschr. 2 (1923), S. 2195–2197.
Die medikamentöse Beeinflussung des Augendruckes. In: Ber. Dtsch. Ophth. Ges. 44 (1924), S. 118–125.
Ein Beitrag zur Degeneration der Hornhaut. In: Ber. Dtsch. Ophth Ges. 44 (1924), S. 281–283.
Klinische Untersuchungen zur Glaukomfrage. In: Graefes Arch. Ophth. 113 (1924), S. 329–346.
Untersuchungen zum Flüssigkeitswechsel am lebenden Menschenauge. In: Graefes Arch. Ophth. 113 (1924), S. 347–358.
Experimentelle und klinische Untersuchungen über den Einfluss des Adrenalins auf den Augendruck bei Glaukom. In: Arch. Augenh. 96 (1925), S. 34–64.
Die physiologischen und experimentell erzeugten Schwankungen des intraokularen Druckes im gesunden und glaukomatösen Auge. In: Arch. Augenh. 96 (1925), S. 331–354.
Ein Beitrag zur Spaltlampenmikroskopie des Auges im ultravioletten Licht. In: Zschr. Augenh. 58 (1925), S. 86–91.
Ein Beitrag zur Methode der pharmakodynamischen Prüfung des vegetativen Nervensystems. In: Arch. Exper. Path. Pharmak. 106 (1925), S. 327–340.
Experimentelle und klinische Untersuchungen über den Einfluss des Ergotamins auf den Augendruck beim Glaukom. In: Klin. Mbl. Augenhk. 77 (1926), S. 753–775.
Zur Frage der Lymphwege der Iris. In: Ber. Dtsch. Ophth. Ges. 46 (1927); S. 14–21.
Der intraokulare Flüssigkeitswechsel. Bericht über die Jahre 1914–1927. In: Ergeb. allg. Path. 21 (1927), S. 611–654.
Augendruck und Glaukom. Bericht über die Jahre 1914–1927. In: Ergeb. allg. Path. 21 (1927), S. 654–721.
Hornhautpulsation, Bluthochdruck und Augendruck. In: Ber. Dtsch. Ophth. Ges. 47 (1928), S. 198–206.
Pathologische Veränderungen im Bereich der vorderen Ziliargefäße beim Glaukom. In: Ber. Dtsch. Ophth. Ges. 47 (1928), S. 468–470.

Keratitis traumatica als Betriebsunfall in Zuckerfabriken. In: Klin. Mbl. Augenhk. 81 (1928), S. 835–839.
Die Blutkörpersenkungsgeschwindigkeit bei Augenerkrankungen. In: Klin. Mbl. Augenhk. 83 (1929), S. 213–220.
Zur graphischen Registrierung der Hornhautpulsation. In: Klin. Wschr. 8 (1929), S. 732–740.
Glaukom ohne Hochdruck. In: Ber. Dtsch. Ophth. Ges. 48 (1930), S. 133–136.
Photographierte Spaltlampenbilder. In: Ber. Dtsch. Ophth. Ges. 48 (1930), S. 355–357.
Augendruck, Blutdruck und Blutbeschaffenheit. In: Zbl. Ges. Ophth. 22 (1930), S. 31–45.
Glaukom. In: Zschr. Augenhk. 78 (1932), S. 163–176.
Zur Röntgentherapie der Hypophysengeschwülste. In: Verh. Dtsch. Röntgen.-Ges. 25 (1932), S. 9–10.
Zur Bedeutung der Röntgendiagnostik des Schädels. In: Ber. Dtsch. Ophth. Ges. 49 (1932), S. 408–416.
Glaukom. In: Zschr. Augenhk. 81 (1933), S. 178–186.
Zur Klinik und Therapie der Hypophysengeschwülste. In: Klin. Mbl. Augenhk. 90 (1933), S. 581–597.
Glaukom. Bericht über die ophthalmologische Literatur. In: Zschr. Augenhk. 84 (1934), S. 86–98.
Sonnenblumenstar bei hepato-lentikulärer Degeneration. In: Klin. Mbl. Augenhk. 93 (1934), S. 12–19.
Bandförmige Hornhautverkupferung. In: Klin. Mbl. Augenhk. 93 (1943), S. 747–750.
Glaukom. In: Klin. Mbl. Augenhk. 96 (1936), S. 145–165.
Bedeutung der Augenuntersuchung für die Diagnose und Differentialdiagnose der Hochdruck- und Nierenkrankheiten. In: Klin. Wschr. 15 (1936), S. 1785–1788.
Zur Diagnose und Differentialdiagnose der intraorbitalen und retroorbitalen Geschwülste. In: Schweiz. Med. Wschr. 67 (1937), S. 800–803.
Zur Diagnose von Gefäßanomalien und Geschwülsten in der Augenhöhle und der mittleren Schädelgrube. In: Ber. Dtsch. Ophth. Ges. 52 (1938), S. 103–111.
Zur operativen Behandlung der traumatischen Iridodialyse. In: Klin. Mbl. Augenh. 100 (1938), S. 918–919.
Behandlung der Akne rosacea mit Nebennierenrindenextrakt. In: Klin Mbl. Augenhk. 102 (1939), S. 394–397.
Diagnostik und Therapie der Geschwülste des Auges und seiner Umgebung. In: Bücherei des Augenarztes. Heft 6. Stuttgart 1939, S. 19–72.
Polyviolplomben zur plastischen Stumpfbildung nach Enucleatio bulbi. In: Klin. Mbl. Augenhk. 103 (1939), S. 530–541.
Über die pupillenerweiternde Wirkung verschiedener Sympathikusreizmittel. In: Klin. Mbl. Augenhk. 108 (1942), S. 10–39.
Zur Wiederherstellungschirurgie der Tränenwege. In: Klin. Mbl. Augenhk. 108 (1942) S. 576–583.
Zur Prüfung und Erhaltung der Schneidefähigkeit chirurgischer Instrumente. In: Klin. Mbl. Augenhk. 109 (1943), S. 89–99.
Mitteilungen aus der augenärztlichen Gutachtertätigkeit. In: Klin. Mbl. Augenhk. 109 (1943), S. 415–416.
Die Behandlung der Zirkulationsstörungen in der Netzhaut und im Sehnerven. In: Klin. Mbl. Augenhk. 109 (1943), S. 433–456.
Vorzüge und Nachteile der Zyklodiathermiepunktur nach A. Vogt. In: Klin. Mbl. Augenhk. 109 (1943), S. 744–766.
Fortschritte in der augenärztlichen Tuberkulindiagnostik. In: Klin. Mbl. Augenhk. 110 (1944), S. 177–190.

Über elektrodynamische Krafteinwirkungen auf unmagnetische Metalle. Eine Methode zur Entfernung unmagnetischer Fremdkörper aus dem Auge. In: Klin. Mbl. Augenhk. 112 (1947) S. 238–267.

Conteben (TBI/698) bei tuberkulösen Augenerkrankungen. In: Klin. Mbl. Augenhk. 115 (1949), S. 624–654.

TBI/698 bei Augenerkrankungen. In: Ber. Dtsch. Ophth. Ges. 55 (1950), S 138–44.

Augenhintergrundsveränderungen bei arterieller Hypertonie und Nierenkrankheiten. Franz Volhard zum Gedächtnis. In: Dtsch. med. Wschr. 75 (1950), S. 1495–1500.

Hornhautschädigung durch Missbrauch anästhesierender Mittel. In: Dtsch. med. Wschr. 76 (1951), S. 278–279.

Fragen über Venenpuls. In: Dtsch. med. Wschr. 76 (1951), S. 1379.

Cortison-Therapie bei Augenerkrankungen. In: Klin. Mbl. Augenhk. 119 (1951), S. 161–177.

Zur Pathogenese des primären Glaukoms. In: Ophthalmologica (Basel) 123 (1952), S. 195–197.

Sobre la influencia farmalogica de la adaption a la oscuridad, en el ojo sano y en el ojo enfermo. In: Arc. Soc. Cuba. Oftal. 2 (1952), S. 4–16.

Differential diagnosis and treatment of chronic uveitis. In: Bull. Ophth. Soc. Egypt 46 (1953), S. 499–519.

Arterial circulatory disturbances of the optic nerve and retina. In: Bull. Ophth. Soc. Egypt 46 (1953), S. 667–683.

Arterielle Durchblutungsstörungen des Sehnerven und der Netzhaut. Diagnose und Therapie. In: Dtsch. med. Wschr. 79 (1954), S. 329–333.

Die medikamentöse Therapie des primären Glaukoms. In: Klin. Mbl. Augenhk. 125 (1954), S. 513–530.

Diagnostico diferential del tratamiento de la uveitis cronica. In: Pren. med. argent. 41 (1954), S. 480–467.

zus. mit SCHWARZ, W: Elektronenmikroskopische Untersuchungen an Kammerwasserbestandteilen. In: Klin. Mbl. Augenhk. 125 (1954), S. 265–271.

Netzhautveränderungen bei Hypotonie. In: Ber. Dtsch. Ophth. Ges. 59 (1956), S. 353–355.

Gedanken zur Krise unseres Bildungswesens. Festrede zum 100-jährigen Bestehen der Deutschen Ophthalmologischen Gesellschaft. In: Ber. Dtsch. Ophth. Ges. 61 (1957), S. 16–28.

Retinopathia diabetica. In: Dtsch. med. Wschr. 84 (1959), S. 644–648.

Sekundärglaukom nach Epithel- oder Endotheleinwanderung in die Vorderkammer. In: Klin. Mbl. Augenhk. 137 (1960), S. 705–720.

zus. mit ARENGTON, H., BECKER, H., FISCHER, H., OTTO, J. u. WESTPHAL, O.: Über die resistenzsteigernde Wirkung von Lipoid A beim Menschen. In: Dtsch. med. Wschr. 86 (1961), S. 774–781.

zus. mit OTTO, J. u. TOPPEL, L.: Statistische Untersuchungen über das intraokulare Melanoblastom und Retinoblastom. In: Klin. Mbl. Augenhk. 138 (1961), S. 682–704.

zus. mit WACKER, A.: Behandlung der Keratitis herpetica mit Thymin-analogen Verbindungen. In: Klin. Mbl. Augenhk. 141 (1962), S. 94–108.

Die Behandlung der bösartigen Geschwülste der Lider und ihrer Umgebung. In: Klin. Mbl. Augenhk. 142 (1963), S. 213–238.

zus. mit KILIAN, H.: Statistische Untersuchung über die Häufigkeit von Netzhautablösung nach stumpfem Trauma und die Notwendigkeit medizinischer Dokumentation. In: Klin. Mbl. Augenhk. 143 (1963), S. 564–576.

Behandlung von Verätzungen. In: Klin. Mbl. Augenhk. 146 (1965), S. 581–587.

Die bösartigen Geschwülste der Bindehaut. In: Ophthalmologica 151 (1964), S. 68–74.

Monographien

Röntgendiagnostik des Schädels bei Erkrankungen des Auges und seiner Nachbarorgane. Springer, Berlin 1932.

Gegenwartsprobleme der Augenheilkunde. Georg Thieme, Leipzig 1937.

Ophthalmologische Operationslehre. Georg Thieme, Leipzig 1943.

Diabetes – ein Gefäßproblem? Ein ophthalmologischer Beitrag zur Entstehung und Art des diabetischen Gefäßschadens. Bücherei des Augenarztes. Band 25. Ferdinand Enke. Stuttgart 1956.

Atlas der Augenheilkunde. Sammlung typischer Krankheitsbilder mit diagnostischen Hinweisen und histologischen Befunden. Georg. 1.(1937) – 6.(1963) Auflage. Thieme, Stuttgart.

Beiträge zu Sammelwerken

Die Physiologie und Pathologie des Augendruckes. In: Kurzes Handbuch der Ophthalmologie, Hrsg. v. F. Schieck u. A. Brückner. Berlin 1931, Bd. 4, S. 666–699.

Glaukom. In: Kurzes Handbuch der Ophthalmologie, Hrsg. v. F. Schieck u. A. Brückner. Berlin 1931, Bd. 4, S. 700–842.

Die Kriegsverletzungen des Auges. In: Lehrbuch der Kriegschirurgie, Hrsg. v. August Borchard u. Victor Schmieden. 3. Auflage Leipzig 1937, S. 385–403.

Die Aufgabe des Augenarztes bei der Diagnose und Behandlung der Hirngeschwülste. In: Gegenwartsprobleme der Augenheilkunde, Georg Thieme, Leipzig 1937, S. 135–136.

Irrtümer und Fehler bei der Untersuchung und Behandlung Glaukomkranker. In: ebenda, S. 217–234.

Neuzeitliche Behandlungsmethoden. In: ebenda, S. 234–242.

Diagnostik und Therapie der Geschwülste des Auges und seiner Umgebung. In: Bücherei des Augenarztes. Heft 6, Stuttgart 1939, S. 19–72.

Operationen an der Regenbogenhaut, dem Strahlenkörper und der Aderhaut. In: Ophthalmologische Operationslehre, Hrsg. v. Rudolf Thiel. Leipzig 1943, S. 299–362.

zus. mit Wilhelm KREIBIG: Augenhintergrund. In: Nierenkrankheiten, Hrsg. v. Erwin Becker. Bd. 1, Jena 1944, S. 415–428.

zus. mit H. G. HÄRTEL: Zur Ätiologie der chronisch-rezidivierenden Erkrankungen des Uvealtraktes. In: Bücherei des Augenarztes. Heft 20, Stuttgart 1950, S. 144–163.

Über die Entstehungsursache des primären Glaukoms. In: Bücherei des Augenarztes. Heft 21, Stuttgart 1952, S. 9–52.

zus. mit Fritz HOLLWICH: Auge – Zwischenhirn – Reflexe und Augendruck. In: Bücherei des Augenarztes. Heft 23, Stuttgart 1955, S. 166–209.

WILHELM DODEN

Zeitschriftenaufsätze

Über einige Verbesserungen der titrimetrischen Bestimmung des Kaliums im Blutserum. In: Klin. Wschr. 28 (1950).

zus. mit ROMBERG von, Gisbert: Über Zusammenhänge zwischen Wahrnehmung und objektivem Geschehen bei Wechselstromreizung des Vestibularapparates und optokinetischer Pendelreizung der Retina. In: Pflügers Archiv 254 (1951), S. 98–106.

Zur Frage der Kaliumbestimmung im Blutserum. In: Fortschr. Diagn. u. Therapie 1 (1950).

Lanthasol-Aerosol-Inhalationskurven bei chronisch-entzündlichen Augenerkrankungen. In: Klin. Mbl. Augenhk. 126 (1955), S. 475–478.

Vergleichende Blutuntersuchungen bei Periphlebitis retinae. In: Klin. Mbl. Augenhk. 126 (1955), S. 416–422.

Über zentral-vestibuläre Störungen bei Kindern mit Begleitschielen. In. Klin. Wschr. 34 (1956), S. 818.

Ergebnisse neurologischer Untersuchungen bei Kindern mit Periphlebitis retinae. In: Klin. Mbl. Augenhk. 129 (1956), S. 305–317.

Vergleichende Untersuchung über die Wirkung verschiedener Augensalben auf die Keimflora des gesunden Bindehautsackes. In: Klin. Mbl. Augenhk. 131 (1957), S. 237–253.

Einscheidungen der Netzhautvenen bei Multipler Sklerose. In. Dtsch. med. Wschr. 82 (1957), S. 1866–1870.

Rhythmische konjugierte Augendeviationen. In: Klin Mbl. Augenhk. 131 (1957).

Neue Gesichtspunkte zur Ätiologie des Strabismus. In: Klin. Mbl. Augenhk. 132 (1958).

Über die Teilchengröße in Augensalben inkorporierter Medikamente. In: Klin. Mbl. Augenhk. 135 (1959), S. 305–347.

Die Bluteiweißkörper bei Periphlebitis retinae. In: Klin. Wschr. 37 (1959), S. 290–293.

Zoster ophthalmicus gangraenosus mit Verlust des Augapfels. In: Klin. Mbl. Augenhk. 136 1960), S. 230–233.

Unterschiede der elektrischen Aktivität von Augen und Körpermuskulatur. In: Klin. Mbl. Augenhk. 136 (1960).

Über Anamnese und Augenfunktionen gesunder Kinder. In: Klin. Mbl. Augenhk. 136 (1960), S. 459–476.

Zur Semiologie der Periphlebitis retinae. In: Klin. Mbl. Augenhk. 137 (1960), S. 328–334.

Über die Elektromyographie der äußeren Augenmuskeln. In: Fortschr. Med. 78 (1960), S. 587–590.

Über die Bedeutung der Erblichkeit des Schielens. In: Wien. med. Wschr. 111 (1961), S. 845–848.

Augensymptome bei Schädelhirnverletzten. In: Med. Klin. 57 (1962), S. 1216–1219.

Augenverletzungen bei Schädel-Hirn-Traumen. In: Med. Klin. 57 (1962), S. 1246–1249.

Schulkind und Auge. In: Med. Klin. 58 (1963), S. 507–511.

Inversion des optokinetischen Nystagmus bei Gesunden. In: Klin. Mbl. Augenhk. 142 (1963),S. 118–128.

Okulokardialer Reflex und Narkoseproblematik bei Schieloperationen im Kindesalter. In: Klin. Mbl. Augenhk. 145 (1964), S. 66–80.

Fusionsstörungen nach Schädelhirntraumen. In: Klin. Mbl. Augenhk. 146 (1965), S. 845–853.

Eine einfache Methode zur Ausmessung einseitiger zentraler Skotome. In: Klin. Wschr. 45 (1967), S.653.

Bemerkungen und Kontrolluntersuchungen über die Teilchengröße in Augensalben inkorporierter Medikamente. In: Klin. Mbl. Augenhk. 150 (1967), S. 727–732.

Zur Klinik und Pathologie kongenitaler und durch Tränengas erzeugter Hornhautdegenerationen. In: Klin. Mbl. Augenhk. 155 (1969), S. 855–859

Herzrhythmusstörungen bei Schieloperationen und ihre Behandlung. In: Klin. Mbl. Augenhk. 159 (1971), S. 243–248.

Sensorische Funktionsminderung, eine unerwünschte Nebenwirkung der retrobulbären Anästhesie. In: Klin. Mbl. Augenhk. 161 (1972), S. 641–645.

zus. mit SCHMITT, H.: Mikroskopische und bakteriologische Untersuchungen an Kunststoff-Fäden nach längerer Verweildauer im Hornhautgewebe. In: Klin. Mbl. Augenhk. 161 (1972), S. 654–758.
Dringliche Keratoplastiken bei entzündlichen Hornhautprozessen. In: Ophthalmol. 167 (1973), S. 402–407.
Derzeitiger Stand der Schielbehandlung. In: Med. Klin. 68 (1973), S. 266–270.
zus. mit STÄRK, N.: Netzhaut- und Glaskörperbefunde nach schweren indirekten Traumen. In: Klin. Mbl. Augenhk. 164 (1974), S. 32–40.
zus. mit SCHMITT, H.: Veränderungen an Kunststoff-Fäden nach langer Verweildauer im Hornhautgewebe. In: Klin. Mbl. Augenhk. 164 (1974), S. 155–159.
Omega-Venenbögen bei Retinopathia diabetica. In: Klin. Mbl. Augenhk. 164 (1974, S. 441–446.
zus. mit HAMBERGER, M.: Intraokulare Anfängeroperationen. In: Klin. Mbl. Augenhk. 164 (1974), S. 490–496.
zus. mit MARQUARD, R. u. WELT, R.: Über die klinische und lichtmikroskopische Beurteilung der Beschaffenheit von Spenderhornhäuten für perforierende Keratoplastiken. In: Klin. Mbl. Augenhk. 165 (1974), S. 141–152.
zus. mit HOSCH, W.: Zur Operation des primären Glaukoms nach Elliot-Fronimopoulos. In: Klin. Mbl. Augenhk. 165 (1974), S. 209–213.
zus. mit SCHNAUDIGEL, O.E.: Augenverletzungen bei Gastarbeitern. In: Klin. Mbl. Augenhk. 165 (1974), S. 370–371.
Keratoplastiy in combined Fuch's Corneal Dystrophy. In: Ophthalmol. 171 (1975), S. 96–99.
zus. mit SCHMITT, H.: Mikroskopische Befunde an unbenutzten bestrahlten und unbestrahlten Kunststoff-Fäden. In: Klin. Mbl. Augenhk. 167 (1975), S. 291.
zus. mit HOSCH, W.:Comments on Uncommon Changes in Retinal Veins Observed in Cases of Diabetic Retinopathy. In: Docum. Ophthalmologica 40 (1976), S. 319–324.
Blindness following retrobulbar anaesthesia. In: Archives oft the Ophthal. Society of northern Greece 24 (1976), S. 268
zus. mit SCHMITT, H.: Spontanrupturen an Kunststoff-Fäden in der Hornhaut. . In: Klin. Mbl. Augenhk. 171 (1977), S. 392.
zus. mit STRUCK, F.: Pathologische Zufallsbefunde in der Netzhautperipherie. In: Ber. Dtsch. Ophth. Ges. 74 (1977), S. 334.
zus. mit SCHMITT, H.: Über periphere retinale Riesenrisse mit umgeschlagener Netzhaut. In: Ber. Dtsch. Ophth. Ges. 74 (1977), S. 369.
zus. mit SCHNAUDIGEL, O.-E.: Beidseitige intraokulare Eingriffe in einer Sitzung. In: Klin. Mbl. Augenhk. 171 (1977), S. 907.
zus. mit SCHNAUDIGEL, O.-E: Kälteanwendung bei Glaukom. In: Klin. Mbl. Augenhk. 172 (1978), S. 245–250.
zus. mit SCHNAUDIGEL, O.-E. u. HOSCH, W.: Resultate bei kombinierter Glaukom- und Kataraktoperation. In: Klin. Mbl. Augenhk. 173 (1978), S. 610.
zus. mit SCHNAUDIGEL, O.-E: Erblindung durch pralle Orbitablutung bei Schädeltraumen. In: Klin. Mbl. Augenhk. 174 (1979), S. 387.
Objektive Prüfung der Sehfähigkeit. In: Dtsch. Med. Wschr. 105 (1980), S. 220.
zus. mit SCHNAUDIGEL, O.-E.: Über Pupillarblock- und Irisrückflächenblock – Mechanismen. In: Klin. Mbl. Augenhk. 176 (1980), S. 27.
zus. mit SCHNAUDIGEL, O.-E.: Unerwünschte Befunde nach Kunstlinsen-Implantation. In: Klin. Mbl. Augenhk. 177 (1980), S. 808.
zus. mit SCHNAUDIGEL, O.-E.: Iristorsion bei akutem Primärglaukom. In: Klin. Mbl. Augenhk. 178 (1981), S. 62.

zus. mit SCHNAUDIGEL, O.-E.: Spontaneous alterations in unused silicon buckling material. In: Documenta Ophthalmologica 50 (1981), S. 249.
Die primäre extrakapsuläre Kataraktextraktion als Alternativoperation zur Phakoemulsifikation mit und ohne Pseudophakos-Implantation. In: Fortschr. Ophthalmol. 79 (1982), S. 319–320.
zus. mit SCHNAUDIGEL, O.-E. u. Welt, R.: Tonography after posterior chamber lens implantation. In: Ophthalmologica 185 (1982), S. 106–107.
zus. mit SCHNAUDIGEL, O.-E.: Eine seltene Form von kongenitaler Katarakt. In: Klin. Mbl. Augenhk. 182 (1983), S. 77.
zus. mit SCHNAUDIGEL, O.-E.: Okulopression vor intraokularen Eingriffen. In: Klin. Mbl. Augenhk. 182 (1983), S. 246.
zus. mit SCHNAUDIGEL, O.-E. u. Welt, R.: Erfahrungen mit verschiedenen Kunstlinsen. In: Klin. Mbl. Augenhk. 182 (1983), S. 263.
zus. mit SCHNAUDIGEL, O.-E. u. Welt, R.: Tonographie nach SIMCOE-Hinterkammerlinsen. In: Fortschr. Ophthalmol. 80 (1983), S. 242.

Beiträge zu Sammelwerken

Die Untersuchung Schielender. Schielen – Pleoptik – Orthoptik – Operationen. In: Bücherei des Augenarztes. Heft 38, Ferdinand Enke Verlag, Stuttgart 1961, S. 69–115.
Zur Klinik und Ätiologie der Periphlebitis retinae. In: Entwicklung und Fortschritt in der Augenheilkunde, Hrsg. H. Sautter, Ferdinand Enke Verlag, Stuttgart 1963.
Die Tuberkulose des Auges und seiner Adnexe. In: Handbuch der Tuberkulose, Hrsg. v. J. Hein, H. Kleinschmidt u. E. Uehlinger, Georg Thieme Verlag, Stuttgart 1964.
Amotio retinae. Bücherei des Augenarztes. Heft 53, Ferdinand Enke Verlag, Stuttgart 1970.
Stellungsanomalien und Motilitätsstörungen. In: Lehrbuch der Augenheilkunde, Hrsg. H. Pau u. Th. Axenfeld, Georg Thieme Verlag, Stuttgart 1973.
Begleitschielen. In: Almanach der Augenheilkunde, Hrsg. H. J. Küchle, München 1973.
Nystagmus, Nystagmographie. In: Die ophthalmologischen Untersuchungsmethoden, Hrsg. W. Straub, Ferdinand Enke Verlag, Stuttgart 1976
zus. mit SCHMITT, H.: Fehldiagnosen bei Fuchs'scher Hornhaudystrophie. In: Bücherei des Augenarztes. Heft 73, Ferdinand Enke Verlag, Stuttgart 1978, S. 103.
zus. mit SCHNAUDIGEL, O.-E.: Fehldeutungen bei praller Orbitablutung. In: Bücherei des Augenarztes. Heft 73, Ferdinand Enke Verlag, Stuttgart 1978, S. 143–145.
Limbusprobleme. Bücherei des Augenarztes. Heft 88, Ferdinand Enke Verlag, Stuttgart 1982.

ABKÜRZUNGSVERZEICHNIS

Anm.	Anmerkung
Arch. Augenhk.	Archiv für Augenheilkunde
Aufl.	Auflage
Ber. Dtsch. Ophth. Ges.	Berichte der Deutschen Ophthalmologischen Gesellschaft
Bd.	Band
Bl.	Blatt
DAFfm	Dekanatsarchiv des Fachbereichs Humanmedizin der Goethe-Universität Frankfurt am Main im Dr. Senckenbergischen Institut für Geschichte und Ethik der Medizin
Dtsch. Med. Wschr	Deutsche Medizinische Wochenschrift
DOG	Deutsche Ophthalmologische Gesellschaft
Ffm.	Frankfurt am Main
Fortschr. Ophthalmol.	Fortschritte der Ophthalmologie
Habil.-Akte	Habilitationsakte
ISGFfm	Institut für Stadtgeschichte Frankfurt am Main
Klin. Mbl. Augenhk.	Klinische Monatsblätter für Augenheilkunde
Kura.-Akte	Kuratoriumsakte
Lst.-Akte	Lehrstuhlakte
Mag.-Akte	Magistratsakte
NSDAP	Nationalsozialistische Deutsche Arbeiter Partei
Ophth. Verz..	Ophthalmologenverzeichnis
Pers.-Akte	Personalakte
Prof.	Professor
Rekt.-Akte.	Rektoratsakte
s.a.	siehe auch
StvV.	Stadtverordnetenversammlung
UAF	Universitätsarchiv Frankfurt am Main
vgl.	vergleiche
WS/SS	Winter-/Sommersemester
Zbl. Ges. Ophthalm.	Zentralblatt der gesamten Ophthalmologie

QUELLEN- UND LITERATURVERZEICHNIS

A UNGEDRUCKTE QUELLEN

Institut für Stadtgeschichte Frankfurt am Main

Akten der Stiftungsabteilung
Akten des Magistrats
Personalakten

Universitätsarchiv der Frankfurter Goethe-Universität

Akten des Kuratoriums
Rektoratsakten
Personalakten

Dekanatsarchiv des Fachbereichs Humanmedizin der Goethe-Universität Frankfurt am Main im Dr. Senckenbergischen Institut für Geschichte und Ethik der Medizin

Verwaltungsberichte der Augenklinik von 1945 bis 1955
Lehrstuhlakten
Habilitationsakten
Klinikakten
Institutsakten

Bundesarchiv NS-Diktatur, Berlin (NSDAP-Mitgliederkartei)

„Ein reiches Leben", Autobiographie von Otto SCHNAUDIGEL, unveröffentlichtes Manuskript, maschinenschriftlich 328 Blätter; im Besitz der Familie Schnaudigel

Schriftliche und mündliche Auskünfte persönlicher Art von:

Herr Franz Deiters (verstorben)
Prof. Dr. Karl-Heinz Emmerich, Darmstadt
Dr. Roman Handzel, Fulda (verstorben)
Dr. Thilo von Haugwitz (verstorben)
Dr. Wilhelm Heider, Frankfurt/M (verstorben)
Prof. Dr. Wolfgang Heider, München
Dr. Thilo Held, Heilbronn
Dipl.-Ing. Norbert Helmus, Frankfurt/M
Herr Gerhard Joachim, Frankfurt/M
Dr. Johannes Keil, Frankfurt/M (verstorben)
Univ.-Prof. Dr. Thomas Kohnen, Frankfurt/M
Herr Victor Kolaß, Frankfurt/M
Dr. phil. habil. Michael Maaser, Frankfurt/M
Frau Elfriede Milotta, Frankfurt/M (verstorben)
Dipl.-Ing. Hans-Dieter Möller, Frankfurt/M
Prof. Dr. Christian Ohrloff, Frankfurt/M
Prof. Dr. Joachim Otto, St Gallen/Schweiz (verstorben)

Prof. Dr. Gert Preiser, Heidelberg (verstorben)
Frau Gisela Rabetge, Frankfurt/M (verstorben)
Frau Katja Röntgen, Frankfurt/M
Herr Helmut Romeick, Frankfurt/M (verstorben)
Prof. Dr. Michael Sachs, Frankfurt/M
Prof. Dr. Hildegund Schmitt, Frankfurt/M
Frau Monika Schmitz, Frankfurt/M
Prof. Dr. Otto-Ernst Schnaudigel, Frankfurt/M
Prof. Dr. Norbert Stärk, Egelsbach
Dr. Gertrud Thiel, Frankfurt/M (verstorben)
Prof. Dr. Rüdiger Welt, Mannheim (verstorben)

B GEDRUCKTE QUELLEN

Amtliches Verzeichnis des Personals und der Studierenden der Königlichen Universität zu Frankfurt am Main. Wintersemester 1914/15–1916/17.

Bericht über die Verwaltung des Städtischen Krankenhauses zu Frankfurt a.M. 1899–1913.

Bericht des Magistrates über die Verwaltung und den Stand der Gemeindeangelegenheiten der Stadt Frankfurt am Main. 1882–1929. Fortges.u.d.T.: Verwaltungsbericht der Stadt Frankfurt am Main. 1929–1938.

Denkschrift der Medizinischen Fakultät Frankfurt a.M. zu den Umbauplänen des Städtischen Krankenhauses Sachsenhausens. Frankfurt a.M. 1927.

Die bauliche Entwicklung der Universität Frankfurt. Vorgelegt von der Planungsgruppe der Johann Wolfgang Goethe-Universität Frankfurt am Main, 1981.

Jahresberichte der Augeneilanstalt zu Frankfurt am Main., Bd. 1–54, 1845–1913.

Jahresberichte des Ärztlichen Vereins zu Frankfurt am Main. 1905–1930.

Jahresberichte des Klinikums der Johann Wolfgang Goethe-Universität. 1955–2014.

Jahresberichte der Universitätsaugenklinik Frankfurt am Main. 1955–2014.

Jahresberichte über die Verwaltung des Medizinalwesens, die Krankenanstalten und die öffentlichen Gesundheitsverhältnisse der Stadt Frankfurt am Main, Bd. 1–48, 1884–1904, Frankfurt a.M. 1885–1907.

Mitteilungen aus den Protokollen der Stadtverordnetenversammlung der Stadt Frankfurt am Main. 1900–1932.

„Veröffentlichungen 1967–1977"; herausgegeben von der Frankfurter Universitätsaugenklinik anlässlich der 50. Tagung der Vereinigung Rhein-Mainischer Augenärzte im Oktober 1977 in Frankfurt am Main.

Vorlesungsverzeichnisse der Johann Wolfgang Goethe-Universität Frankfurt a.M. WS 1914/15 – WS 1987.

C LITERATUR

ARTELT, Walter: Frankfurter Augenheilkunde in geschichtlicher Sicht. In: Klin. Mbl. Augenhk. 138 (1961), S. 269–285.

AUFFARTH, Gerd U. u. APPLE, D.J.: Zur Entwicklungsgeschichte der Intraokularlinsen. In: Der Ophthalmologe, 98 (2001), S. 1017 –1028.

BADER, Alfred: Entwicklung der Augenheilkunde im 18. und 19. Jahrhundert. Basel 1933.

BALD-DUCH, Elke: Das zahnärztliche Universitätsinstitut CAROLINUM in Frankfurt am Main. Dissertationsschrift. Frankfurt a.M. 1977.

BENZENHÖFER, Udo (Hrsg.): Die Medizinische Fakultät der Universität Frankfurt am Main im Spiegel der Sitzungsberichte (1914–1941). Münster/Ulm 2011.

– : Die Frankfurter Universitätsmedizin zwischen 1933 und 1945. Münster/Ulm 2012.

– : Das Städtische Krankenhaus in Frankfurt am Main von 1884 bis zur Eröffnung des Universitätsklinikums 1914. Münster/Ulm 2013.

– : Die Universitätsmedizin in Frankfurt am Main von 1914 bis 2014. Münster 2014.

BENZENHÖFER, U. zus. mit BIRKENFELD, M.: Angefeindete, vertriebene und entlassene Assistenten im Bereich der Universitätsmedizin in Frankfurt am Main in der NS-Zeit. Münster 2016.

BUSSE, Holger: Fritz Hollwich zum 80. Geburtstag. In: Der Augenarzt 23 (1989), S. 89 –90.

CAHN, Otto: Kriegs-Statistik der Frankfurter Universitäts-Augenklinik. Dissertation. Frankfurt am Main 1919.

DAXECKER, Franz: Seefelder, Richard. In: Österreichisches Biographisches Lexikon 1815–1950. Band. 12. Wien 2005, S. 98.

– : Richard Seefelder – Vorstand der Univ.-Klinik für Augenheilkunde in Innsbruck von 1919 bis 1945. In: Klin. Mbl. Augenhk. 224 (2007), S. 952–953.

DEUTSCHE OPHTHALMOLOGISCHE GESELLSCHAFT (Hrsg.): Visus und Vision. 150 Jahre DOG, Köln 2007.

DIAZ, Maria: Resultate von Phakoemulsifikationen der Linse während der Jahre 1977–1982.Dissertation. Frankfurt a.M. 1986.

DODEN, Wilhelm u. M. SAUL: Ophthalmochirurgie in Frankfurt/Main: Bilanz und Entwicklung. In: Klin. Mbl. Augenhk. 167 (1975) S. 144.

DODEN, Wilhelm zus. mit SCHNAUDIGEL, O.-E. u. Welt, R.: Erfahrungen mit verschiedenen Kunstlinsen. In: Klin. Mbl. Augenhk. 182 (1983), S. 263–264.

DUKE-ELDER, William Stewart (Hrsg.): System of Ophthalmology. Kimpton London 1965.

ESSER, Albert: Geschichte der Deutschen Ophthalmologischen Gesellschaft. München 1957.

EULNER, Hans-Heinz: Die Entwicklung der Frankfurter Medizinischen Fakultät. In: Gesundheitswesen in Hessen. Trautheim u. Mainz 1962, S. 145–180.

– : Die Entwicklung der medizinischen Spezialfächer an den Universitäten des deutschen Sprachgebietes. Stuttgart 1970.

EULNER Hans-Heinz und SACHSENWEGER, Rudolf: Die Augenheilkunde an der Universität Halle. Sonderdruck der Martin-Luther-Universität Halle-Wittenberg. Jahrgang VII, 1957/58, Heft 3.

FECHNER, Paul U.: Intraokularlinsen. Bücherei des Augenarztes. Band 82. Stuttgart 1980.

GASTEIGER, Hugo : Zur Frage der Unfruchtbarmachung beim erblichen grauen Star. In: Klin. Mbl. Augenhk. 108 (1942), S. 161–166.

GOLDMANN, Hans: Der Weg der Augenheilkunde in den letzten fünfzig Jahren. In: Schweiz. med. Wschr. 98 (1968), S. 809–816.

HANDZEL, Roman: Die Ophthalmochirurgie während der Jahre 1978–1984 im Zentrum der Augenheilkunde der Goethe-Universität Frankfurt am Main. Dissertationsschrift. Frankfurt am Main 1979.

HAMMERSTEIN, Notker: Die Johann Wolfgang Goethe-Universität Frankfurt am Main. Von der Stiftungsuniversität zur staatlichen Hochschule. Band I: 1914 bis 1950. Neuwied, Frankfurt am Main 1989.

– : Die Johann Wolfgang Goethe-Universität Frankfurt am Main. Nachkriegszeit und Bundesrepublik. Band II: 1945 bis 1972. Neuwied, Frankfurt am Main 2012.

HAUGWITZ; Thilo von: Ophthalmologisch-optische Untersuchungsgeräte. Bücherei des Augenarztes. Band 85. Stuttgart 1981.

– : Augenheilkunde im 20. Jahrhundert. Ergebnisse und Ereignisse im deutschsprachigen Raum. Bücherei des Augenarztes. Band 127. Stuttgart 1991.

HIRSCHBERG, Julius: Geschichte der Augenheilkunde. In: Handbuch der gesamten Augenheilkunde. Begr. v. Alfred Graefe u. Theodor Saemisch. 2. Aufl., Bd. 12, 13, 14 /1–7, 15 /1 u.2. Leipzig 1899–1912, Leipzig u. Berlin 1914, Berlin 1915–1918.

HELD, Thilo: Geschichte der Vereinigung Rhein-Mainischer Augenärzte (1913–1963). Dissertationsschrift. Frankfurt am Main 1997.

HELM, Jost: Die Geschichte der Augenheilkunde in Frankfurt am Main bis zum Beginn des 19. Jahrhunderts. Dissertationsschrift; Med. Fakultät Goethe-Univ. Frankfurt am Main 1965.

HEUER, Renate u. WOLF, Siegbert: Die Juden der Frankfurter Universität. Frankfurt am Main 1997.

HOLLWICH, Fritz: Ophthalmologenverzeichnis. Bio- und Bibliographie. Stuttgart 1964.

– : Dr. Rudolf Thiel zum Gedächtnis. In: Klin. Mbl. Augenhk. 151 (1967), H. 5, ohne Seitenzahl.

– : Ophthalmology Guide of the Federal Republic of Germany. Stuttgart 1976.

JAEGER, Wolfgang: Entwicklungen in der Ophthalmologie 1888 bis 1988. In: Der Augenarzt 22 (1988), S. 277–284.

JESS, Adolf: Die Augenheilkunde im Weltkriege. In: Münch. Med. Wschr. 49 (1935), S. 1941.

JUNG, Rudolf: Frankfurter Hochschulpläne 1384–1868. Leipzig 1915.

KALLMORGEN, Wilhelm: Siebenhundert Jahre Heilkunde in Frankfurt am Main. Frankfurt am Main 1936.

KLEE, Ernst: Das Personallexikon zum Dritten Reich. Frankfurt am Main 2005.

KLUKE, Paul: Die Stiftungsuniversität Frankfurt am Main 1914–1932. Frankfurt am Main 1972.

KÜCHLE, Hans Joachim: Augenkliniken deutschsprachiger Hochschulen und ihre Lehrstuhlinhaber im 19. und 20. Jahrhundert. Münster 2005

LAU-WERNER, Ursula: Lotsen durch 125 Jahre ophthalmologischer Wissenschaft und Praxis. Rudolf Thiel (1894–1967). In: Klin. Mbl. Augenhk. 192 (1988), S. 360 –362.

LEYDHECKER, Wolfgang: Eine Jugend im Dritten Reich. Darmstadt 1992.

– : Lebensreise eines Augenarztes. München 1993.

MERTÉ, Hanns Jürgen: Die Auffassung von der Pathogenese der Keratitis Parenchymatosa im Wandel der Zeiten. In: Hist. ophthal. intern. 1 (1979), S. 31 –47.

MÜLLER, Bruno: Stiftungen für Frankfurt am Main. Frankfurt a.M. 1958.

MÜLLER, Klaus Albert: Zur Geschichte. In: 100 Jahre Universitätsaugenklinik in Frankfurt am Main. Frankfurt 2014, S. 3–14.

NOLL, Gert: Perimetrie des Praktikers. In: Der Augenarzt 21 (1987), S. 117 –122.

ÖZER ARAZIL, Mehmet: Halbjahresergebnisse einer neuen faltbaren Hinterkammerlinse aus Acryl. Dissertationsschrift. Frankfurt am Main 2002.

OHRLOFF, Christian: Prof. Dr. med. Wilhelm Doden †. In: Klin. Mbl. Augenhk. 205 (1984), S. 113 –116.

PASSAVANT, Gustav: Die Frankfurter Augenheilanstalt. In: Frankfurt am Main in seinen hygienischen Verhältnissen und Einrichtungen. Hrsg. v. Alexander Spieß. Frankfurt am Main 1881, S. 377–379.

PREISER, Gert: Zur Geschichte der Universitäts-Augenklinik Frankfurt am Main. In: Fortschr. Ophthalmol. 82 (1985), S. 9 –12.

ROHRBACH, Jens Martin: Augenheilkunde im Nationalsozialismus. Stuttgart 2007.

– : Die DOG im Dritten Reich (1933–1945). In: Deutsche Ophthalmologische Gesellschaft (Hrsg.).Visus und Vision. 150 Jahre DOG (Festschrift); Köln 2007, S. 33–62.

– zus. mit SÜSSKIND D, HENNIGHAUSEN U: Jüdische Augenärzte im Nationalsozialismus. Eine Gedenkliste. In: Klin. Mbl. Augenhk. 228 (2011), S. 70–83.

– : Die deutsche Augenheilkunde am Übergang vom Kaiserreich zur Weimarer Republik (1915–1925). In: Klin. Mbl. Augenhk. 229 (2012) S. 262 –271.

– : Das Ende der „demokratischen Augenheilkunde" im Deutschen Reich (1928–1933). In: Klin. Mbl. Augenhk. 229 (2012), S. 735–744.

SASSE, Carl Hans: Geschichte der Augenheilkunde in kurzer Zusammenfassung. Hrsg. v. Rudolf Thiel. Heft 18, Stuttgart 1947.

SAUL, Maria: Die Ophthalmochirurgie während der Jahre 1962–1972 in der Universitäts-Augenklinik Frankfurt am Main. Dissertationsschrift Frankfurt am Main 1975.

SCHLEGEL, H.-Joachim: Wilhelm Kreibig zum Gedächtnis. In: Klin. Mbl. Augenhk. 171 (1977), S. 298–300.

SCHNAUDIGEL, Otto-Ernst.: Zur Geschichte der Vereinigung der Rhein-Mainischen Augenärzte. In: Klin. Mbl. Augenhk. 173 (1978), S. 588.

– : Zur Topographie der Hinterkammerlinsen. In: Klin. Mbl. Augenhk. 179 (1981), S. 448.

– : Otto Schnaudigel: Der erste Direktor der Frankfurter Universitäts-Augenklinik. In: Frankfurter Beiträge zur Geschichte, Theorie und Ethik der Medizin. Bd. 15. Hildesheim 1994, S. 191–196.

STÄRK, Norbert: Herrn Prof. Dr. med. Wilhelm Doden zum 65. Geburtstag. In: Klin. Mbl. Augenhk. 184 (1984), S. 157–158.

STODTMEISTER, Richard: Untertan im Wilhelminischen Zeitalter. In: Der Augenarzt 41 (2007), S. 357 –359.

STRICKER, Wilhelm: Die Geschichte der Heilkunde und der verwandten Wissenschaften in der Stadt Frankfurt am Main. Frankfurt a.M. 1847.

THIEL, Michael: Die Ophthalmochirurgie während der Jahre 1973–1977 in der Universitäts-Augenklinik Frankfurt am Main. Dissertationsschrift Frankfurt am Main 1979.

THIEL, Rudolf: Gegenwartsprobleme der Augenheilkunde. Sammlung der Vorträge vom 8. Fortbildungskurs der Augenärzte in Frankfurt am Main vom 21.-27. Februar 1937. Thieme Verlag, Leipzig 1937

WACHSMUTH, Richard: Die Gründung der Universität Frankfurt. Frankfurt am Main 1929.

WESSING, Achim: Die Fluoreszenzangiographie der Retina. Stuttgart 1968.

WINDECKER, Dieter: 100 Jahre Freiherr Carl von Rothschildsche Stiftung Carolinum. Berlin 1990.

WOLLENSACK, Josef: Prof. Dr. med. Hugo Gasteiger †. In: Klin. Mbl. Augenhk. 173 (1978), S. 440–441.

ZELLER, Sylvia: Augenärztliche Indikation zur Schwangerschaftsunterbrechung. Dissertationsschrift Frankfurt am Main 1938.

D BILDNACHWEIS

Die Abbildungen stammen überwiegend aus Privatbesitz. Für die übrigen Abbildungen gelten folgende Zuordnungen:

Abb. 2, 6, 8, 11, 29, 31, 35, 36, 37	Dekanatsarchiv (DAF) als Depositum im Archiv des Dr. Senckenbergischen Instituts für Geschichte und Ethik der Medizin (SIGEM)
Abb. 18, 25, 27, 41	Universitätsarchiv Frankfurt am Main (UAF)
Abb. 3, 23, 32, 33, 34	Institut für Stadtgeschichte Frankfurt am Main (ISGFfm)
Abb. 4, 5, 7, 8	Landesbetrieb Bau- und Immobilien Hessen (LBIH), Campus Niederrad Universitätsklinikum

PERSONENVERZEICHNIS

Das Personenverzeichnis weist auf Nennungen von Personen sowohl im Text als auch in den Anmerkungen hin. Liegt die Nennung in einer Anmerkung, so steht sie in Klammern, wobei mit der ersten Zahl die jeweilige Seite und mit der zweiten Zahl die zugehörige Anmerkung benannt wird.

Z

ABBILDUNGEN

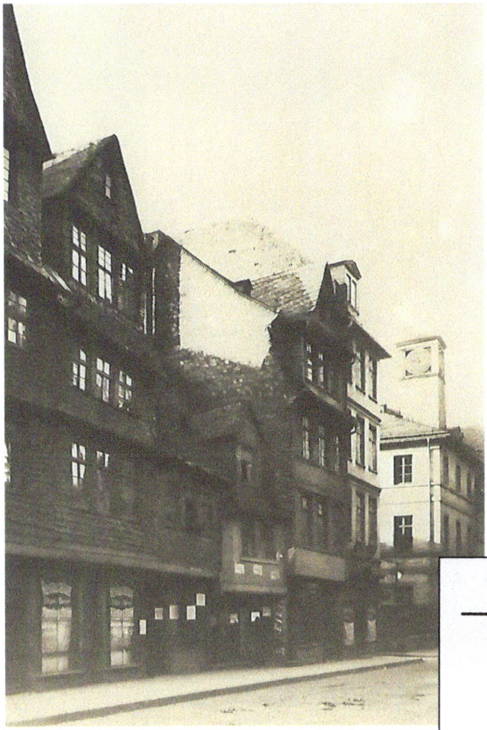

Extrabeilage zum „Frankfurter Intelligenzblatt."

Jahresbericht

der

Frankfurter Augenheilanstalt

(Allerheiligenstraße 19a)

über das Jahr 1900.

Im Jahre 1900, dem 55. Wirkungsjahr der Frankfurter Augenheilanstalt wurden in der Sprechstunde 1903 Patienten behandelt, in die Anstalt aufgenommen wurden 425 Kranke; die Gesamtfrequenz betrug sonach 2328. Vom Gründungstag (1845) bis zum 31. Dezember 1900 wurden insgesamt 98,991 Augenleidende behandelt, darunter 6866 stationär.

Das verflossene Jahr war in jeder Beziehung reich an Begebenheiten, die für die weitere Entwicklung der Stiftung von Bedeutung sind. Unser seitheriger Rechtsbeistand, Herr Justizrat Dr. Hertzog, welcher über 30 Jahre die Rechtsgeschäfte geführt hatte, legte das Ehrenamt zu Anfang des Jahres nieder. Er verbleibt als Ehrenmitglied in dem Vorstand, der auch an dieser Stelle seinem Berater für die ersprießliche Thätigkeit dankt. Herr Rechtsanwalt Dr. Alexander Berg übernahm in bereitwilligster Weise die Nachfolge und wurde im Februar in den Vorstand eingeführt.

Am 1. Juli wurde Herr Dr. Otto Schnaudigel als mitbehandelnder Arzt in den Vorstand aufgenommen.

Herr Theodor Stern, welcher seit dem Jahre 1860 die Finanzen der Anstalt überwachte und ihr Vermögen verwaltete, wurde uns im September durch den Tod entrissen. Die Stiftung verliert in ihm einen hochherzigen Gönner und ein arbeitsfrohes Mitglied, und wird

1 Die Frankfurter Augenheilanstalt im Jahr 1900 mit dem Eintritt von *Otto Schnaudigel.*

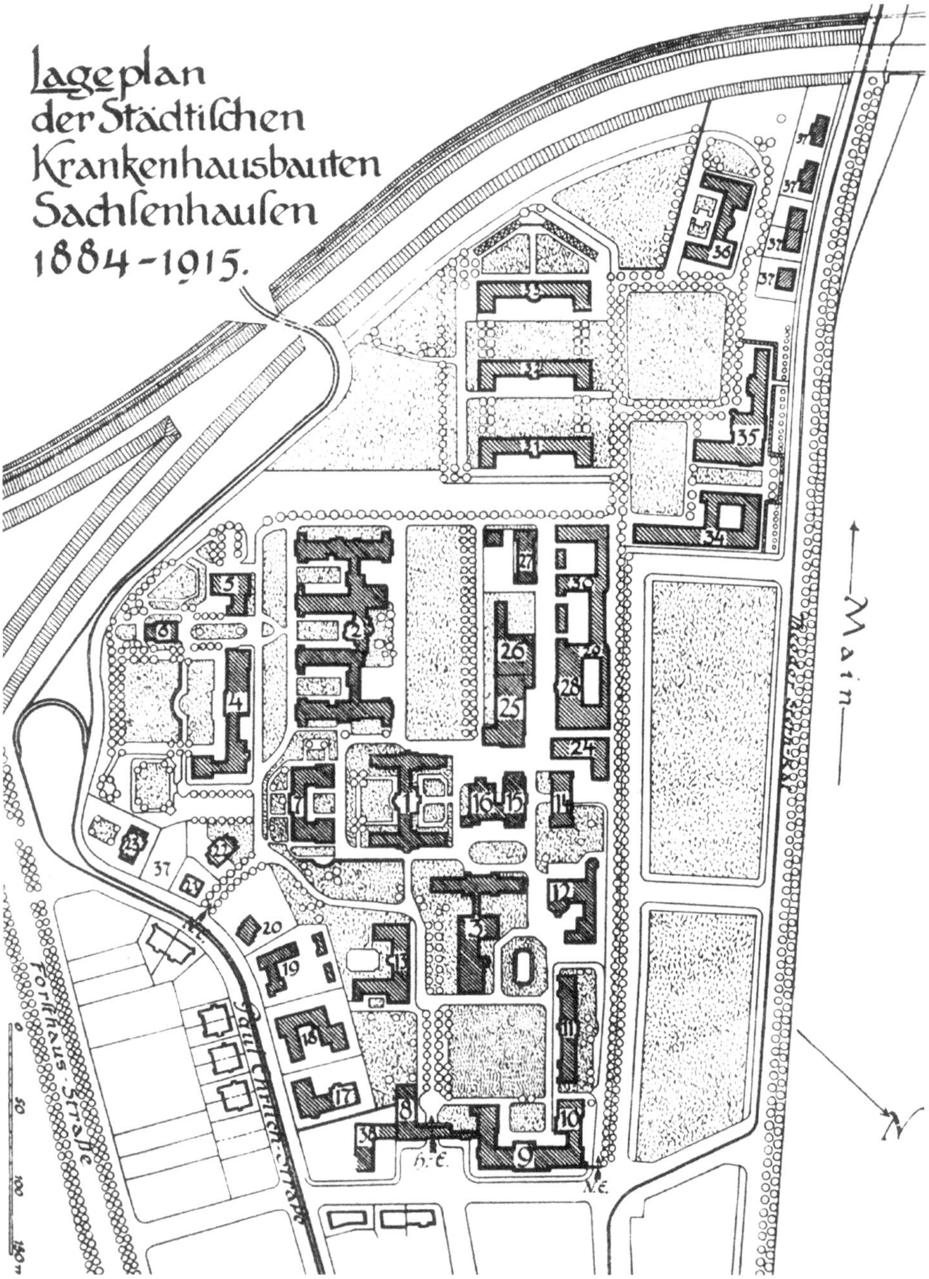

2 Lageplan des Klinikums mit Augenklinik (Nr. 10) in der Nähe des früheren Haupteingangs des Krankenhausgeländes.

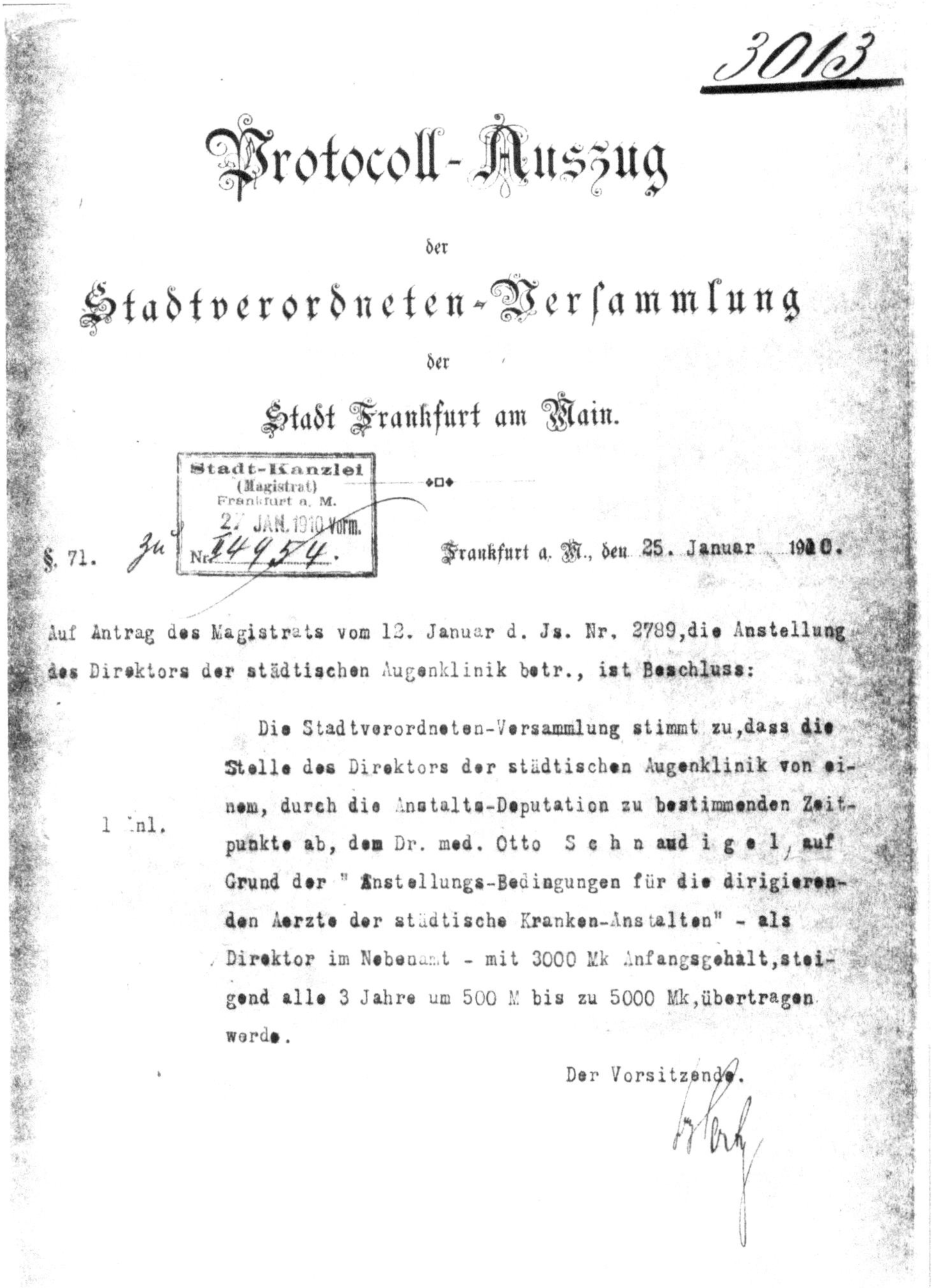

3013

Protocoll-Auszug

der

Stadtverordneten-Versammlung

der

Stadt Frankfurt am Main.

Stadt-Kanzlei (Magistrat) Frankfurt a. M. 27 JAN. 1910 Vorm.

§. 71. zu Nr. 14954. Frankfurt a. M., den 25. Januar 1910.

Auf Antrag des Magistrats vom 12. Januar d. Js. Nr. 2789, die Anstellung des Direktors der städtischen Augenklinik betr., ist Beschluss:

Die Stadtverordneten-Versammlung stimmt zu, dass die Stelle des Direktors der städtischen Augenklinik von einem, durch die Anstalts-Deputation zu bestimmenden Zeitpunkte ab, dem Dr. med. Otto Schnaudigel, auf Grund der " Anstellungs-Bedingungen für die dirigierenden Aerzte der städtische Kranken-Anstalten" - als Direktor im Nebenamt - mit 3000 Mk Anfangsgehalt, steigend alle 3 Jahre um 500 M bis zu 5000 Mk, übertragen werde.

1 Anl.

Der Vorsitzende.

3 Beschlussfassung der Frankfurter Stadtverordnetenversammlung zur Anstellung von *Otto Schnaudigel* als Direktor der neuen Städtischen Augenklinik (1910) [Mag.-Akte 299/V, ISGFfm].

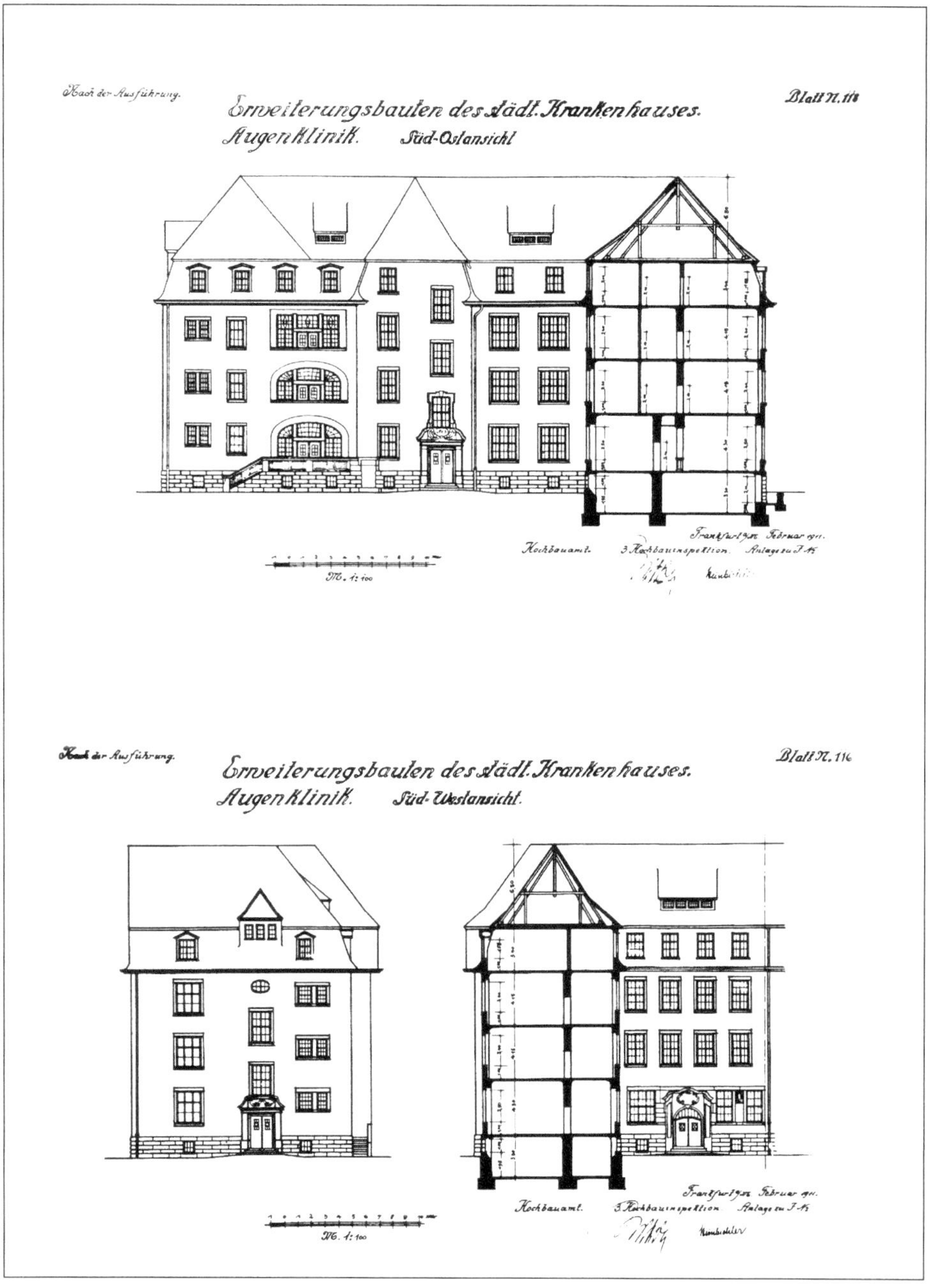

4 Bauplan der Augenklinik mit Haupt- und ursprünglichem Hörsaaleingang, 1910.

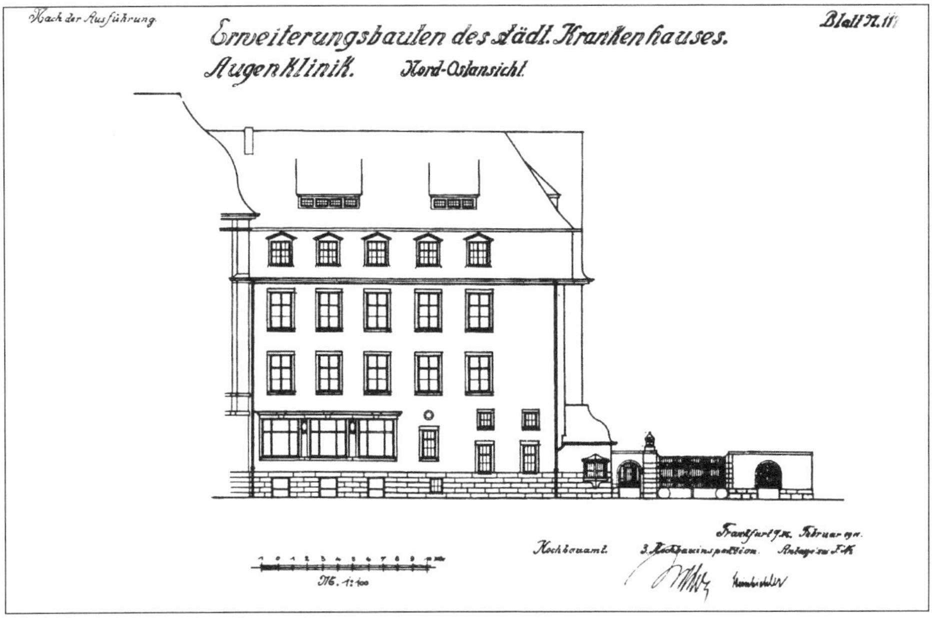

5 Bauplan von Nord-Ostansicht der Klinik, 1910.

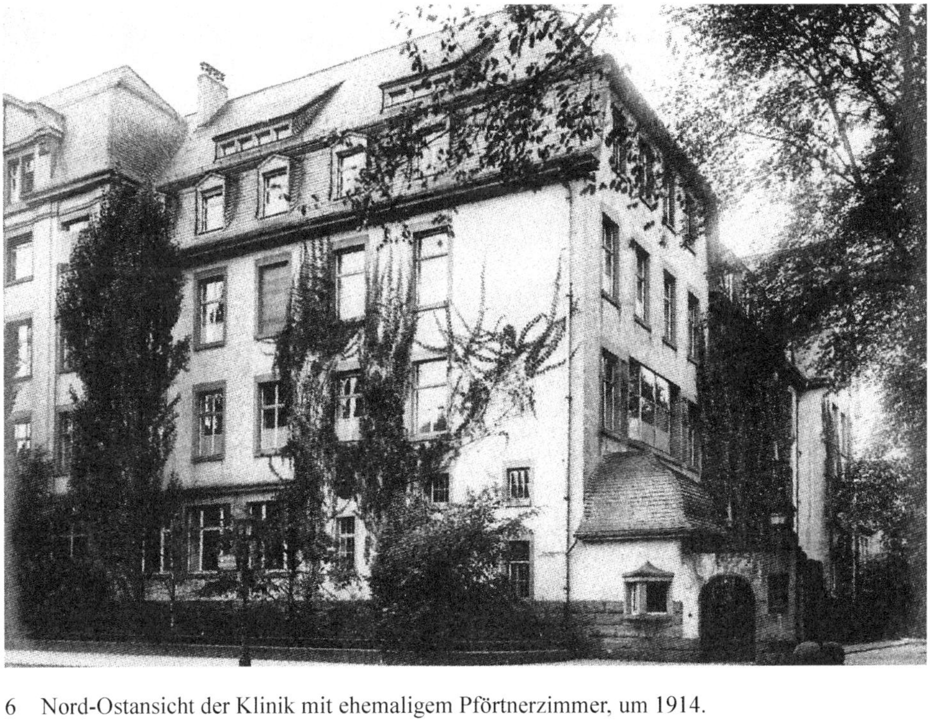

6 Nord-Ostansicht der Klinik mit ehemaligem Pförtnerzimmer, um 1914.

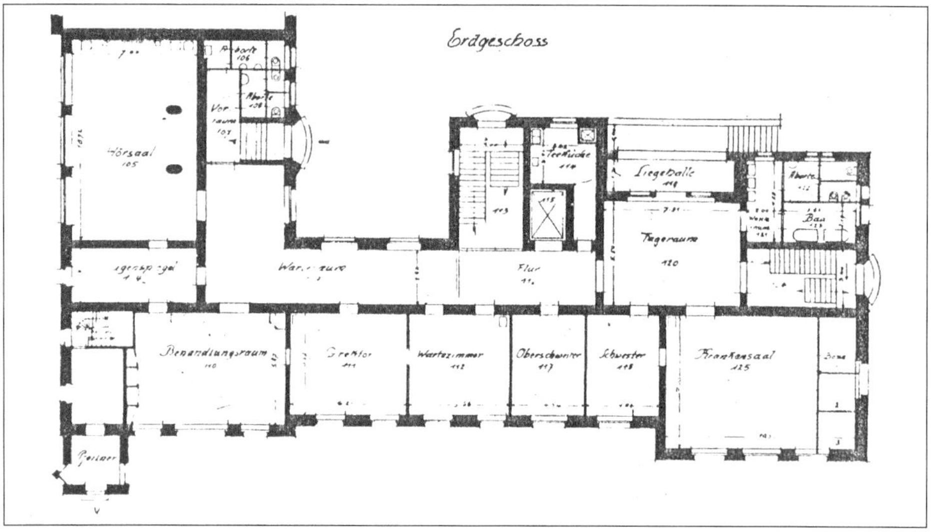

7 Grundriss (Erdgeschoss) der Augenklinik, 1910.

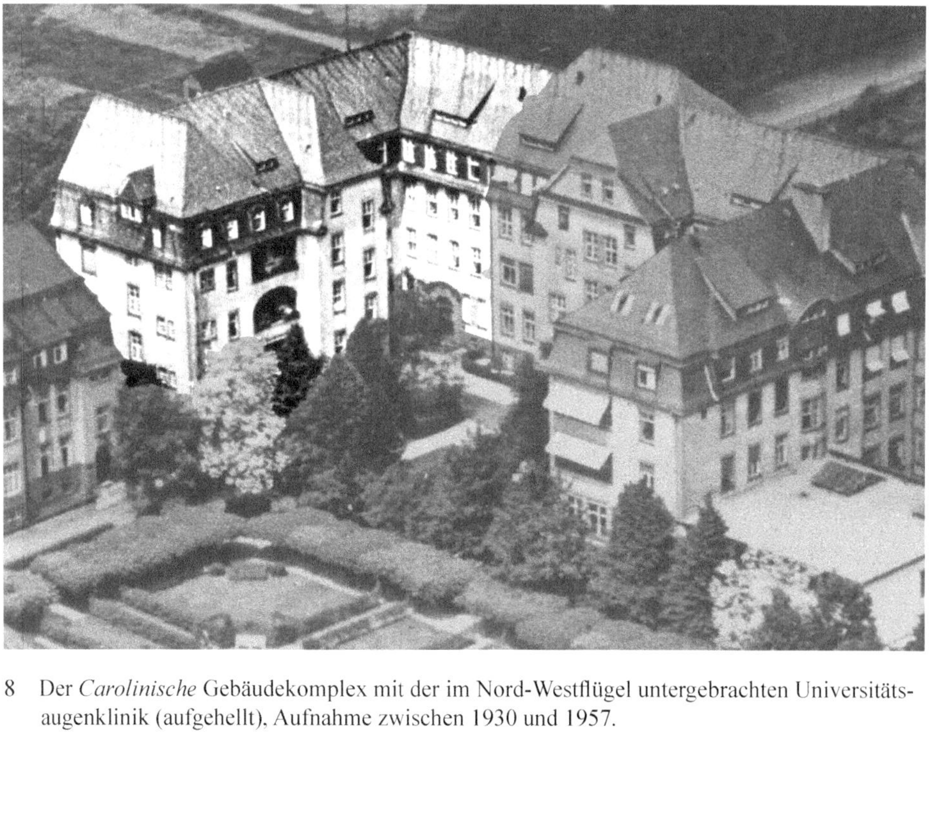

8 Der *Carolinische* Gebäudekomplex mit der im Nord-Westflügel untergebrachten Universitäts-augenklinik (aufgehellt), Aufnahme zwischen 1930 und 1957.

[Aus der städtischen Augenklinik in Frankfurt a. M.]

Die vitale Färbung mit Trypanblau am Auge

von

Dr. O. Schnaudigel

Mit 2 Tafeln

Sonderabdruck aus:
„v. Graefe's Archiv für Ophthalmologie". LXXXVI. Band. 1. Heft

LITTERIS

Leipzig und Berlin, Wilhelm Engelmann. 1913

9 Otto SCHNAUDIGELs wohl bedeutendste wissenschaftliche Arbeit (1913), noch vor Eröffnung der Frankfurter Universität (1914).

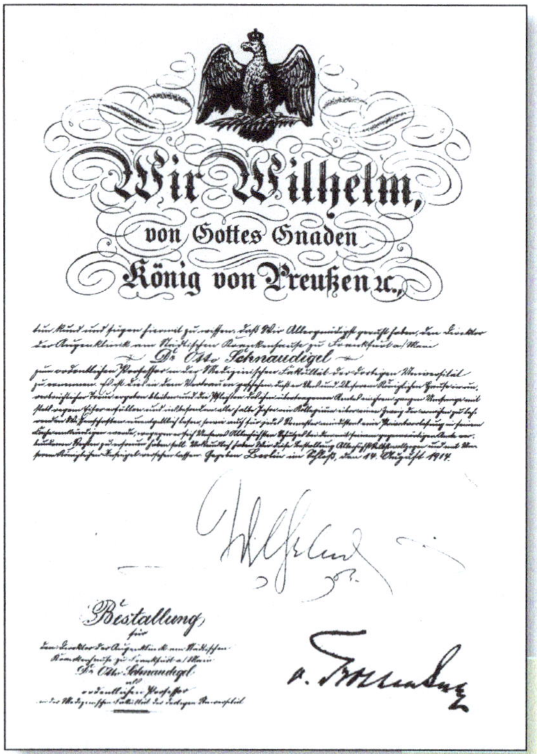
Wir Wilhelm,
von Gottes Gnaden
König von Preußen ⁊c.

Dr. Otto Schnaudigel

Bestallung
für
Dr. Otto Schnaudigel

10 Bestallungsurkunde von Otto SCHNAUDIGEL zum ordentlichen Professor für Augenheilkunde, 1914.

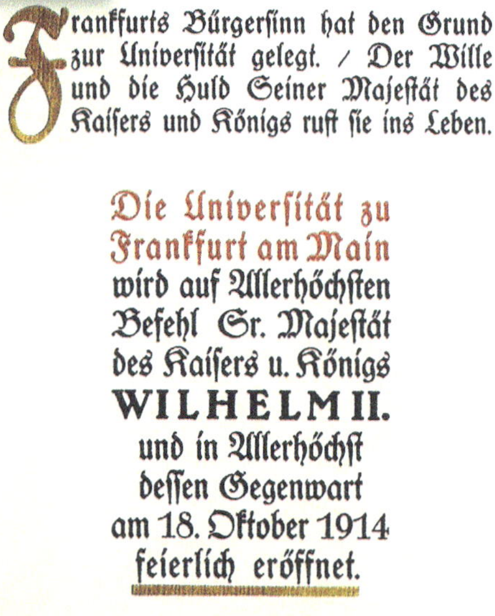
Frankfurts Bürgersinn hat den Grund zur Universität gelegt. / Der Wille und die Huld Seiner Majestät des Kaisers und Königs ruft sie ins Leben.

Die Universität zu
Frankfurt am Main
wird auf Allerhöchsten
Befehl Sr. Majestät
des Kaisers u. Königs
WILHELM II.
und in Allerhöchst
dessen Gegenwart
am 18. Oktober 1914
feierlich eröffnet.

11 Einladung zur Eröffnung der Frankfurter Universität, 1914.

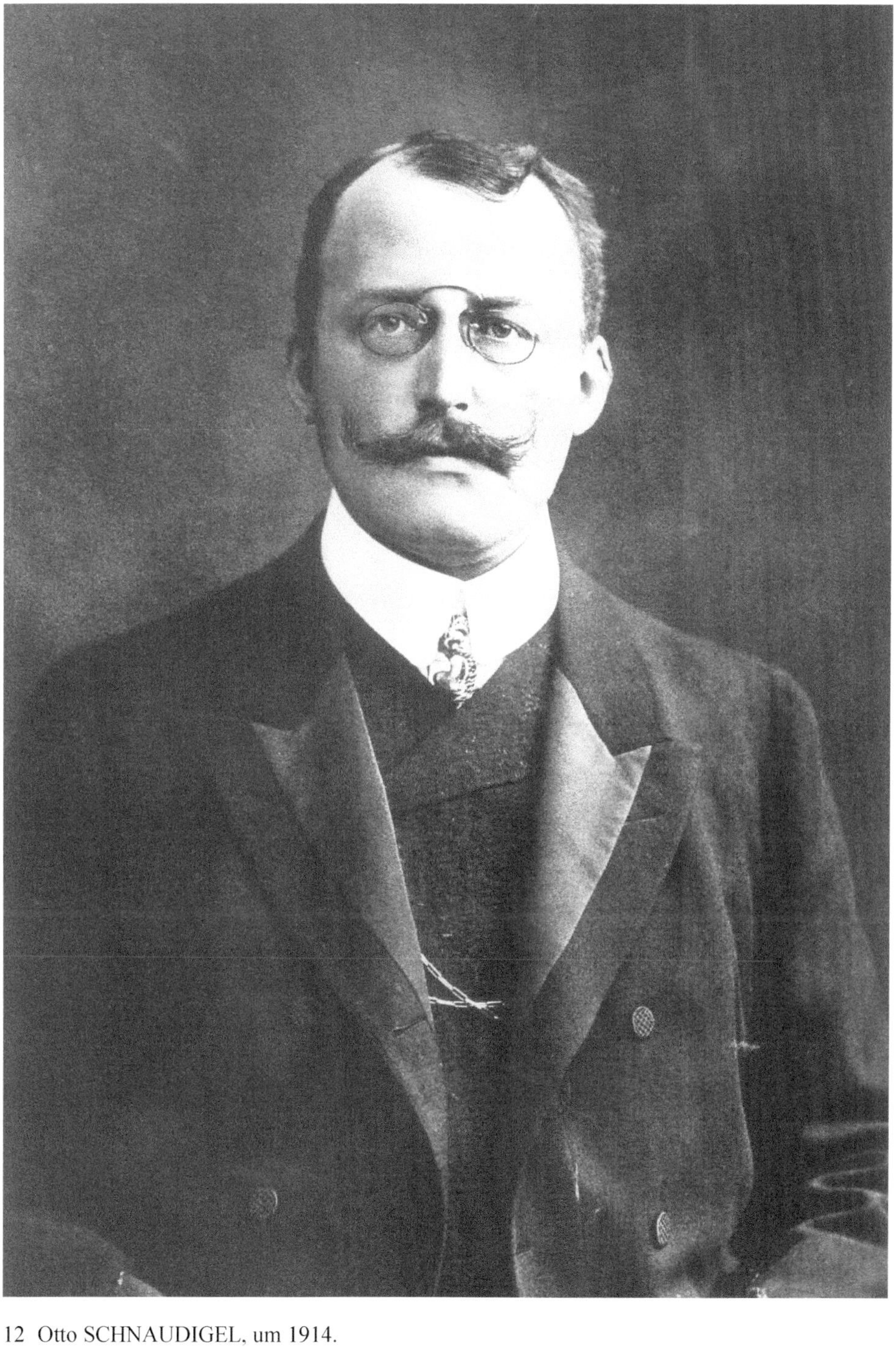

12 Otto SCHNAUDIGEL, um 1914.

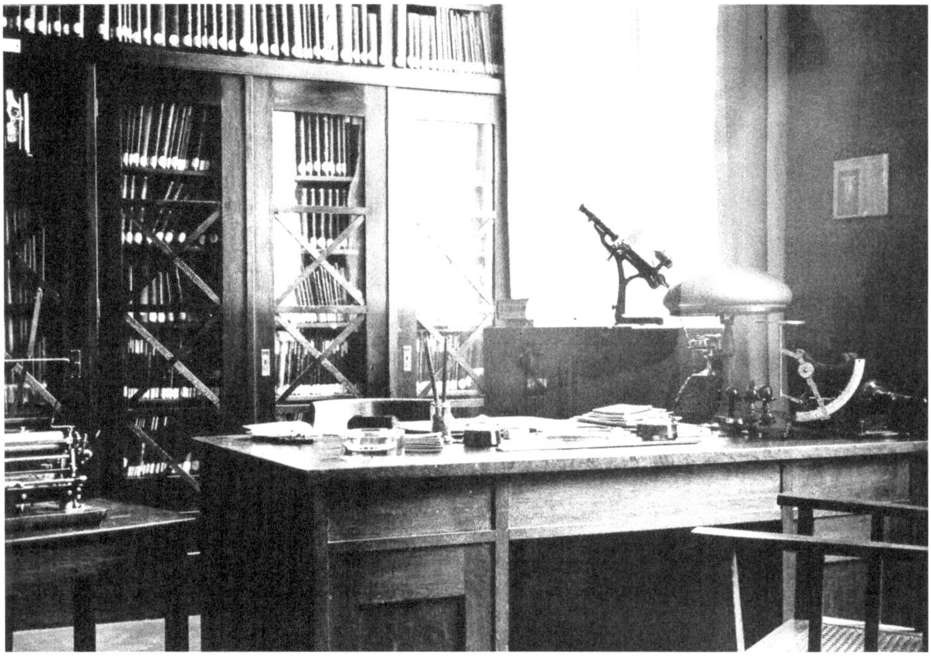

13 Arbeitszimmer des Direktors zur Zeit Otto Schnaudigels.

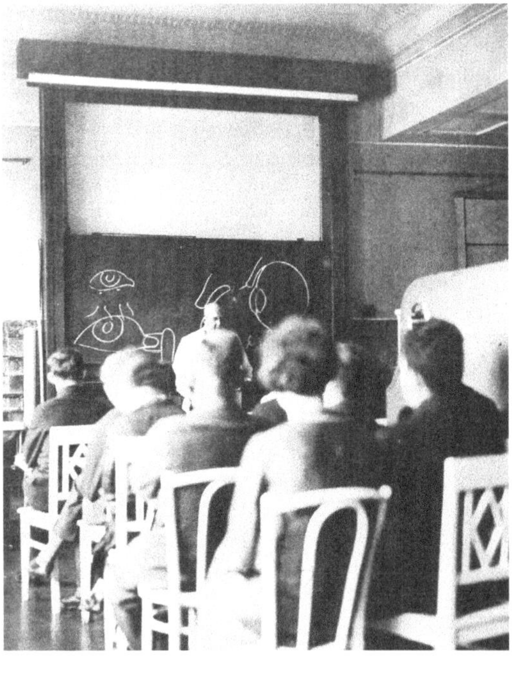

14 Vorlesung im ehemaligen Hörsaal der Klinik.

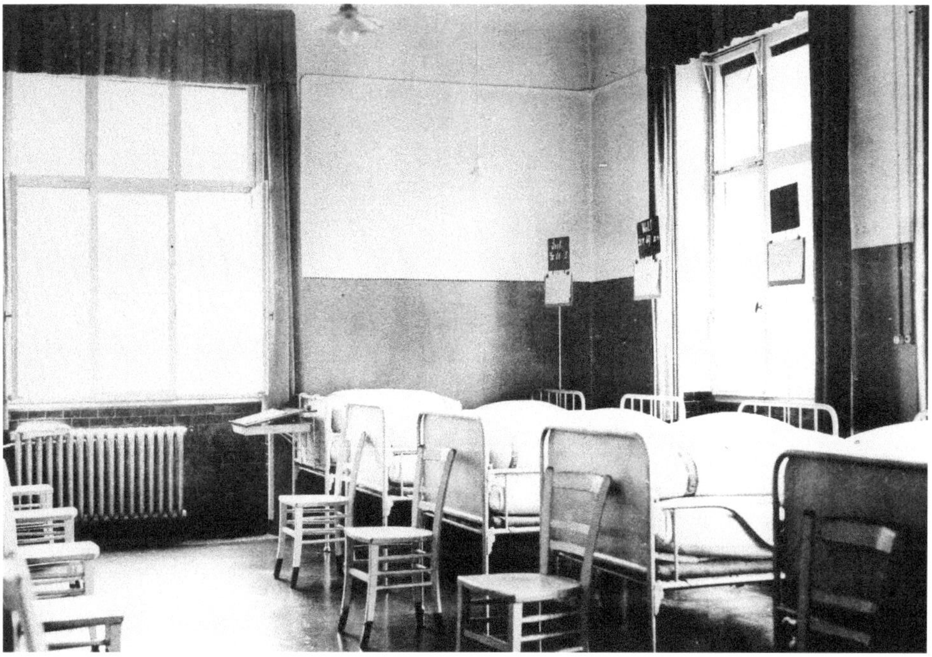

15 Krankenzimmer der Augenklinik zur Zeit Otto Schnaudigels.

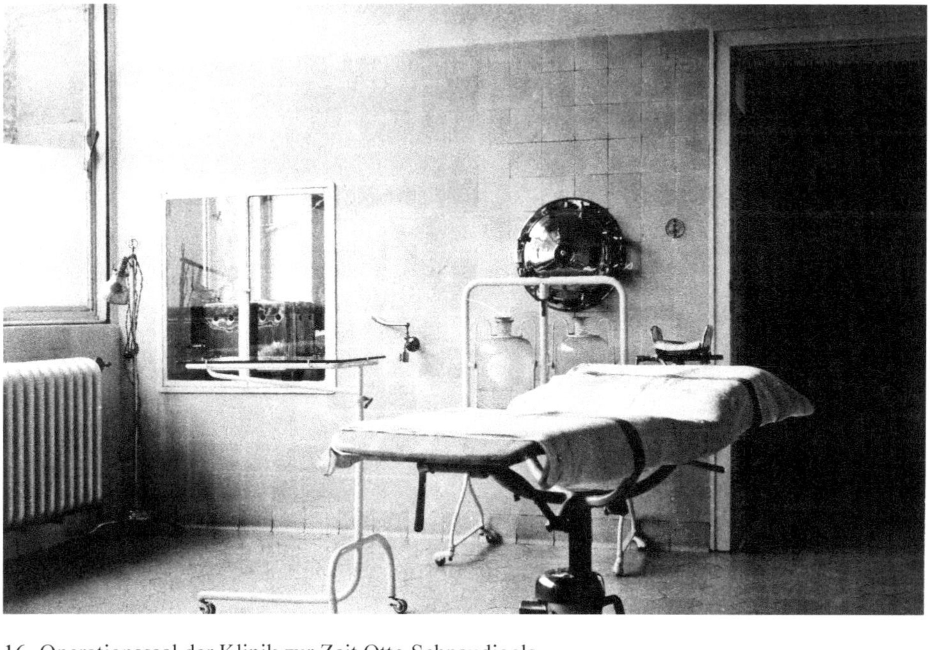

16 Operationssaal der Klinik zur Zeit Otto Schnaudigels.

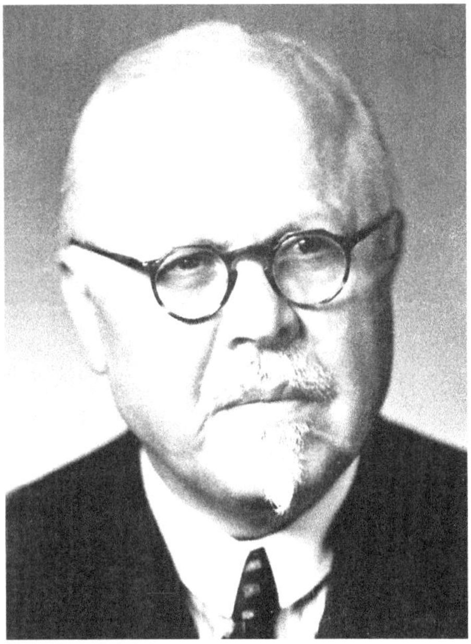

17 Heinrich Gebb.

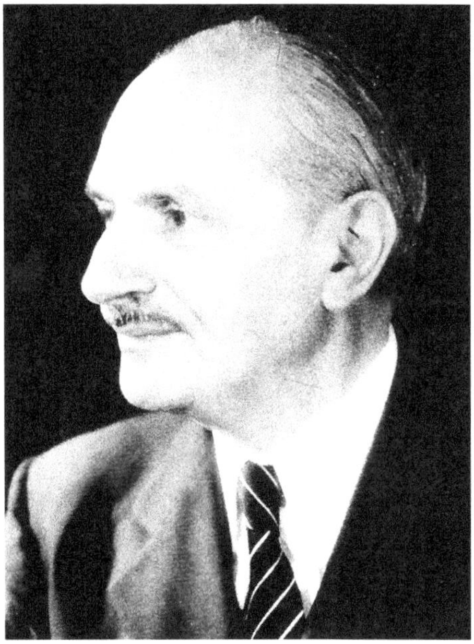

18 Josef Igersheimer [UAF Abt. 854 Nr. 672].

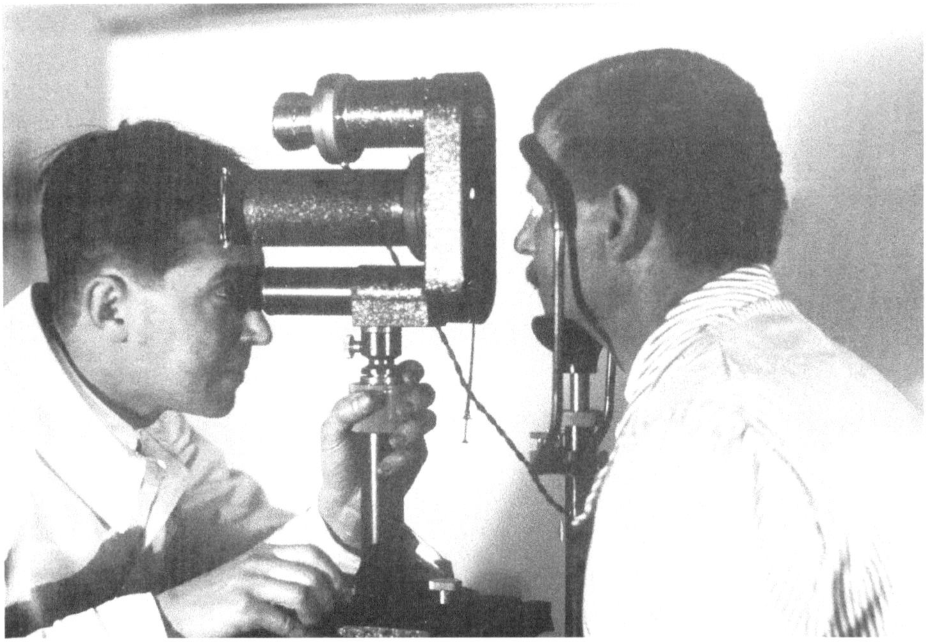

19 Ernst Ludwig Metzger (links) mit Patient.

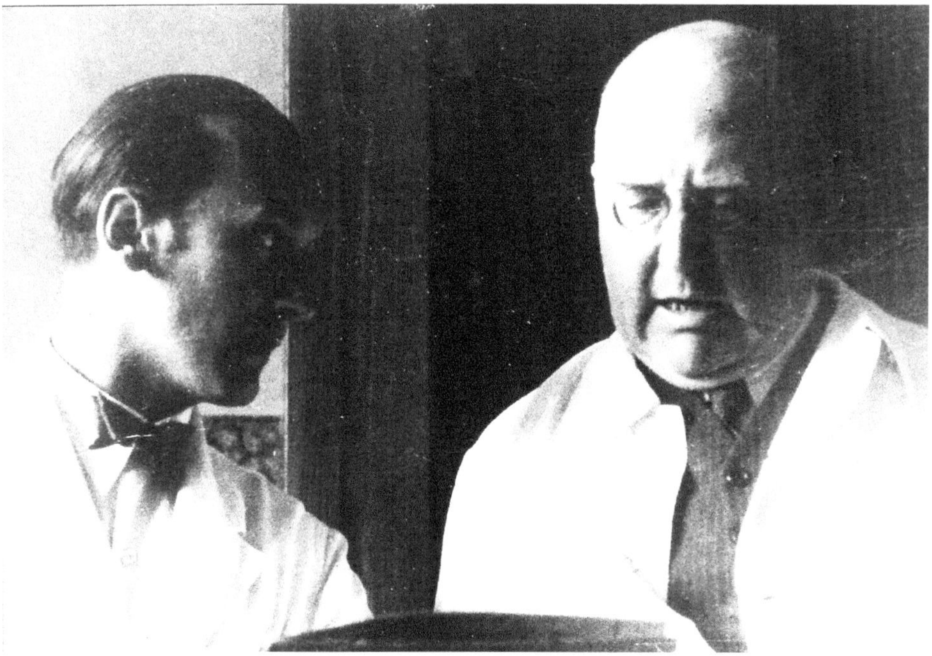

20 Wolfgang Heider und Otto SCHNAUDIGEL, um 1930.

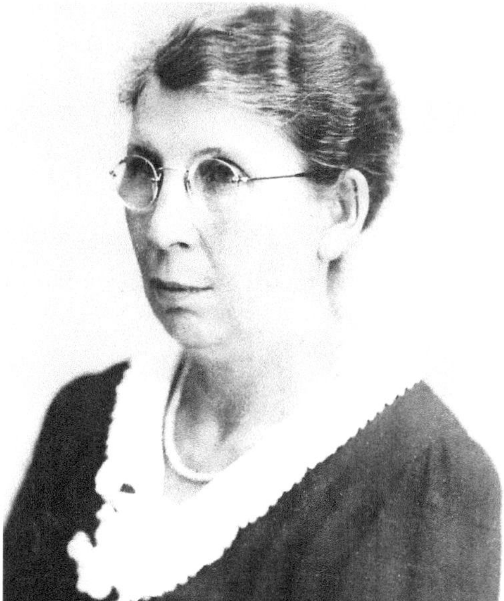

21 Paula Walluf.

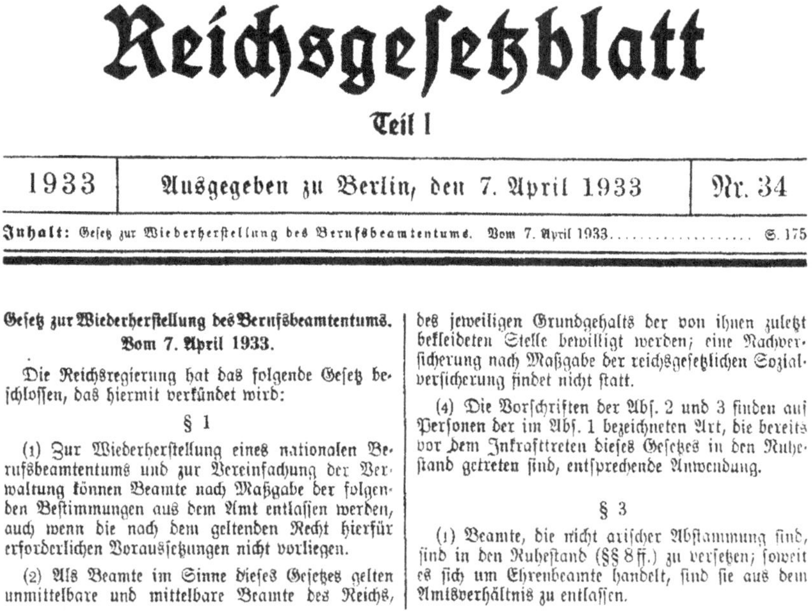

Reichsgesetzblatt

Teil I

1933	Ausgegeben zu Berlin, den 7. April 1933	Nr. 34

Inhalt: Gesetz zur Wiederherstellung des Berufsbeamtentums. Vom 7. April 1933.................. S. 175

Gesetz zur Wiederherstellung des Berufsbeamtentums. Vom 7. April 1933.

Die Reichsregierung hat das folgende Gesetz beschlossen, das hiermit verkündet wird:

§ 1

(1) Zur Wiederherstellung eines nationalen Berufsbeamtentums und zur Vereinfachung der Verwaltung können Beamte nach Maßgabe der folgenden Bestimmungen aus dem Amt entlassen werden, auch wenn die nach dem geltenden Recht hierfür erforderlichen Voraussetzungen nicht vorliegen.

(2) Als Beamte im Sinne dieses Gesetzes gelten unmittelbare und mittelbare Beamte des Reichs, des jeweiligen Grundgehalts der von ihnen zuletzt bekleideten Stelle bewilligt werden; eine Nachversicherung nach Maßgabe der reichsgesetzlichen Sozialversicherung findet nicht statt.

(4) Die Vorschriften der Abs. 2 und 3 finden auf Personen der im Abs. 1 bezeichneten Art, die bereits vor dem Inkrafttreten dieses Gesetzes in den Ruhestand getreten sind, entsprechende Anwendung.

§ 3

(1) Beamte, die nicht arischer Abstammung sind, sind in den Ruhestand (§§ 8 ff.) zu versetzen; soweit es sich um Ehrenbeamte handelt, sind sie aus dem Amtsverhältnis zu entlassen.

22 Gesetz zur „Wiederherstellung des Berufsbeamtentums", 1933.

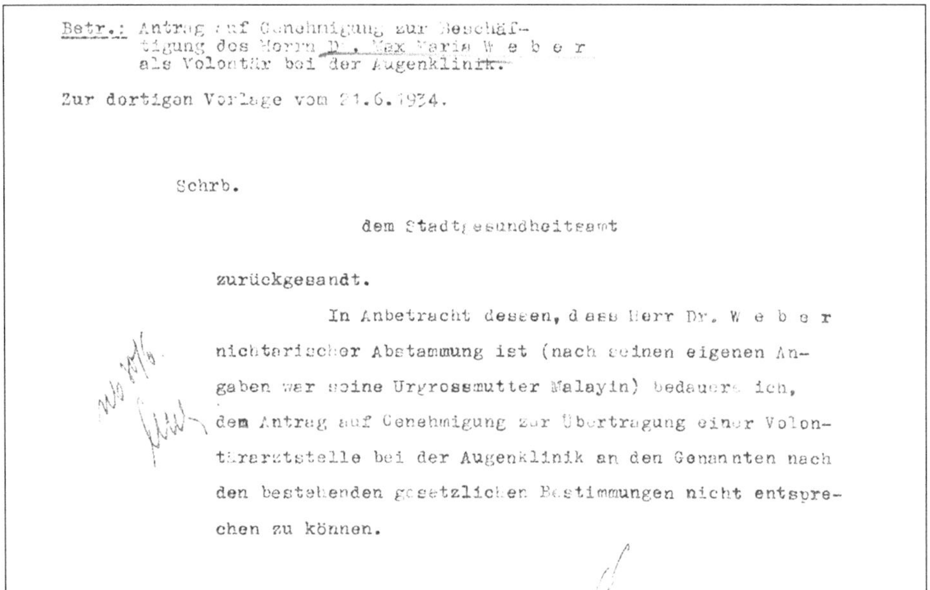

Betr.: Antrag auf Genehmigung zur Beschäftigung des Herrn Dr. Max Maria W e b e r als Volontär bei der Augenklinik.

Zur dortigen Vorlage vom 21.6.1934.

Schrb.

dem Stadtgesundheitsamt

zurückgesandt.

In Anbetracht dessen, dass Herr Dr. W e b e r nichtarischer Abstammung ist (nach seinen eigenen Angaben war seine Urgrossmutter Malayin) bedauere ich, dem Antrag auf Genehmigung zur Übertragung einer Volontärarztstelle bei der Augenklinik an den Genannten nach den bestehenden gesetzlichen Bestimmungen nicht entsprechen zu können.

23 Auch Volontärärzte waren betroffen [Mag.-Akte 7201/1 Bd. Nr. 1, ISGFfm].

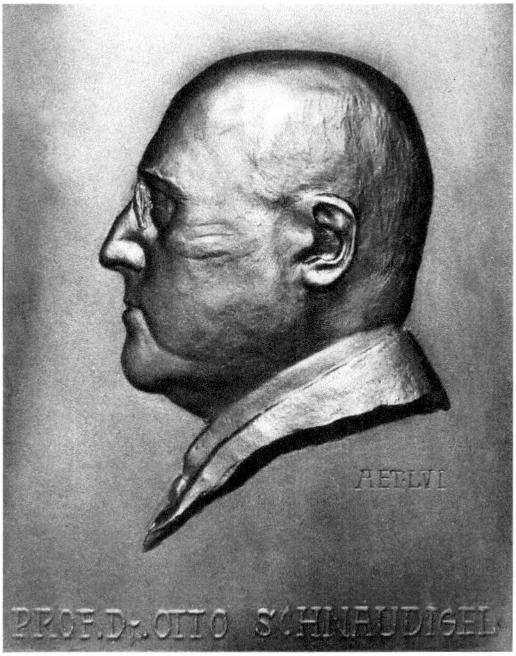

24 Porträtplakette Otto SCHNAUDIGELs von 1926.

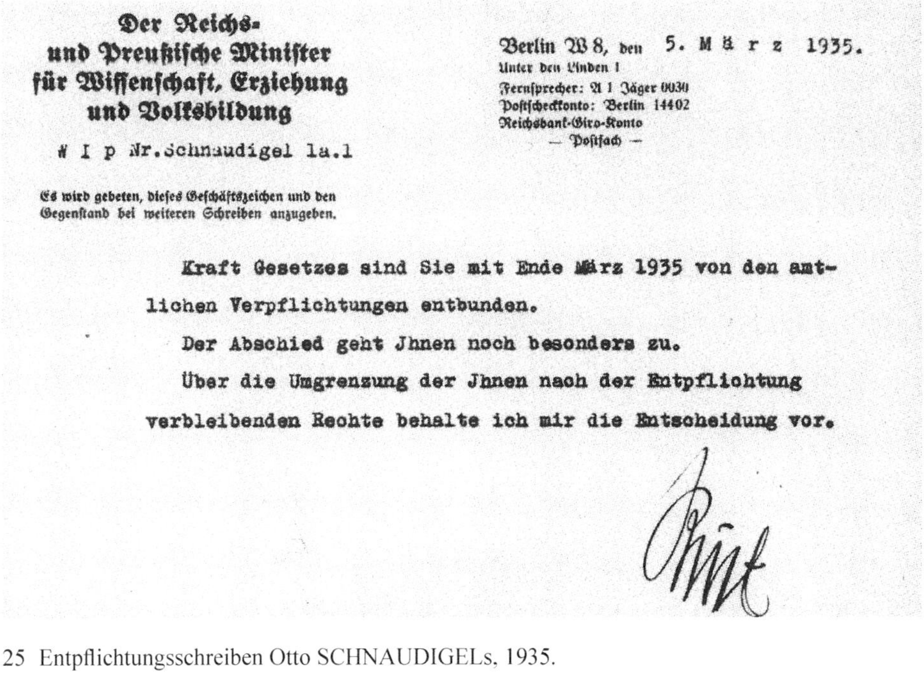

Der Reichs-
und Preußische Minister
für Wissenschaft, Erziehung
und Volksbildung

W I p Nr. Schnaudigel 1a.1

Es wird gebeten, dieses Geschäftszeichen und den Gegenstand bei weiteren Schreiben anzugeben.

Berlin W 8, den 5. März 1935.
Unter den Linden 1
Fernsprecher: A 1 Jäger 0030
Postscheckkonto: Berlin 14402
Reichsbank-Giro-Konto
— Postfach —

Kraft Gesetzes sind Sie mit Ende März 1935 von den amtlichen Verpflichtungen entbunden.

Der Abschied geht Jhnen noch besonders zu.

Über die Umgrenzung der Jhnen nach der Entpflichtung verbleibenden Rechte behalte ich mir die Entscheidung vor.

Rust

25 Entpflichtungsschreiben Otto SCHNAUDIGELs, 1935.

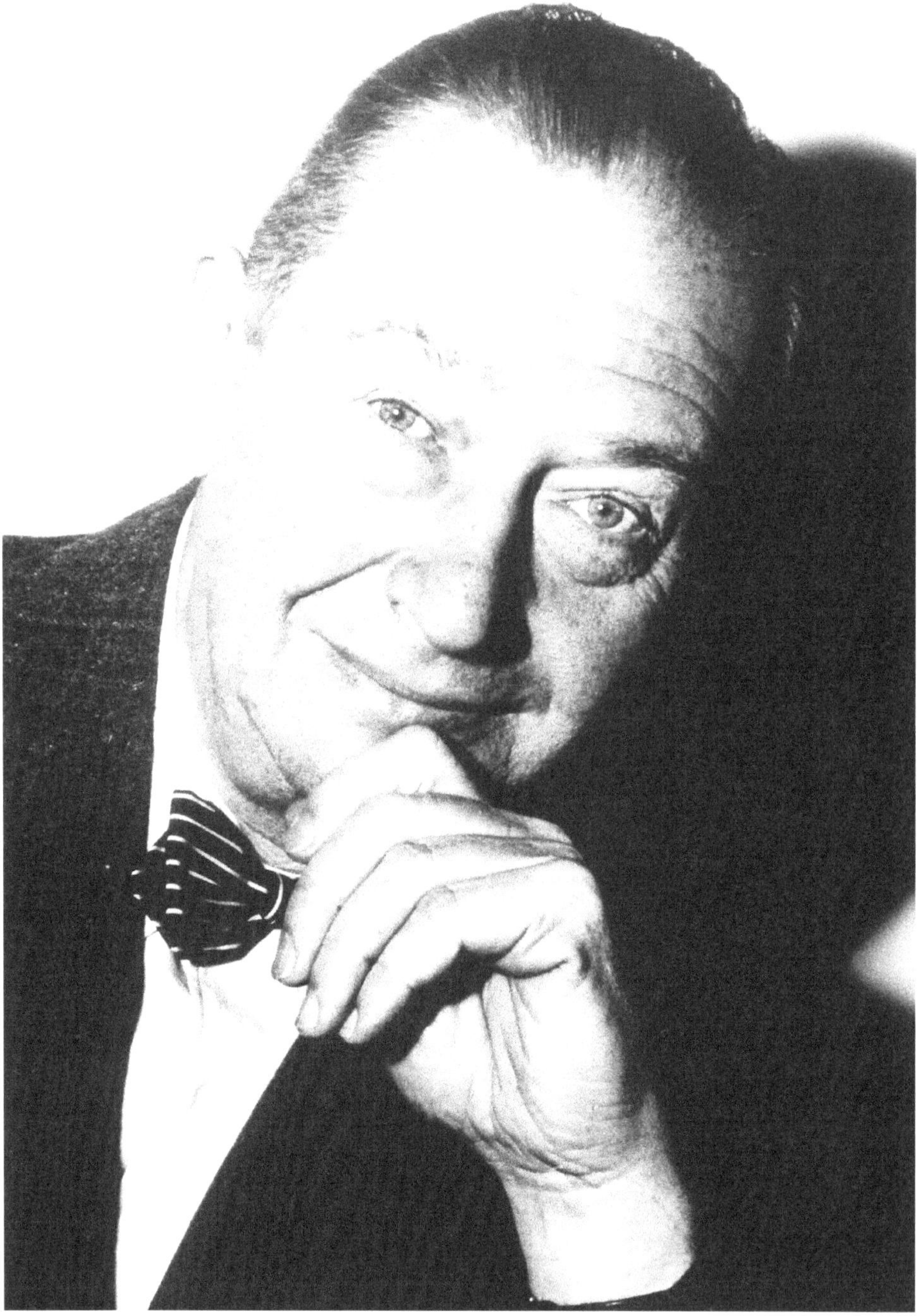

26 Rudolf THIEL.

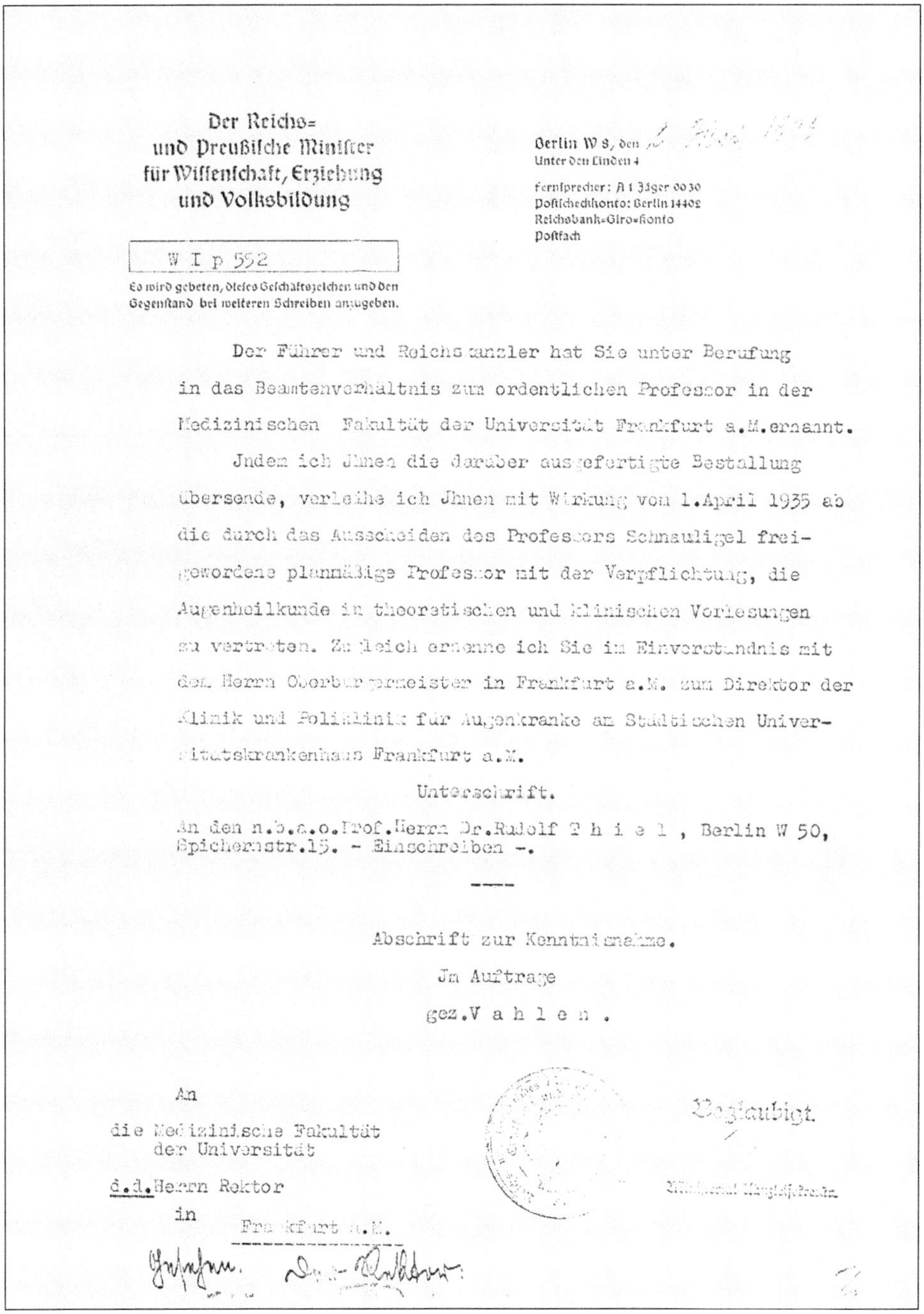
Der Reichs-
und Preußische Minister
für Wissenschaft, Erziehung
und Volksbildung

W I p 552

Es wird gebeten, dieses Geschäftszeichen und den
Gegenstand bei weiteren Schreiben anzugeben.

Berlin W 8, den
Unter den Linden 4

Fernsprecher: A 1 Jäger 0030
Postscheckkonto: Berlin 14402
Reichsbank-Giro-Konto
Postfach

Der Führer und Reichskanzler hat Sie unter Berufung in das Beamtenverhältnis zum ordentlichen Professor in der Medizinischen Fakultät der Universität Frankfurt a.M. ernannt.

Jndem ich Jhnen die darüber ausgefertigte Bestallung übersende, verleihe ich Jhnen mit Wirkung vom 1.April 1935 ab die durch das Ausscheiden des Professors Schnaudigel freigewordene planmäßige Professor mit der Verpflichtung, die Augenheilkunde in theoretischen und klinischen Vorlesungen zu vertreten. Zugleich ernenne ich Sie im Einverständnis mit dem Herrn Oberbürgermeister in Frankfurt a.M. zum Direktor der Klinik und Poliklinik für Augenkranke am Städtischen Universitätskrankenhaus Frankfurt a.M.

Unterschrift.

An den n.b.a.o.Prof.Herrn Dr.Rudolf T h i e l , Berlin W 50, Spichernstr.15. - Einschreiben -.

Abschrift zur Kenntnisnahme.

Jm Auftrage

gez.V a h l e n .

An
die Medizinische Fakultät
der Universität
d.d.Herrn Rektor
in
Frankfurt a.M.

Beglaubigt.

27 Ernennungsschreiben THIELs zum Ordinarius der Frankfurter Universitätsaugenklinik [UAF Abt. 4 Nr. 224, Bl. 3r].

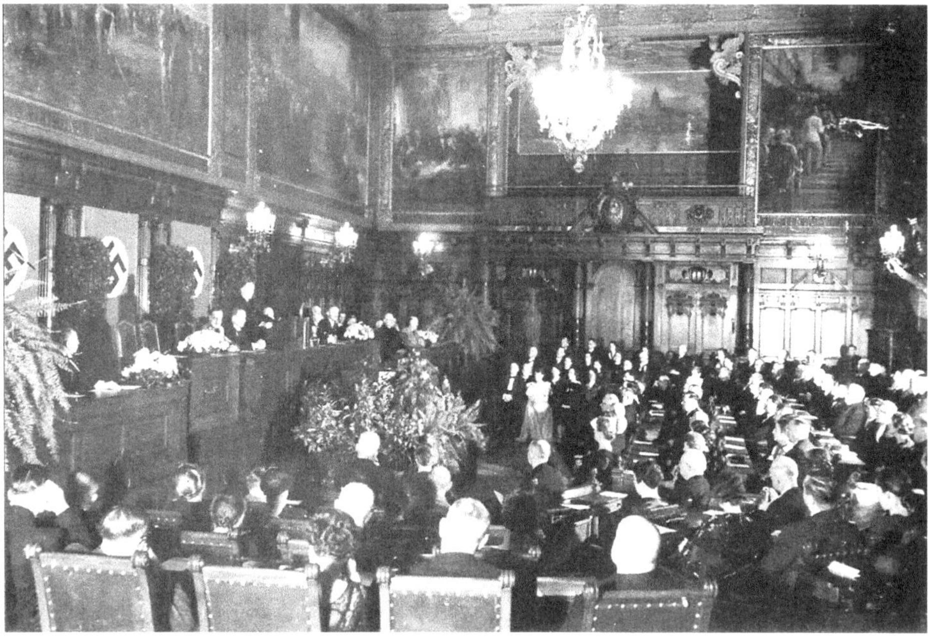

28 Festakt zum 25jährigen Bestehen der Augenklinik im Frankfurter Bürgersaal, 1935.

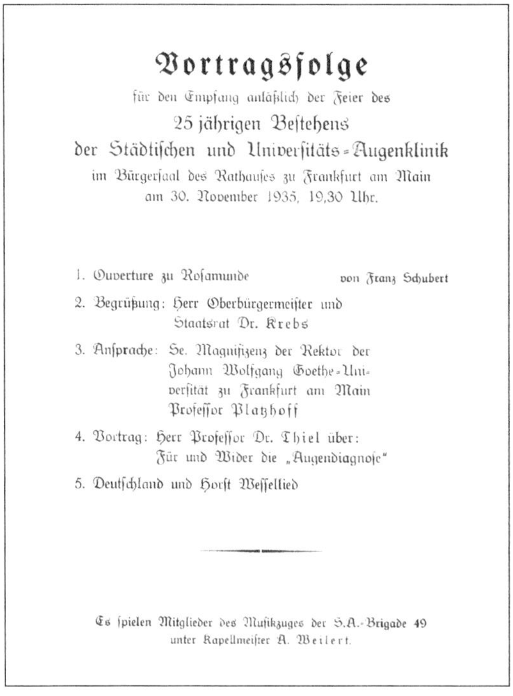

Vortragsfolge

für den Empfang anläßlich der Feier des
25 jährigen Bestehens
der Städtischen und Universitäts-Augenklinik
im Bürgersaal des Rathauses zu Frankfurt am Main
am 30. November 1935, 19,30 Uhr.

1. Ouverture zu Rosamunde — von Franz Schubert
2. Begrüßung: Herr Oberbürgermeister und Staatsrat Dr. Krebs
3. Ansprache: Se. Magnifizenz der Rektor der Johann Wolfgang Goethe-Universität zu Frankfurt am Main Professor Platzhoff
4. Vortrag: Herr Professor Dr. Thiel über: Für und Wider die „Augendiagnose"
5. Deutschland und Horst Wessellied

Es spielen Mitglieder des Musikzuges der S.A.-Brigade 49
unter Kapellmeister A. Weilert.

29 Das dazugehörige Programm zum besagten Festakt.

ATLAS

DER

AUGENKRANKHEITEN

SAMMLUNG TYPISCHER KRANKHEITSBILDER MIT KURZEN DIAGNOSTISCHEN UND THERAPEUTISCHEN HINWEISEN

VON

DR. RUDOLF THIEL

ORD. PROFESSOR AN DER UNIVERSITÄT FRANKFURT A. M.

MIT 420 MEIST FARBIGEN ABBILDUNGEN

1 9 3 7

GEORG THIEME / VERLAG / LEIPZIG

30 Deckblatt der ersten Auflage des THIELschen Augenatlas von 1937.

VIII. FORTBILDUNGSKURS

FÜR AUGENÄRZTE

FRANKFURT AM MAIN

21.–27. FEBRUAR 1937

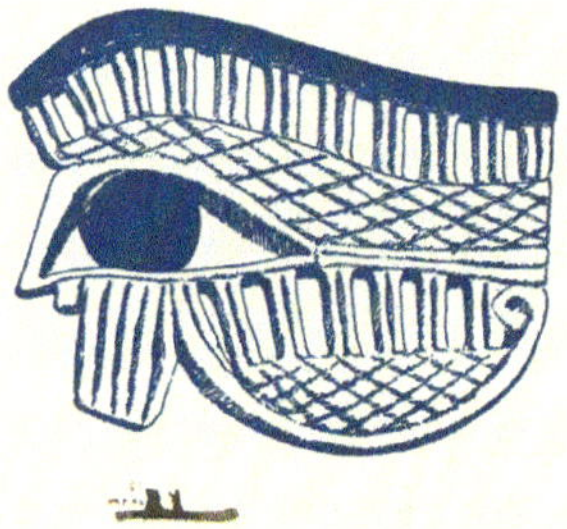

UNIVERSITÄTS-AUGENKLINIK

ZU FRANKFURT AM MAIN

IM STÄDTISCHEN KRANKENHAUS

FRANKFURT (M)-SACHSENHAUSEN

31 Programm der „gewichtigen" Fortbildungsveranstaltung von 1937.

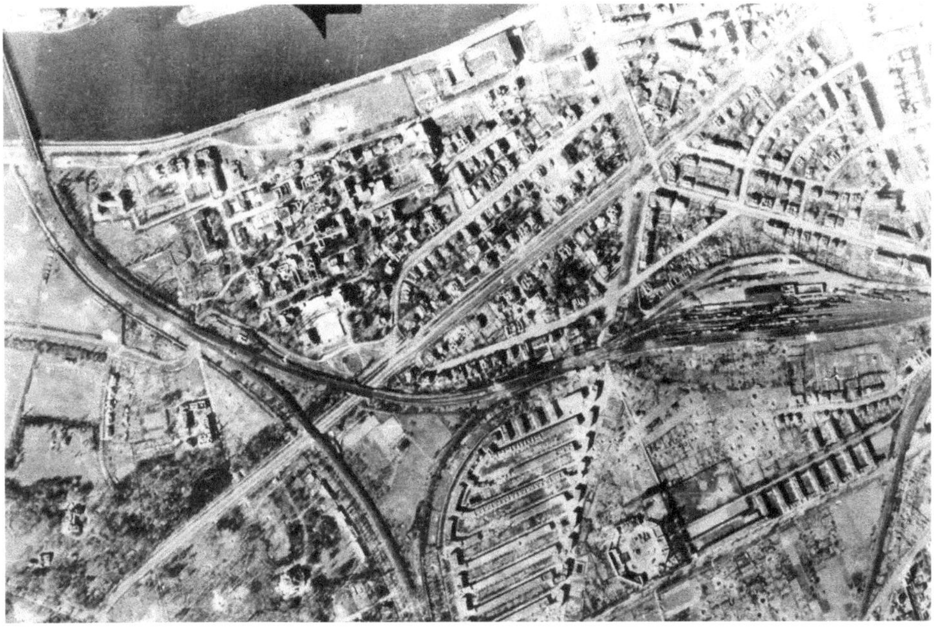

32 Das nach einem Fliegerangriff zerstörte Universitätsklinikum Ende März 1944.

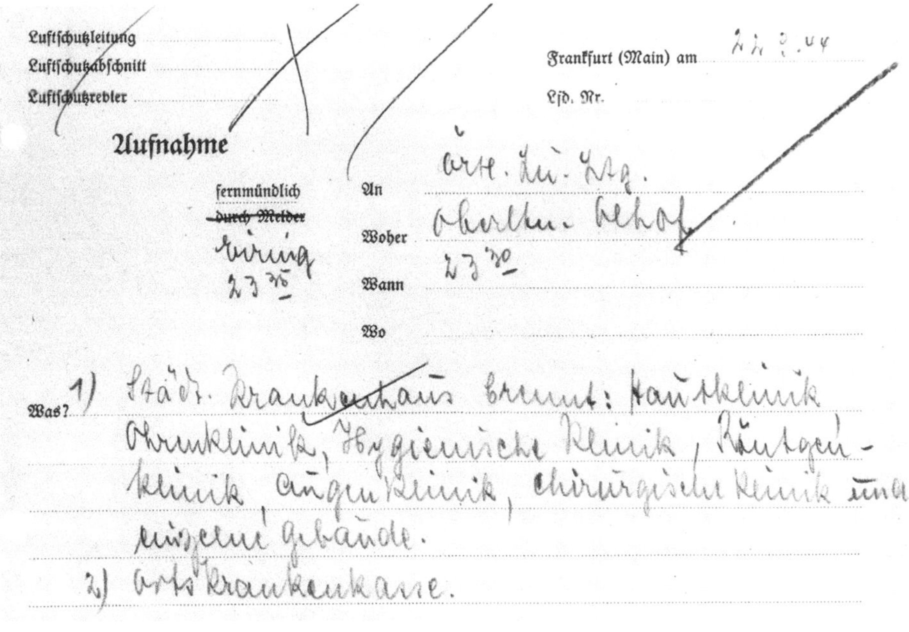

Luftschutzleitung
Luftschutzabschnitt
Luftschutzrevier

Frankfurt (Main) am 22.3.44

Lfd. Nr.

Aufnahme

fernmündlich
~~durch Melder~~

An Örtl. Lu. Ltg.

Woher

Wann 23 30

Wo

Was? 1) Städt. Krankenhaus brennt: Hautklinik, Ohrenklinik, Hygienische Klinik, Röntgenklinik, Augenklinik, chirurgische Klinik und einzelne Gebäude.
2) Ortskrankenkasse.

33 Schadensmeldung die Augenklinik betreffend vom 22. März 1944 [Luftschutzakte 183, Bl. 55, ISGFfm].

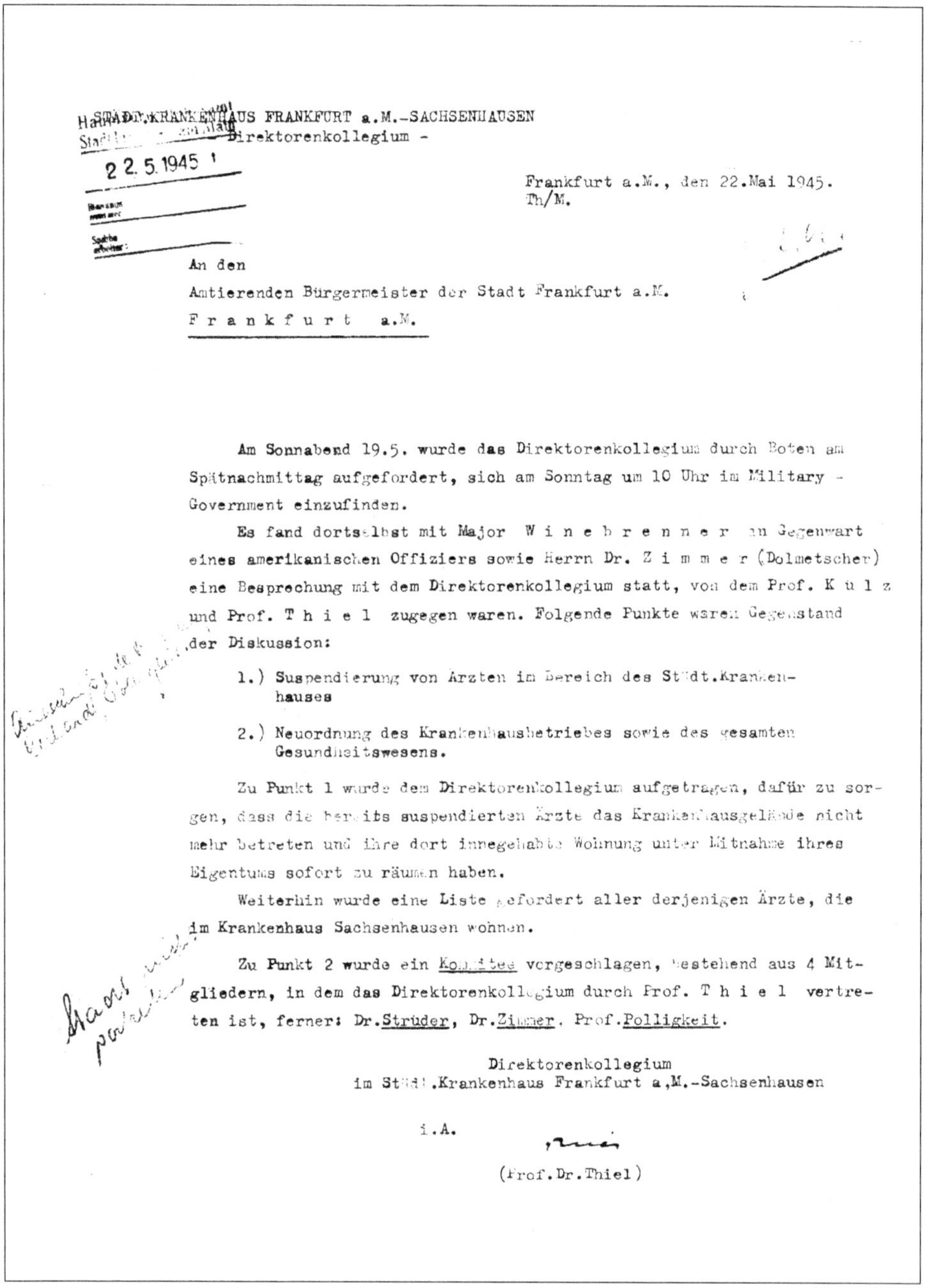

STADT. KRANKENHAUS FRANKFURT a.M.-SACHSENHAUSEN
- Direktorenkollegium -

22.5.1945

Frankfurt a.M., den 22.Mai 1945.
Th/M.

An den
Amtierenden Bürgermeister der Stadt Frankfurt a.M.
F r a n k f u r t a.M.

Am Sonnabend 19.5. wurde das Direktorenkollegium durch Boten am Spätnachmittag aufgefordert, sich am Sonntag um 10 Uhr im Military - Government einzufinden.

Es fand dortselbst mit Major W i n e b r e n n e r in Gegenwart eines amerikanischen Offiziers sowie Herrn Dr. Z i m m e r (Dolmetscher) eine Besprechung mit dem Direktorenkollegium statt, von dem Prof. K ü l z und Prof. T h i e l zugegen waren. Folgende Punkte waren Gegenstand der Diskussion:

1.) Suspendierung von Ärzten im Bereich des Städt.Krankenhauses

2.) Neuordnung des Krankenhausbetriebes sowie des gesamten Gesundheitswesens.

Zu Punkt 1 wurde dem Direktorenkollegium aufgetragen, dafür zu sorgen, dass die bereits suspendierten Ärzte das Krankenhausgelände nicht mehr betreten und ihre dort innegehabte Wohnung unter Mitnahme ihres Eigentums sofort zu räumen haben.

Weiterhin wurde eine Liste gefordert aller derjenigen Ärzte, die im Krankenhaus Sachsenhausen wohnen.

Zu Punkt 2 wurde ein Komitee vorgeschlagen, bestehend aus 4 Mitgliedern, in dem das Direktorenkollegium durch Prof. T h i e l vertreten ist, ferner: Dr. Strüder, Dr. Zimmer. Prof. Polligkeit.

Direktorenkollegium
im Städt.Krankenhaus Frankfurt a.M.-Sachsenhausen

i.A.

(Prof.Dr.Thiel)

34 Ein Dokument eines personellen Neubeginns des Uniklinikums nach dem Zweiten Weltkrieg unter Mitwirkung von Rudolf THIEL, 1945 [Mag.-Akte 7200 Bd.-Nr.3, ISGFfm].

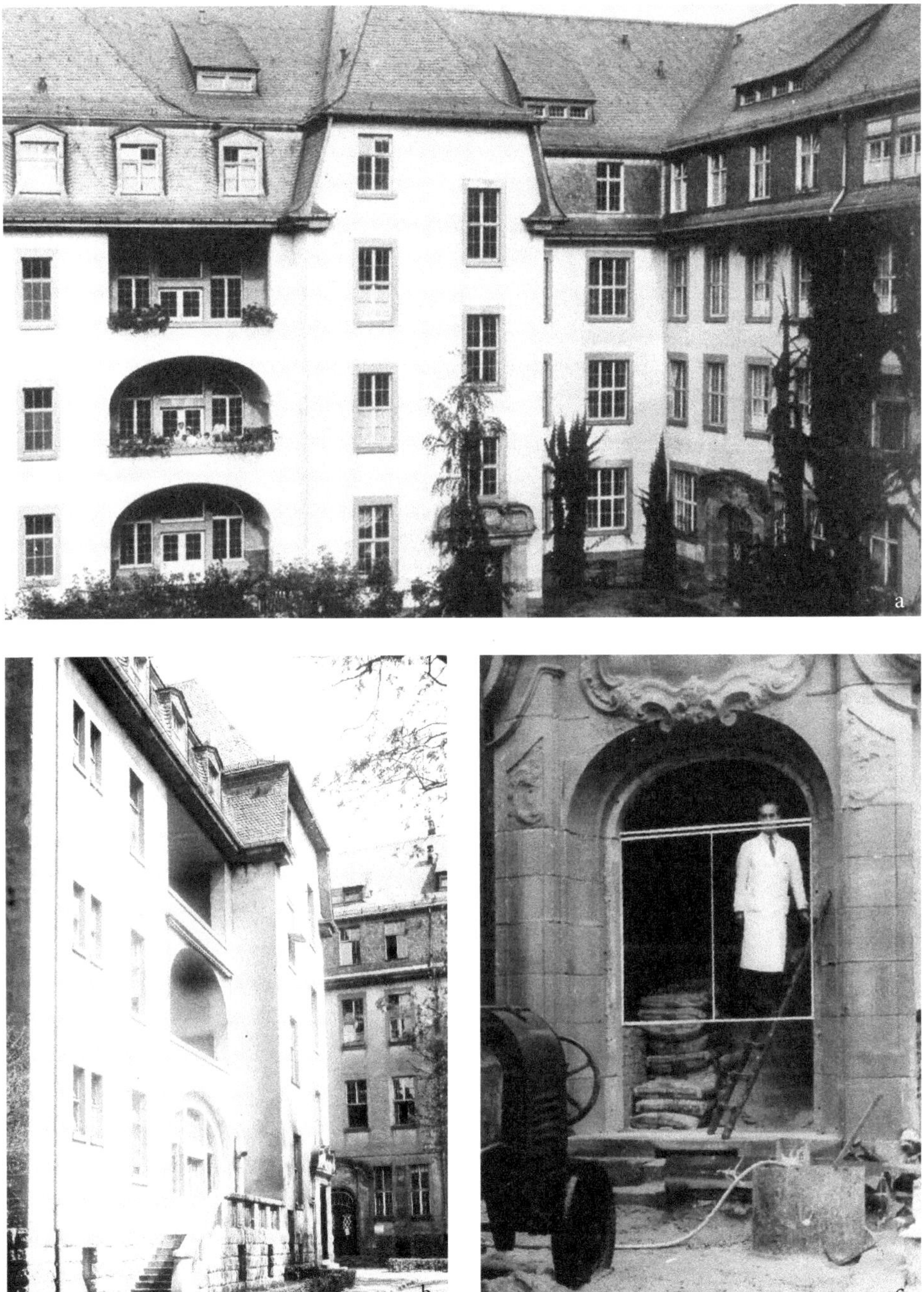

35 Die Augenklinik vor Errichtung des Anbaus zur Vergrößerung der Poliklinik 1957 (Abb. a und b) und Versetzung des früheren Hörsaaleingangs (Abb. c) [s. Kap.4.2].

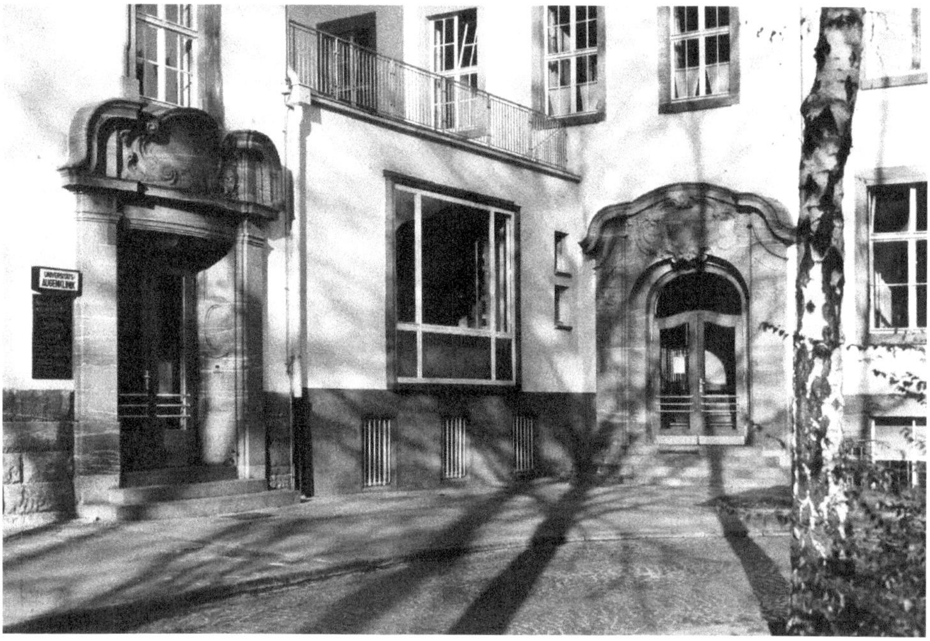

36 Außenansicht nach Fertigstellung (1958) des Anbaus zur Vergrößerung des Wartebereichs der Poliklinik mit versetztem Hörsaaleingang.

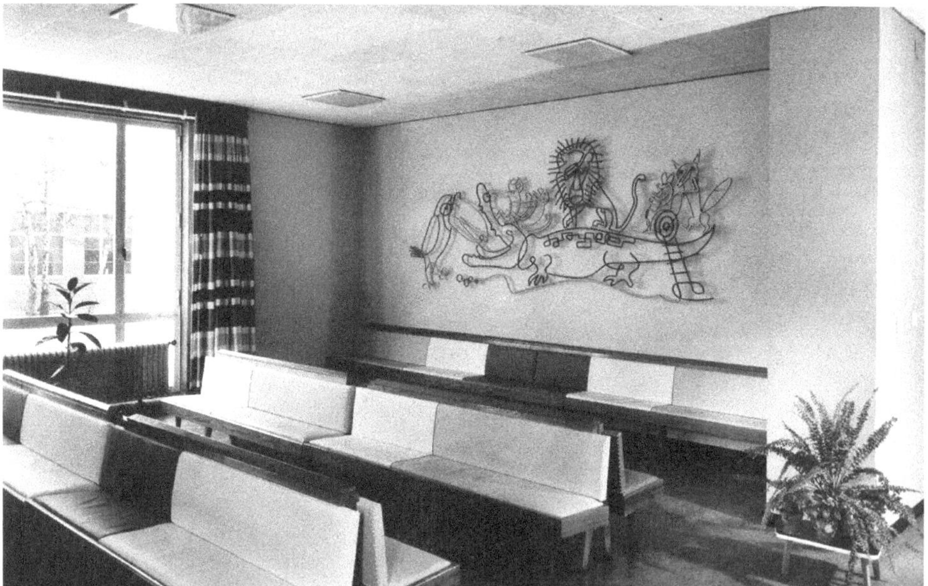

37 Innenansicht des neuen Warteraums der Poliklinik (1958 bis 1990).

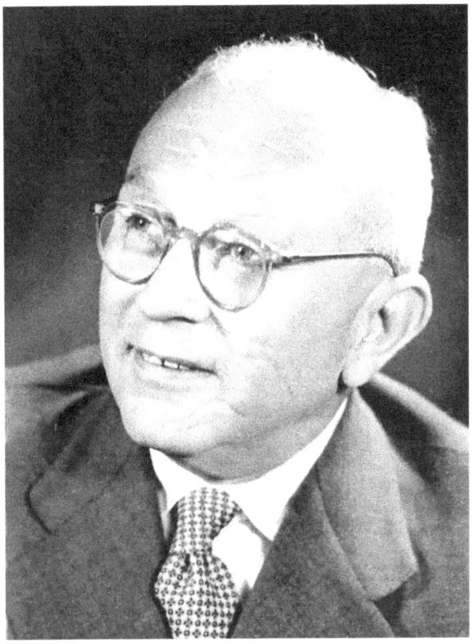

38 Hugo Gasteiger.

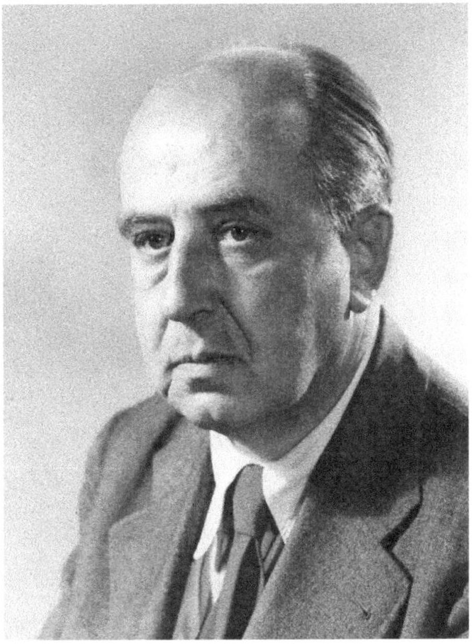

39 Wilhelm Kreibig.

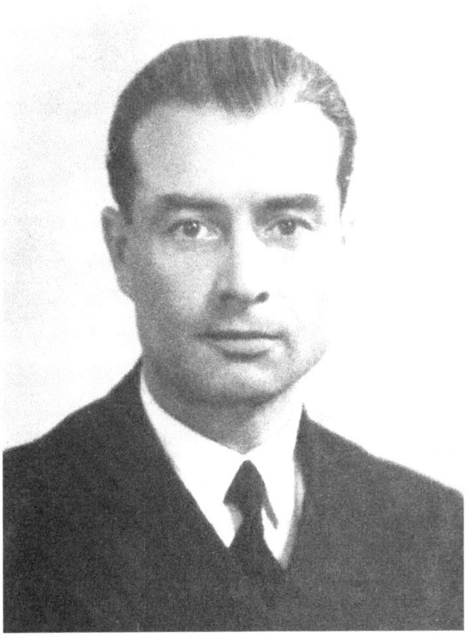

40 Heinrich Krümmel.

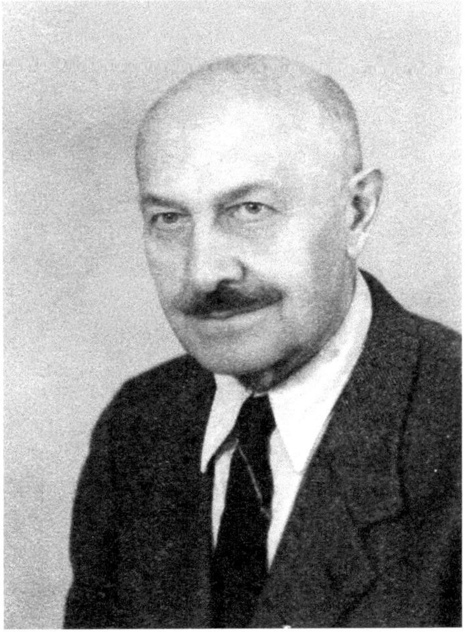

41 Walther Thorner [UAF Abt. 854 Nr. 1742].

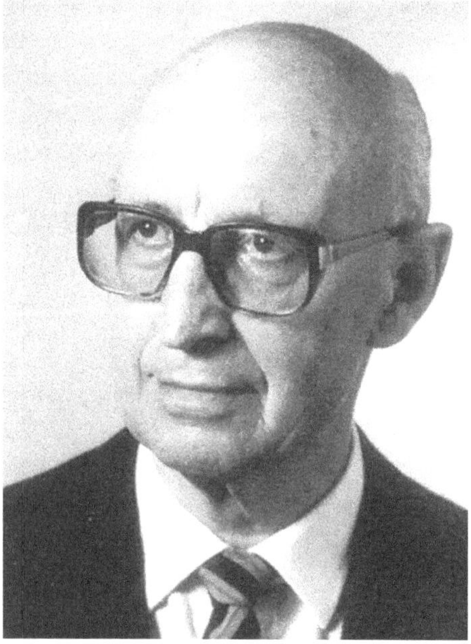

42 Fritz Hollwich.

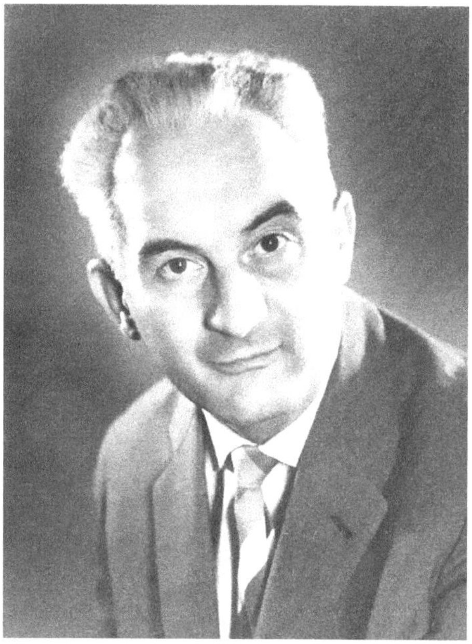

43 Johannes Keil.

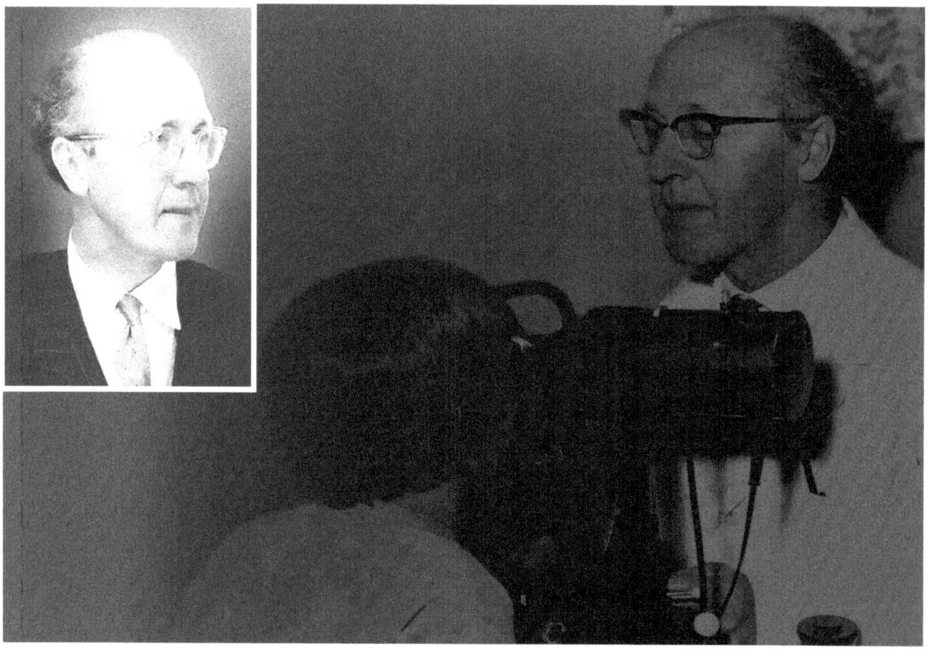

44 Theobald Graff.

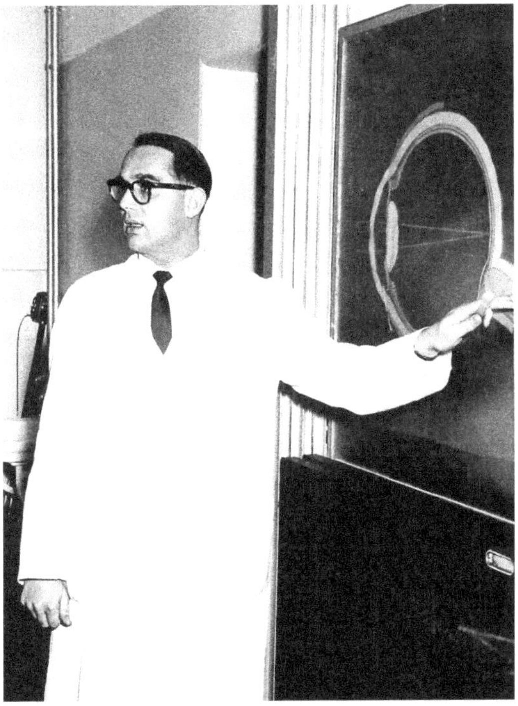

45 Joachim Otto.

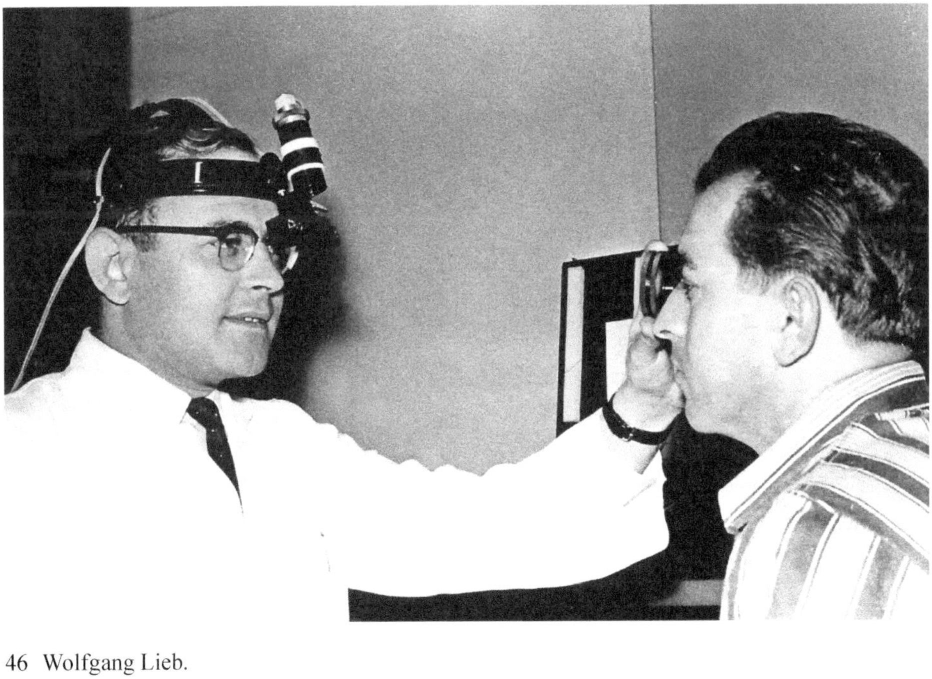

46 Wolfgang Lieb.

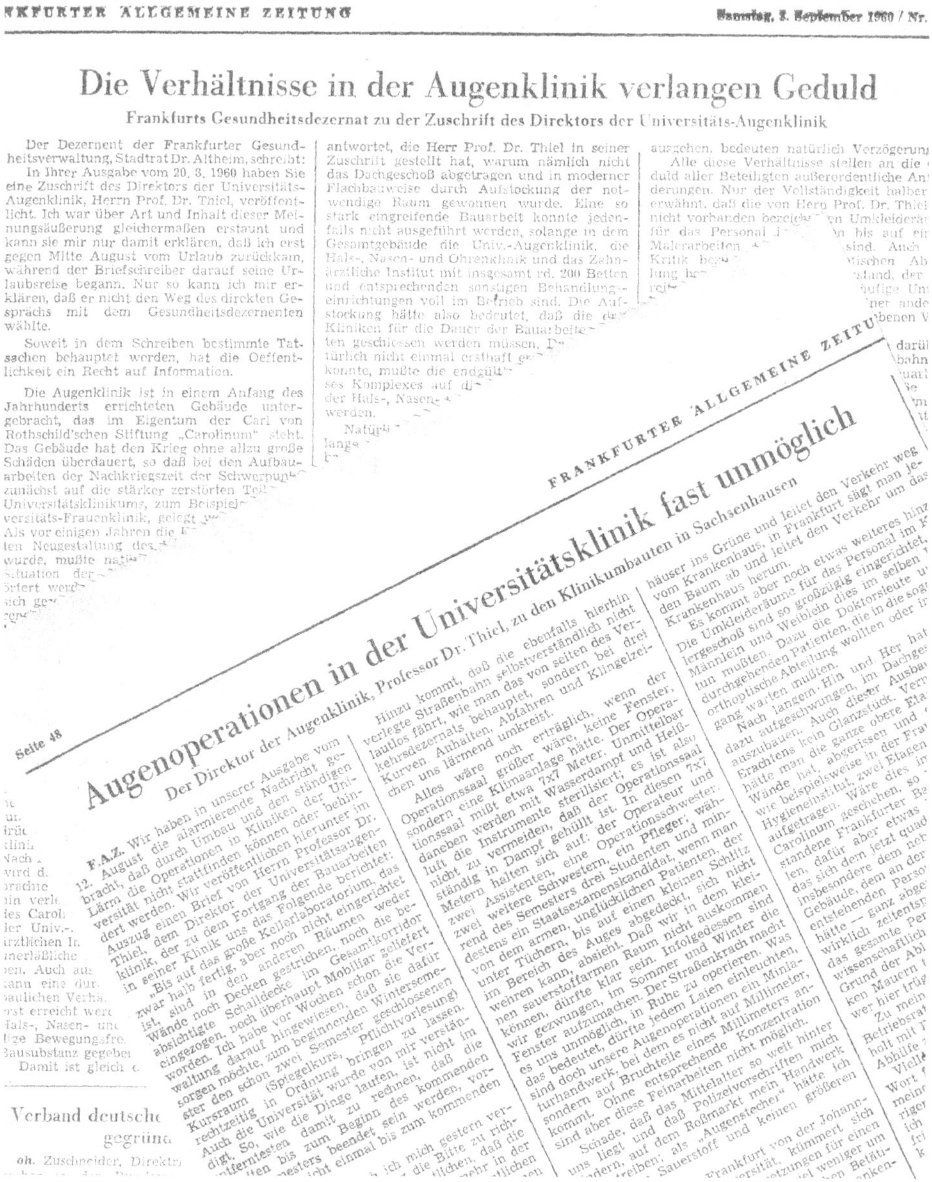

RANKFURTER ALLGEMEINE ZEITUNG

Die Verhältnisse in der Augenklinik verlangen Geduld

Frankfurts Gesundheitsdezernat zu der Zuschrift des Direktors der Universitäts-Augenklinik

Der Dezernent der Frankfurter Gesundheitsverwaltung, Stadtrat Dr. Altheim, schreibt: In Ihrer Ausgabe vom 20. 8. 1960 haben Sie eine Zuschrift des Direktors der Universitäts-Augenklinik, Herrn Prof. Dr. Thiel, veröffentlicht. Ich war über Art und Inhalt dieser Meinungsäußerung gleichermaßen erstaunt und kann sie mir nur damit erklären, daß ich erst gegen Mitte August vom Urlaub zurückkam, während der Briefschreiber darauf seine Urlaubsreise begann. Nur so kann ich mir erklären, daß er nicht den Weg des direkten Gesprächs mit dem Gesundheitsdezernenten wählte.

Soweit in dem Schreiben bestimmte Tatsachen behauptet werden, hat die Oeffentlichkeit ein Recht auf Information.

Die Augenklinik ist in einem Anfang des Jahrhunderts errichteten Gebäude untergebracht, das im Eigentum der Carl von Rothschild'schen Stiftung „Carolinum" steht. Das Gebäude hat den Krieg ohne allzu große Schäden überdauert, so daß bei den Aufbauarbeiten der Nachkriegszeit der Schwerpun[kt] zunächst auf die stärker zerstörten Teil[e des] Universitätsklinikums, zum Beispiel [die Uni]versitäts-Frauenklinik, gelegt w[...] Als vor einigen Jahren die [...] len Neugestaltung des [...] wurde, mußte nat[...] Situation der [...] örtert werd[...] sich ge[...]

[...] antwortet, die Herr Prof. Dr. Thiel in seiner Zuschrift gestellt hat, warum nämlich nicht das Dachgeschoß abgetragen und in moderner Flachbauweise durch Aufstockung der notwendige Raum gewonnen wurde. Eine so stark eingreifende Bauarbeit konnte jedenfalls nicht ausgeführt werden, solange in dem Gesamtgebäude die Univ.-Augenklinik, die Hals-, Nasen- und Ohrenklinik und das Zahnärztliche Institut mit insgesamt rd. 200 Betten und entsprechenden sonstigen Behandlungseinrichtungen voll im Betrieb sind. Die Aufstockung hätte also bedeutet, daß die d[rei] Kliniken für die Dauer der Bauarbeite[n] ten geschlossen werden müssen. D[a dies na]türlich nicht einmal ernsthaft ge[...] konnte, mußte die endgült[ige ...] ses Komplexes auf di[...] der Hals-, Nasen-[...] werden.

Natürl[...] lange [...]

[...] ausgehen, bedeuten natürlich Verzögerun[gen]. Alle diese Verhältnisse stellen an die [Ge]duld aller Beteiligten außerordentliche An[for]derungen. Nur der Vollständigkeit halber erwähnt, daß die von Herrn Prof. Dr. Thiel nicht vorhanden bezeich[net]en Umkleideräu[me] für das Personal [...] bis auf ei[n] Malerarbeiten [...] sind. Auch [...] Kritik be[...]

FRANKFURTER ALLGEMEINE ZEITUNG

Seite 48

Augenoperationen in der Universitätsklinik fast unmöglich

Der Direktor der Augenklinik, Professor Dr. Thiel, zu den Klinikumbauten in Sachsenhausen

Verband deutsche[r ...] gegrün[det]

47 Die Frankfurter Augenklinik im Spiegel der Lokalpresse Anfang der sechziger Jahre.

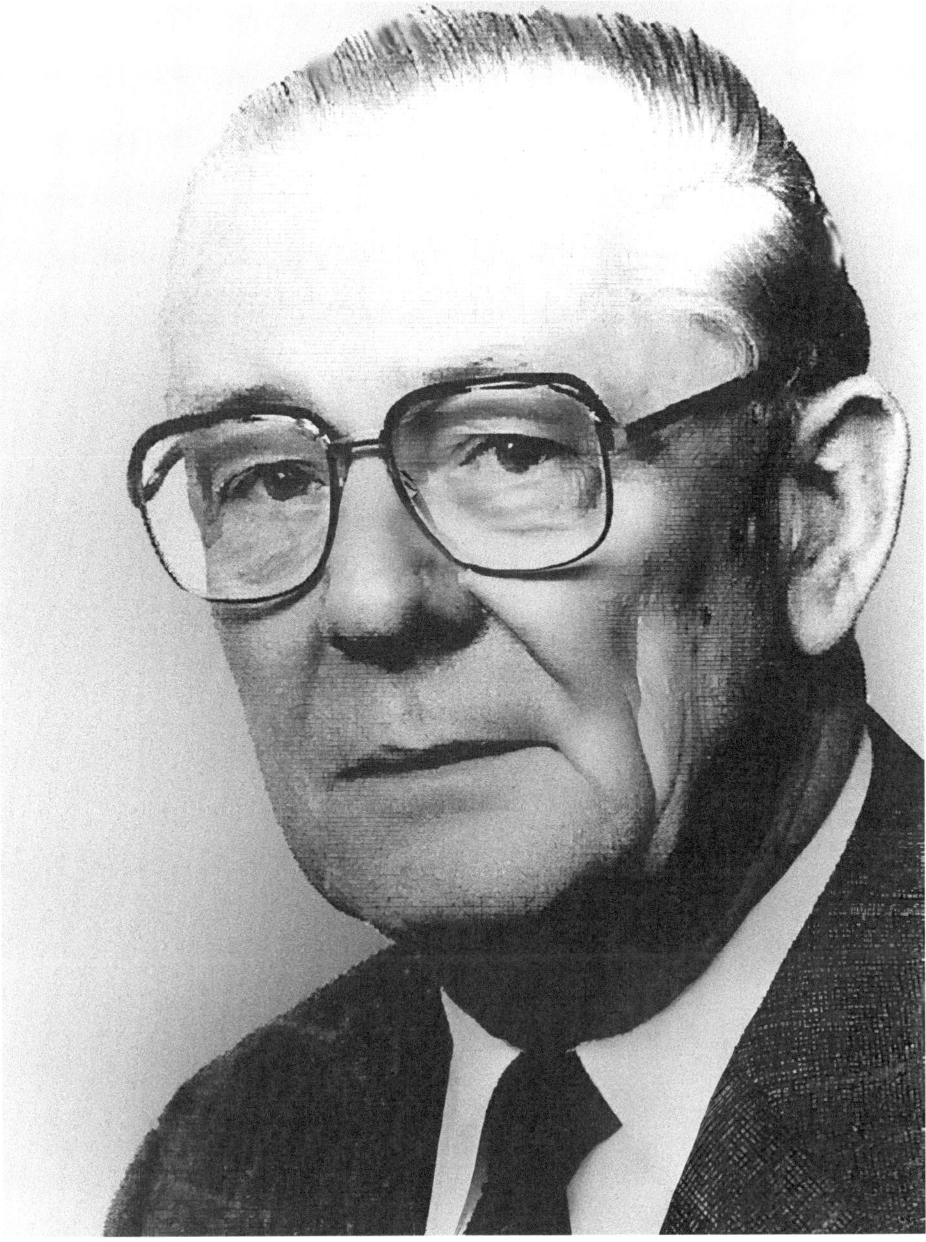

48 Wilhelm DODEN.

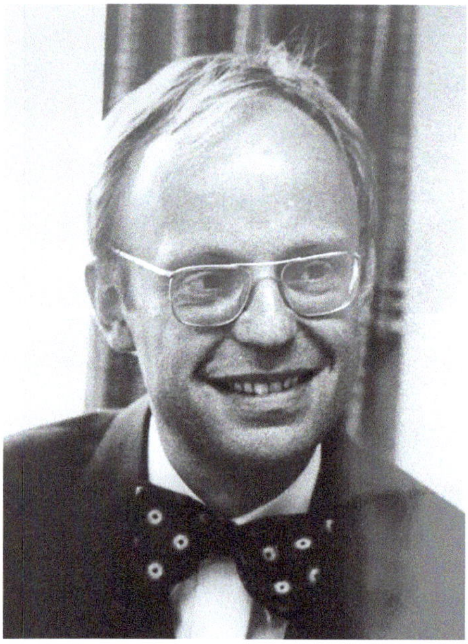

49 Norbert Stärk.

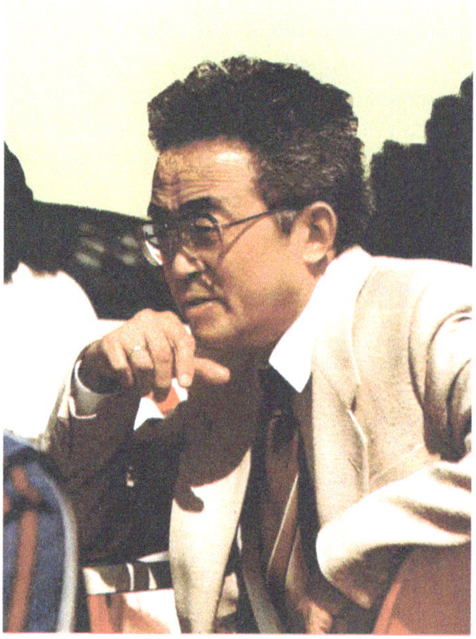

50 Rokuro Makabe.

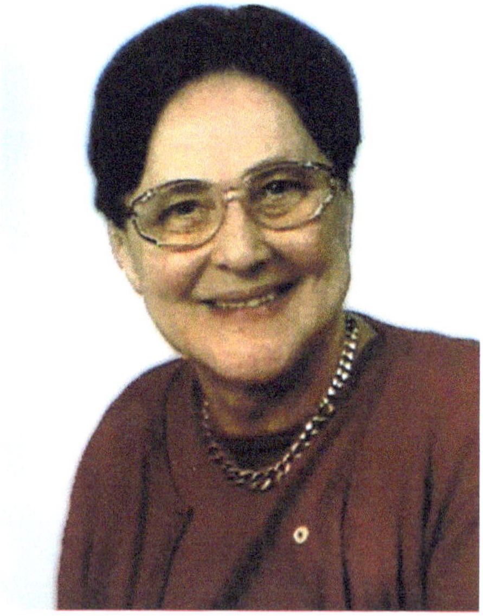

51 Hildegund Schmitt.

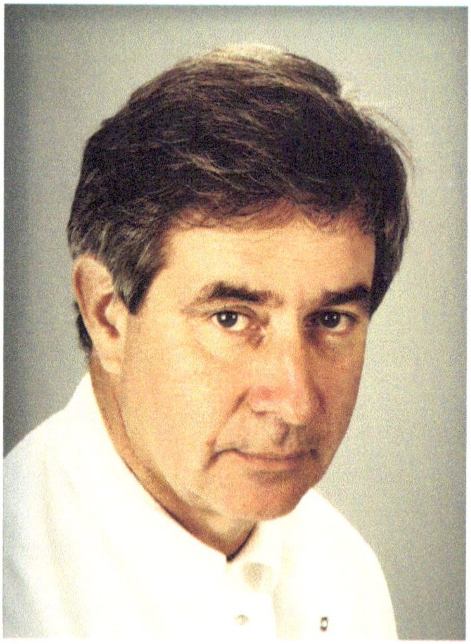

52 Rüdiger Welt.

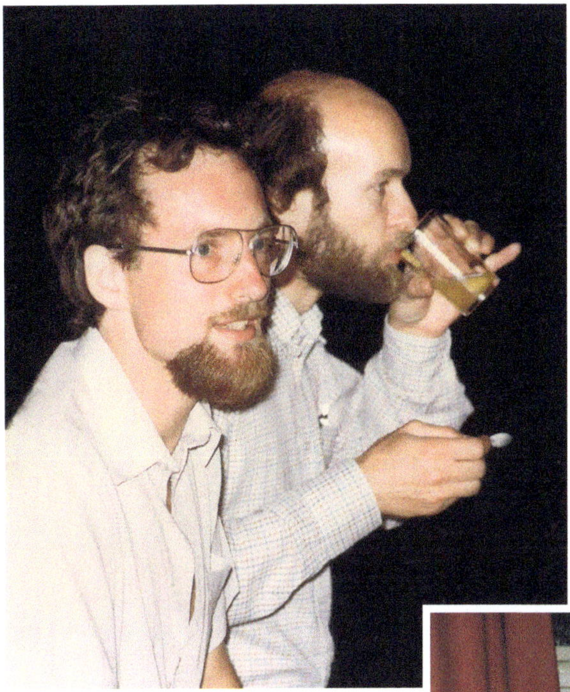

53 O.-E. Schnaudigel und W. Heider (1985).

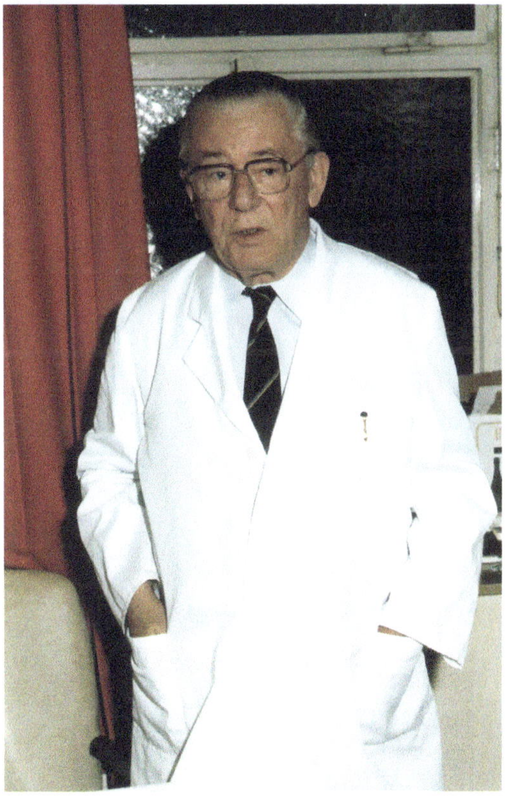

54 W. DODEN zur täglichen Lagebesprechung.

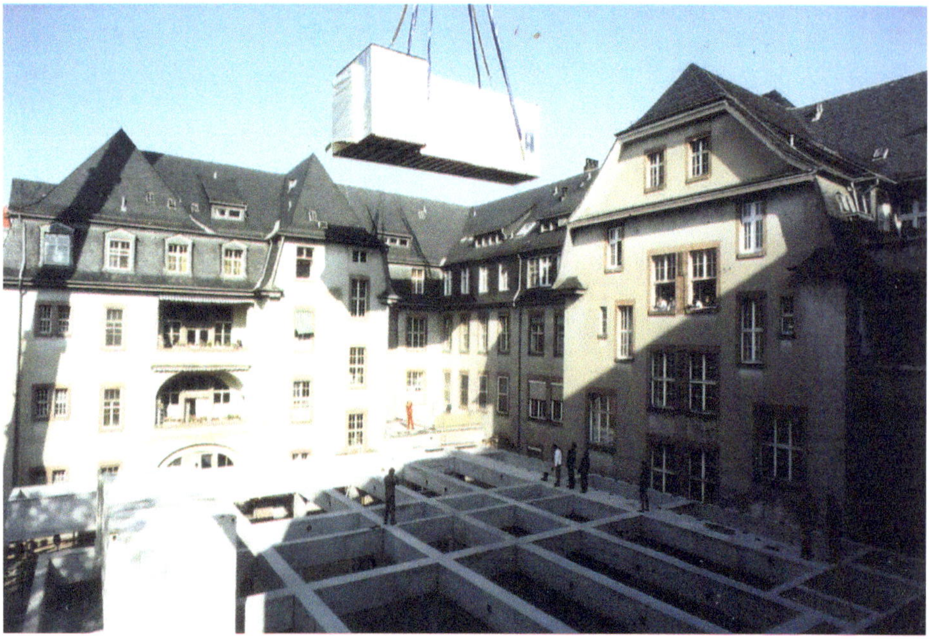

55 Errichtung des gemeinsamen Operationstraktes (1991) für Augen- und HNO-Klinik.

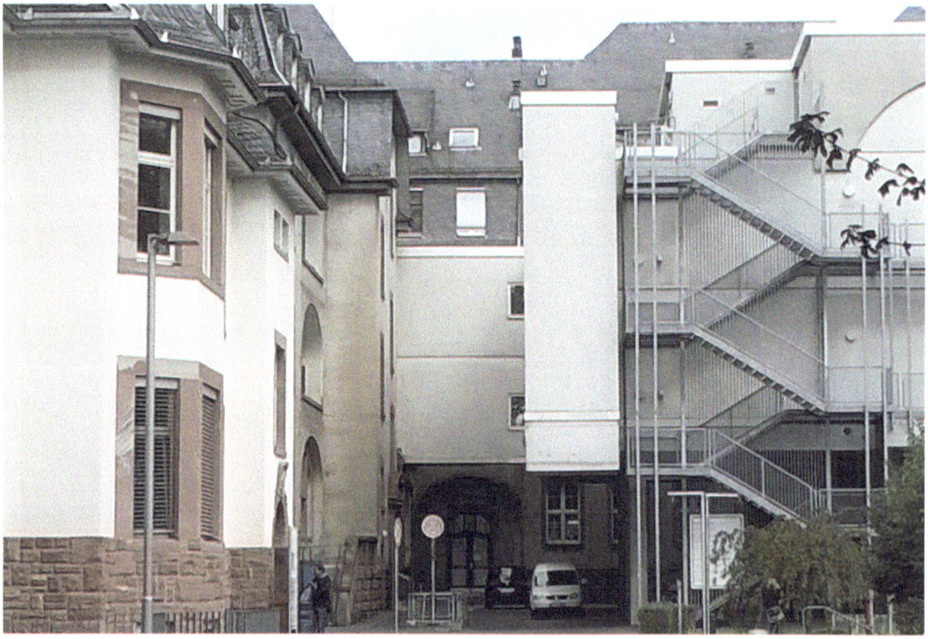

56 Fertiggestellter Operationstrakt vor dem Eingang der Augenklinik.